imaginist

U0333719

想象另一种可能

理
想
国
imaginist

Anticancer

A New Way of Life

每个人的战争

抵御癌症的有效生活方式

David Servan-Schreiber

［法］大卫·塞尔旺·施莱伯——著

张俊——译

上海三联书店

著作权合同登记图字：20-2021-234

图书在版编目(CIP)数据

每个人的战争：抵御癌症的有效生活方式 / (法)
大卫·塞尔旺-施莱伯著；张俊译. -- 上海：上海三联
书店, 2025. 1. -- ISBN 978-7-5426-8757-9

Ⅰ. R730.1

中国国家版本馆CIP数据核字第20243W6C35号

每个人的战争：抵御癌症的有效生活方式
[法]大卫·斯塞尔旺-施莱伯 著；张俊 译

责任编辑 / 宋寅悦
特约编辑 / EG
装帧设计 / wscgraphic.com
内文制作 / EG
责任校对 / 王凌霄
责任印制 / 姚　军

出版发行 / 上海三所书店
　　　　　（200041）中国上海市静安区威海路 755 号 30 楼
邮　　箱 / sdxsanlian@sina.com
联系电话 / 编辑部：021-22895517
　　　　　发行部：021-22895559
印　　刷 / 山东新华印务有限公司

版　　次 / 2025 年 1 月第 1 版
印　　次 / 2025 年 1 月第 1 次印刷
开　　本 / 1230mm×880mm　1/32
字　　数 / 329 千字
印　　张 / 13.625
书　　号 / ISBN 978-7-5426-8757-9/R·144
定　　价 / 69.00 元

如发现印装质量问题，影响阅读，请与印刷厂联系：0538-6119360

抗癌：关乎你我的战争

刘端祺

解放军总医院第七医学中心肿瘤科主任医师

近些年来，以亲历癌症为内容的患者、医生、护士乃至关心抗癌事业发展的作家、记者等撰写的各种文字作品着实不少。但是，作者以医患双重身份"与癌共舞"，记录本人长达18年的生命历程和抗癌体会的科普书籍，似乎仅有大卫博士的这本《每个人的战争》。

癌症突然降临于大卫博士原本平静的生活。和所有罹患癌症的人一样，大卫博士非常热爱生命、热爱家人、热爱自己所钟情的事业，有着强烈的求生愿望。不仅如此，他还打破了裹在一个医学专家、一个男子汉外面那层凛然的自尊外壳，翔实地记录了患癌、抗癌的亲身经历，勇敢地向读者展示了自己内心的脆弱以及接纳脆弱后的坚强，真诚展现了一个普通而又不那么普通的癌症病人、医学专家和科普作家的所思所想，使读者从书中看到癌症研究的前沿科学与防癌抗癌的可实践生活方式，看见生命的又一种可能。

因此，本书取得了成功，成为很多欧美国家普通家庭特别是癌症患者床榻案头的必备书；本书的作者在与癌症的抗争中也取得了相当的成功，不仅在确诊后平稳生活了 18 年有余，还通过持续工作、研究和分享，使自己生命的意义升华到了一个新的高度。相信读者一定能从他在书中对自己刚刚确诊癌症，以及数年后又得知癌症复发时绘声绘色的自我心理描述中获得共情。有些癌症病友们还可能从中受到启发：这样一个身经百战的医学专家，在罹患癌症后原来也曾这么软弱。既然他能从恐惧和伤感中走出来，振奋精神与凶险的脑瘤坚持不懈地抗争，我一定也可以！

　　我建议心有所感的癌友读完本书后，毫不迟疑地拿起笔来，向作者学习，从现在开始记录下自己与癌共舞的点点滴滴——给自己，给亲人，给医生，给社会。或许从这种对话和书写中，您将每天都能享受一种别样的亲情、友情、爱情，享受到别样充实的精神生活，甚至为癌症防治事业做出意想不到的贡献。这是一种并非臆想的治疗，已经为一些心理咨询师和患者所采用，并取得了成效，大家不妨一试。

　　作为一名医生，我感到作者非常难能可贵的是，在生死未卜之时，他几乎在第一时间就做出了一个为自己，也为了广大癌症患者和推动医学发展的重大决定：以自身的治疗实践为研究对象，把专业方向迅速调整到癌症防治。须知，对一个崭露头角的认知科学博士、精神病临床教授而言，这不是一个容易的决定，更何况他已经知道了自己是一个可能不久于人世的癌症患者。

　　作者从专业医生和研究者的角度，冷静客观地审视了当时所有关于癌症防治的最新进展，并逐一做出评价。他涉猎的范围很广，从图书馆和互联网浩如烟海的医学文献，到远在东方他完全陌生而又神秘的藏医和印度瑜伽的功用。他关注着世界顶尖癌症中心里为人类做出牺牲的实验鼠的命运，更牵挂身边正在接受常规手术、放疗、化疗病友们的疗效与预后，与他们建立友谊。他敏锐地追踪当时曙光初露的靶向治疗，对目前已经几乎占据癌症治疗半壁江山的靶向治疗，做出了现在看起来仍然正确的评价。他不厌其烦地用翔实的绘图、表格和数字向读者介绍各种食材和烹饪方法的营养价值和防癌、抗癌效能并身体力行。作为一个精神病学家，他尤其强调内心的感受和情绪的调整以及身体锻炼对提高生存愿望和抑制癌症发展的重要意义。

　　大卫博士把上述所有自身在"带瘤生存"过程中的治疗康复体验归结为：调动身心来建立一套抗癌生理机制。无疑，这是一个虽平淡无奇但非常科学精当的结论，是作者给广大癌症患者留下的肺腑之言，也是本书的精髓所在。

　　鉴于癌症已经成为我国居民最主要的死亡原因之一，鉴于对我国在未来数十年内癌症仍然可能处于高发状态的预期，《每个人的战争》值得所有人一读，因为人类与癌症的战争，是我们每个人的战争。

2017.6
（作者时为中国抗癌协会副秘书长、
陆军总医院肿瘤科主任医师）

推荐序二

有一种癌症叫"幸福癌"

王一方

北京大学医学部教授

许多人会对标题感到惊愕，作为常识，癌症意味着人生颠簸、挨整，甚至折磨、煎熬、度日如年，何来幸福？岂不是在揶揄癌症患者？善哉善哉，绝非此意。

幸福是幸运——福缘，也是福音——福祉。"幸福癌"有两层意思，一是在癌症诊断中，除了良性肿瘤之外，还有一种恶变程度低、进展速度慢、基本不扩散，且对抗癌治疗敏感、预后较好、生存期长的癌症类型，如部分前列腺癌、甲状腺癌，以及早期发现的乳腺癌、宫颈癌等。这类患者在癌症人群中属于幸运儿，在晴天霹雳般的癌症诊断闪击后，心情能慢慢归于平静。患者和家人都喜欢用"幸福癌"来形容这份不幸中的大幸，相熟的医生甚至还会在诊断告知时幽默地说："恭喜，你虽然查出的是癌症，却是一种幸福癌。"二是癌症诊断后，患者通过合理适度的抗癌治疗和对自愈力的持续激发、对健康生活方式（运动、食疗、适度工作）的严谨坚持以及对癌症风险因素（如慢性炎症）的有效规避，不仅获得超长的带瘤生存期，以至于抵达天年，同时通过灵性修炼，获得了穿越苦难继而超越苦难（苦中有乐，苦尽甘来）、咀嚼死亡继而接纳死亡的豁达生死的境界升华，回首迢迢抗癌路，犹如雨后彩虹，感恩人世间的温情和生命意志的强韧，也感悟坎坷人生路途中处处有幸福的甘泉。

　　我的这些奇怪思绪正来自大卫·塞尔旺-施莱伯的这本《每个人的战争：抵御癌症的有效生活方式》。他是一个在美国行医的法国人，顶尖级的脑科学家，在一次类似玩自拍的脑部磁共振成像（MRI）自我检测中发现了一个不小的脑部肿瘤病灶（并不是早期，却毫无觉知），于是开启了这场一个人的战争，最终带瘤生存了很长一段时期，并以亲历者、体验者的身份思考了许多肿瘤的生物科学话题、心理（化解焦虑和恐惧）与心灵（洞察和彻悟生命）话题。肿瘤的组织、细胞、基因图像与病理图景、临床干预的效能前景不断廓清，危险与机遇并存并重。此时，生命的尺度在悄悄变化，生命的真谛渐渐浮现在眼前：人无法长生不老，无法躲避病魔的偷袭、疾苦的打击，死亡的逼近有时会给我们带来某种警醒，甚至解放；在苦难的隧道里，在死亡的阴影下，生活会展现出我们日常穿越时从未认真思索和品味过的深度、广度、澄澈度。

　　作为神经科学专家，作者对脑部肿瘤的病理、预后与干预尺度都相对明晰，冷静和坚毅帮助他把握诊疗的维度、向度、力度，身体—心理—社会—灵性缺一不可，创伤性治疗与自愈力的保持，病因干预与良好生活方式的协同，炎症危险因素的控制，多管齐下。很佩服作者的心态，确诊第一夜居然没有失眠，还总是身着白袍穿梭于各种诊室与检验室，一直以医者的身份与同行讨论自己的病情，而不愿意放弃由白大褂带来的尊严和职业自信，同时也从同行眼里读出对异类的歧视：专家在与绝症患者交谈时透出一份活见鬼的晦气，十分不快，谁愿意与癌症患者共情，如何与癌症患者共情？因此，他选择手术大夫的标准不是首先考虑技术精湛，而是与自己交情最深，最了解、理解自己的人，能与自己真正实现共情，高悬的心绪才最趋于安顿，托付下来才了无遗憾。在进入手术室的前夕，路过停车场，他还帮助一位失能的老妪坐进驾驶室，一位等待别人帮助的人最后一刻还在体验着、享受着帮助别人的快乐，尽管是一个微不足道的小忙，双方的眼神里都饱含着信任和惬意，病人的身份催生着他内心深处的神圣感，昨日还身披白袍，今日就要身着病号服去接受手术，突然意识到医者的使命不只是一份职业的责任，而是一种干预生命的特权，必须倍加珍惜。

为阐明体质（体势）与肿瘤的对冲关系与体质抗性的无限潜力，作者浓墨重彩地介绍了一位"鼠坚强"：它是美国北卡罗来纳州维克森林大学崔征教授领导的实验室里的6号鼠，体内存在某种抑制癌症的效能，可以耐受1000倍（2亿）的S180癌细胞的接种，仍能奇迹般地存活，它繁殖的子孙也能耐受10倍（200万）剂量的癌细胞接种，而正常的实验鼠只能耐受20万S180癌细胞的侵袭。可能的科学原因有二，一是慢性炎症过程的抑制与控制，二是血管增生机制的扳机效应不被肿瘤细胞激活。

　　本书的鲜明特点是提供了翔实有据的肿瘤营养学方案。作者告诫漫漫抗癌历程中的斗士们必须要保存一副好胃口，不要轻率地被放化疗败坏甚至彻底摧毁；然后细细琢磨该吃点啥、喝点啥才对体内的抗癌工程有所助益。已有的研究证明精制糖（高血糖）是癌症的助燃剂；绿茶可阻止组织入侵和血管生成，工业化生产的牛肉、牛奶与鸡肉是垃圾食品；橄榄油、芥花油、亚麻籽油含有抗氧化剂（具备抗癌作用）；姜黄是一种强效抗炎食品（间接阻止癌症滋生）；蘑菇能激活体内的免疫效应；尽管酒精可能诱出癌症细胞，但少量的葡萄酒却有抗癌作用，还能享受生活的情趣；大豆可阻止危险激素的传递；核果也有意想不到的抗癌效应……众多的抗癌食物如何选择？关键是个性化的搭配与科学的烹饪，这是一件技术活，也是艺术活。

　　职业医生的循证医学（基于证据的医学）训练，使他在与肿瘤周旋过程中必然将实证主义、证据主义作为行为的圭臬，但身体—心理—社会—灵性的人文干预也一直是他兼容的抗癌策略，尤其是灵性的召唤，像黄昏时节的猫头鹰，不时地萦绕在他心间，藏传佛教、印度瑜伽都是他的精神滋养与灵修手段，我甚至担心他会在某一刻背弃客观主义的职业操守。不过，孤独感、无助感、恐惧感、忧伤感的排遣仅仅依靠个体灵修还不能完全奏效，更需要亲近的人施以援手。家人能为深爱的人做点什么，说点什么？这需要学习，不会无师自通，尤其是言语崇尚含蓄的国人，心中有爱口难开，千言万语不知从何说起。作者给予非常具体的指导与言语示范，每天陪深爱的人坐一会儿，把对所爱之人的爱意大声说出来："你是我的一切——是我晨间的快乐，是我上午性感、温暖的甜美白日梦，是我梦寐以求的午餐伴侣，是我下午逐渐强烈的兴奋感，是我回家后一看到你就油然而生的舒泰，是我锻炼后的减压放松环节，我的副主厨，我的玩伴，我的爱人，我的全部。"千万不要吝惜你的文采、你的激情，一切都是为了患者受伤的心灵得以平复。毫无疑问，爱意浓浓永远是世界上最好的一味抗癌良药。

　　人生谢幕是癌症患者必须面对的，即使是医生也不能免俗，逃生统计学也无法提供庇护，无论多么坚强的抗癌意志，多么完美的抗癌举措，死神的口哨终将化作泪洒天堂的送别乐章，大卫·塞尔旺-施莱伯在带瘤生存18年后，完成了这本书的修订，把不平凡的人生故事、科学的新知、心底的彻悟如实地吐露给了后来的抗癌勇士们，然后，没有太多遗憾地逝去，此刻，他可以很骄傲地对着亲人说：我的抗癌生涯是幸福的。

2017.6

推荐序三

了解疾病，认识自己

向阳

北京协和医院妇科肿瘤中心主任、教授

　　这是一本有温度的书，也是一剂带着感情、充满希望的"良药"。作者以医生和患者的双重视角，用严谨的研究、冷静的思考、动人的笔触，生动地展现了他与癌症抗衡 18 年的历程，带领读者与他一起驱除恐惧、直面困难、做出改变、拥抱新生。

　　本书阐述的是在采用常规医疗手段的同时，通过改变生活方式来强化自身免疫力、调节身心的积极尝试。其中一些观点对癌症的科研与治疗实践做了深刻的诠释和反思，也为人们更好地观察人类与自然提供了新的视角。在学习科学、认知疾病的同时，更重要的是，通过阅读本书，我们应抚卷深思，在科技发展日新月异、人类生活节奏因为数字化而加速的今天，什么才是生命的本质，什么更值得每个人去追寻，为了实现它我们又应该采取怎样的生活方式。更深入地了解疾病、认识自己，更好地关爱自己和身边的人，也许，是每个人都需要面对的心灵"战争"。

2017.6

（作者时为北京协和医院妇产科副主任）

谨以此书献给医学界的同仁。

他们救死扶伤，驱除病人心中的恐惧，从来不知道疲倦，并且需要和病人一样，具备巨大的勇气。最重要的是，我希望他们能从本书中获益，而且能像我一样，将书中的方法融入实践当中。

本书还献给在我生活遭遇巨变时出生的儿子萨夏，他对生命的热情是我日常生活的灵感源泉。

目录

声　明

本书阐述的是一些自然的保健方法，有助于防止癌细胞扩散或能够增强癌症治疗的效果。这些方法可用作常规癌症治疗手段（如手术、放射疗法、化学疗法）的补充。书中的建议不能取代医生的意见，我无意让大家将本书用于诊断，也无意通过本书向大家推荐一种疗法。

本书提到的所有临床病例均来自我本人的亲身经历（除了部分医学界同仁在医学文献中描述的少数病例，这些病例均已标注说明）。病例中患者的名字和其身份特征均做了改动，原因不言而喻。

我选用了一些简单措辞来说明人类目前对癌症及其自然防治方式的知识，因此在分析某些病例时，我无法详尽地描述其生物现象的复杂情况和既有临床研究中各种争议的细节。尽管我相信自己绝对忠实于大多数生物学家和肿瘤学家研究的精髓，但我还是要为简化地描述了他们毕生工作的成果而表示歉意。

我一直认为科学医学的唯一问题是它还不够科学，只有当医生和患者都学会了用自然的疗愈力量来驾驭身心之力时，现代医学才是真正科学的医学。

——勒内·杜博斯（René Dubos）
洛克菲勒大学生物学教授
首种临床应用抗生素发现者（1939）
第一届联合国地球峰会创始人（1972）

第二版引言

17年前，我在一次针对我自己的脑扫描实验中发现我得了脑癌。记得当时我站在医院肿瘤学大楼10楼候诊室的窗边，俯瞰着街上的行人——遥远而陌生，正在为生计匆匆奔波。而我的生命也许会提前终结，不用再忙于追逐自己的人生目标，快乐的未来化作泡影，正常人的生活离我而去。我从此再也不是裹着光鲜外衣的医生和科学家，而是一名癌症患者。这本书讲述的是我得知自己身患癌症之后发生的故事——关于如何恢复健康、重获新生的故事——事实上，这样的健康状态我以前也从未有过。而这个故事的内容则是我如何利用自己作为医生和科学家的技巧查阅各种医学文献，希望找到回天之术的。最重要的是，本书还提供了一种关于癌症的全新科学观点，这种观点有助于我们更好地防治这种疾病。

本书在两年前的出版翻开了我人生旅程的新篇章。在将自己的病情隐瞒了14年之后，我终于能将自己学到的东西告诉世界各地那些因为身患癌症而恐惧消沉、灰心绝望的人。我终于能与医生、科学家、政治家、活动家讨论我的这些观点，并拿他们的经验与我的观察直接对比。我还见到了许多因采纳书中的建议而控制了癌症进程的患者。本书已经在近50个国家以35种语言出版，总发行量超过100万册，这令我对自己提出的人类能通过大力增强身体的自然防御力来对抗癌症的观点更加确信。我也认为，这种方法应当纳入每个人抵御或治疗癌症的方案之中。过去两年来，关于人类怎样在体内建立一个抗癌生理机制来增强体魄和改善"体势"（terrain），科学研究又给出了许多新的证据、解释和观点，同时，这些研究也证实人的情绪可能影响癌症的发展，因此，注意情绪十分重要。

那么这一修订版到底有哪些新意呢？

我与自己的医学同行——如肿瘤科和精神科的医生——以及公众做过多次讨论，从中认识到，在本书中，比起那些分析无助感和身心要素在促进癌症进程中所占重要地位的内容，癌症营养学知识要更容易被读者掌握。如果在这第二版中我只能向大家传递一个明确、强烈的信息，我会告诉读者务必密切关注身心间的联系，尤其要重视长期的无助感和绝望感所带来的负面影响。如果放任不管，这些情绪——而非引起这些情绪的生活压力本身——会导致促进癌细胞生长的炎症。本书介绍了一些抚平这些情绪的简单而有效的方法，减少炎症的同时还能提升对生活的满意度。

为阐明这一观点，我彻底改写了第九章："抗癌之心"，同时更新了所引用的研究，这些研究证实了我们若要控制癌症的进展，安抚自己无助和绝望的情绪有多重要。我还借此机会在该章讲述了凯莉与乳腺癌做抗争的故事，凯莉依靠朋友的支持和关爱，经受住了癌症的考验。事实上，最近的研究表明，不仅来自家人如配偶、子女的关爱能让患者保持高昂的斗志，延缓疾病的进展，新老朋友给予的些许爱护和简单关照也能起到同样的作用。

在营养学方面，近来一些前景看好的研究又证实了一些食物具有抗癌效果。夏季的大核水果，如李子、梅子、桃子等，现在也被纳入了抗癌食物的范畴。在第一版中我曾大力推荐橄榄油，新数据显示其具有抵御多种特殊类型癌症的活性，现在已经是一种成熟的抗癌食物。

另外，还有两项新研究精确地告诉我们每天饮用几杯绿茶可使乳腺癌和前列腺癌复发的风险降低 50% 以上。新型的天然甜味剂如洋槐蜂蜜、椰糖等均具有较低的血糖指数（GI），它们已与龙舌兰花蜜一道上市。这些会在第六章介绍。

新研究也证实了维生素 D3 对癌症防治有重要作用，特别是在那些冬季日照不足的国家，因为那里的人无法通过皮肤合成足够的维生素 D3。为此我更多地关注了这个问题，并提出了一些更为具体的新建议。

最后，读者还可以从本书了解到不同的烹调方法如何保持或降低抗癌食物的功效。

手机如今已是日常生活中不可或缺的事物，我每次演讲，几乎都要被问到使用手机是否致癌。为了回应这个问题，2008年，我集合一批癌症专家、毒理学家、流行病学家及一位物理学家，发表了一篇倡议大家更健康、更安全地使用手机的文章，并推荐了一系列预防措施。这篇文章很快在世界各地流传开来。2008年9月，美国众议院甚至为此召开了听证会；2009年4月，法国环境部和卫生部也因此组织了一次公众圆桌会议。在这一版中，我对这个问题的相关科学文献做了综述，并再次罗列了使手机使用更加安全的措施。

动物研究现在已经明确指出，日常环境中的许多化工产品都与体内已有肿瘤的发展有关。这些产品所使用的聚碳酸酯塑料（常用于制作可重复使用的塑料瓶和婴儿奶瓶、耐微波塑料容器，以及多种容器如罐头的塑料内衬）里含有双酚A。实验室研究表明，双酚A加热后会扩散到液体中，当人的乳腺癌细胞接触到一定剂量的双酚A（通常反映为人体血液中双酚A的水平）后，化疗就不再对这些癌细胞起作用。对基本成分为无机碳酸盐的食品添加剂（存在于甜汽水、加工类烘焙食品等饮食中）的研究也得到了类似数据，此类添加剂会加快非小细胞肺癌的进展。我认为这些新数据对于可能正在接受这些类癌症治疗的人来说非常重要。

2009年初，法国国家癌症研究所的一份声明和英国牛津大学的一项研究均指出，摄取任何剂量的酒精，即便只是一杯红葡萄酒，都会增加患癌风险。我与蒙特利尔大学的里夏尔·贝利沃（Richard Béliveau）教授及心内科医生、营养学家及地中海饮食倡导者米歇尔·德·洛日里尔（Michel de Lorgeril）一道对此发表不同意见，在本书中我也详细阐述了这一立场。

自本书首次出版以来，其核心观点——人体的"体势"对防治癌症十分重要——已获得大量研究的证实。我已将这些研究的结论融汇于新版的各个章节。例如，2007 年《自然》杂志发表了一项研究，其结论是，人体内潜伏的癌细胞与遏制这些癌细胞的人体自然防御力间通常存在着某种平衡，而癌症可以理解为这种平衡被打破的结果（见本书第四章）。这一研究突出了培养和增强人自身体势的重要性，这也是我在本书中反复提及的主题。在我看来，增强患者自身体势的举措应贯穿癌症治疗的始终，当然，常规的治疗手段仍然不可或缺。

2007 年，世界癌症研究基金综合数千项研究，发表了一份长达 517 页的报告。报告认为，至少有 40% 的癌症可以通过简单的营养调理和身体锻炼（不用说还有环境因素）来预防，[1] 这一观点与本书不谋而合。法国国家癌症研究所 2009 年发布的一份报告也得出了相同的结论。[2]

更令人震惊的是另外两项大型流行病学研究的结论，其中一项在 11 个欧洲国家中实施，已历时 12 年（HALE 研究）；[3] 另一项只在英国进行，耗时 11 年，覆盖 2000 名被试。[4] 这两项研究表明：在研究过程中采用较健康生活方式的人，其癌症死

亡率降低了 60% 以上。健康生活方式的好处不只延长预期寿命
这一个：英国研究人员还得出结论，在整个研究期间，那些生
活方式较为健康的人，其生理年龄要比实际年龄小 14 岁。这令
他们有更多的精力投入到工作和家庭中，精神更专注，记忆力
更佳，身体不适也有减少。剑桥的研究人员在其结论中如是说：
"有压倒性的证据表明，行为因素如饮食、吸烟、身体锻炼等会
影响到健康。"

全美女性健康倡议组织的最新大规模分析证实，限食精制
糖和白面粉也十分重要。该研究证明，肥胖与乳腺癌的关联，
取决于人的血胰岛素水平，即取决于饮食中的糖含量。该研究
还表明，糖的促癌作用可能比激素替代疗法还大。

2008 年 11 月，《癌症》杂志发表了一篇研究文章，为本书
所提建议的合理性提供了完美例证。该研究的对象是一批患乳
腺癌且癌细胞已扩散到淋巴结的妇女。在她们接受常规治疗后，
研究者又进行了 11 年的跟踪考察。在此期间，部分妇女除医学
治疗外还进行了身体锻炼、遵循营养学指导安排饮食，并较好
地管理身心压力，她们的死亡风险比那些仅仅接受常规治疗的
妇女要低 68%（见第九章）。

2008 年，加州大学旧金山分校的教授迪恩·欧宁胥（Dean
Ornish）做了另一项细致的研究，表明改变饮食习惯、加强身
体锻炼、排解压力等做法确实能改变癌细胞内部的基因表达（见
第二章）。

　　自本书出版以来，我已经在 15 个国家做过 100 多次演讲。与听众交流时，我感受最深的是大家对癌症的恐惧，我也逐渐明白了本书对读者的意义所在。简而言之，我们已经习惯于领受绝望的消息。得了癌症，就像是在基因大博彩中抽到了一支下下签，大多数医疗手段都还疗效不佳，只能寄希望于未来出现新的神奇疗法，而这种疗法只有最大的一批研究型实验室才可能研发出来。

　　在这样的背景下，我意识到任何不循常规的疗法都有可能被指责是在给予大家"虚假的希望"。但我知道，从我亲身面对癌症的经历中知道，这种论调剥夺了患者自救的力量；这是真正的力量，并非什么幻想。这种心态加剧了患者的无助感，从心理上贬低了患者，在医学上十分危险，最重要的是也没有可靠的科学依据。过去 30 年中，科学已经取得了长足的进步，证明了我们所有人都有能力预防癌症，也有能力用自己的方式协助治愈癌症。拒绝承认我们具备这种能力只会助力那种虚假的绝望感，也正因为有人拒绝接受这种虚假的绝望感，才会有这么多人对本书感兴趣。

　　很多机构的癌症专家都对本书做出了积极回应，这令我大受鼓舞。乔治·蓬皮杜欧洲医院肿瘤科主任让-玛丽·安德里厄（Jean-Marie Andrieu）对日报《世界报》（*Le Monde*）的记者说："我从这本书中学到了很多东西。你知道吗，我改变了饮食习惯，现在已经瘦了 6 千克。"

　　"意大利抗肿瘤联盟"（LILT）非常认可本书，他们将联盟的徽标印在书封上，并于 2008 年 10 月在罗马为本书组织了新书发布会。LILT 强调了本书在如何最有效地预防癌症、强化常规治疗手段的效果及降低复发风险等方面的重要作用。

　　美国最大的癌症治疗与研究中心 MD 安德森癌症研究中心的主席约翰·门德尔松（John Mendelsohn）教授写道："我发现《每个人的战争》是本饶有趣味且研究翔实的书，它使人了解预防癌症、降低患癌风险的循证实践所需的知识。该书还填补了我们知识中的一个重要空白，那就是病人还可以采用什么样的方法作为常规医疗手段的补充，来助力自身的治疗。"

　　自本书首次出版后，有一些朋友已经过世，其中一些人曾按本书中的原则生活，不幸的是，本书列出的方法和原则并不能确保成功治愈癌症。不过当他们或者其家属来信告诉我说从不后悔尝试了书中的建议时，我还是被深深感动了。有一位家属写道："直到最后一刻，她都感觉生命依然握在自己手中。"得知自己没有煽动虚假的希望，我如释重负，这使我确信，即使本书中的方法不能也不可能令所有人控制住癌症，但它确实能助人保持生活的信念，无论最后结果如何。

　　有数不清的病人或家属借着与我见面的机会，或通过电子邮件或我博客的留言区告诉我，他们在读过本书并施行其中的建议后都收获了益处。有位 50 岁的推销员并非癌症患者，他对我说，自从他开始每天喝绿茶、吃放了姜黄粉和黑胡椒的食物，并依照"心律相干性"（cardiac coherence）来管理压力后，他的生活发生了巨变。一位患淋巴瘤的妇女来信说，她将本书读了一遍又一遍，每天睡前都会读一小段，就像每天要读书哄孩子入睡一样。有一位患有前列腺癌的工程师把他过去 3 年的血检结果做成图表发给了我。他原定于两年前手术，但图表显示，自从他开始施用本书中的原则后，他血液中的标志物（具体而言是前列腺特异性抗原 /PSA）定期下降，他因此得以一再说服自己的肿瘤医生推迟手术。还有一位女士年仅 32 岁，已经因乳腺癌复发而接受化疗，她写信对我说，自从读过雅克利娜在治疗期间开始练空手道的故事，她自己也坚持做有氧运动至今，效果很好（见第十一章）。

最后，特别令我欣慰的是，在这些年来我问诊过的肿瘤医生中，有两位读过本书后联系了我，问我该怎样通过改善"体势"来最有效地延缓他们自己的癌症进程。在我最需要的时候，是这些医生给了我关怀，能够利用自己的研究向他们报以同样的关怀，对我来说是一份巨大的荣幸。

本书能推出第二版，我很高兴，也很自豪。原稿的重新审阅和修订工作全然不是负担，有好几次我还意外地发现自己在最初写作本书时遗漏了某项研究或某个故事的细节。重温本书使我又鼓足勇气，在通往完全康复的希望之路上继续前行，我希望你们也是一样。

引 言

　　癌潜伏在我们每个人体内。同一切生物一样,人体无时无刻不在生成有缺陷的细胞,这些缺陷细胞就是肿瘤形成的原因。但是,人体也有一些检测和抑制这些缺陷细胞的机制。在西方国家,每 4 个人中就有 1 人会死于癌症,不过,还有 3/4 的人可以幸免,他们的防御机制可以抵御癌症。[1, 2]

　　15 年前我被诊断出患有癌症。接受了常规治疗之后,我的病情得到缓解,但后又复发。于是我决定去了解一切能帮助我的身体抵御这种疾病的知识。作为一名医生、资深研究人员兼匹兹堡大学整合医学中心的前主管,我有机会获得那些用自然方式防治癌症的宝贵信息。如今,我已经控制住病情 7 年。在本书中,我将向你们讲述我学到的知识背后的故事,不管是科学上的还是我个人的。

　　在接受癌症手术和化疗之后,我咨询我的肿瘤医生,如何过上健康的生活,应该采取哪些预防措施避免复发。这位现代医学的领军人物答道:"没有什么特别要做的,照常生活就可以了，我们会定期给你做磁共振扫描，如果肿瘤又来了，我们能早点发现。"

"但没有什么我应当做的运动、该遵守或避免的饮食习惯吗？我不该努力改进精神状态吗？"我问道。这位同行的回答让我迷茫了："在这些方面，你大可随心所欲，不会有任何害处。还没有任何科学证据表明这些方法能防止复发。"

其实，我的医生意思是，肿瘤学是一门极其复杂的学科，变化速度快得吓人，他竭尽全力才能掌握最新的诊断和治疗方法。就我的病情而言，我们已经尝试了所有已获肯定的药物和疗法，达到了现有知识的极限。至于更偏向于理论层面的心身路径及营养学方法，他显然没有什么时间和兴趣去探索。

作为一名学术型医生，我深知这个问题。在各自的专业领域，我们很少会去注意那些久负盛名的期刊如《科学》或《自然》上发表的基础发现，除非它们已经进入大型人体研究阶段。这些重大发现或将带来新药或新方案，革新主流疗法，但哪怕这一天还很遥远，这些新突破有时也能帮现在的我们保护自己。

为了初步了解该如何帮自己的身体抵抗癌症，我做了几个月的研究，参加了美国和欧洲的一些学术大会，济济一堂的研究者正在研究一种新药，期望这种药物在治疗癌症的同时还能对人的体势产生影响。我还大量查询医学数据库，梳理科学文献。很快我便发现，可获得的信息往往并不完整，还分散各处，它们只有经过归纳总结才能充分显示意义。

总体来看，大量的科学数据表明，人体的自然防御力在抗癌斗争中扮演着关键角色。多亏碰到了在该研究耕耘的医生及其他工作者，我才得以将这些信息应用到自己的治疗实践当中。

我学到的是：如果癌潜伏于每个人体内，那么每个人的身体也应该能对抗肿瘤的发展，这取决于我们如何利用身体的自然防御力。在这一方面，其他文化比西方做的要好得多。

生活在西方的人，罹患癌症如乳腺癌、结肠癌、前列腺癌等的概率，要比亚洲居民高 7—60 倍。[3] 然而，统计数据显示，在很多不到 50 岁就因癌症之外的其他原因去世的亚洲男性的前列腺里，发现了与西方男性一样多的未成癌微肿瘤，[4] 他们生活方式中的某些东西阻止了这些微肿瘤的发展。另一方面，迁居西方的日本人，其患癌率经过一两代人就能赶上我们西方人，[5] 是我们生活方式中的某些东西削弱了他们对癌症的防御力。

我们身边充斥着会破坏人体抗癌能力的迷思，例如很多人深信，癌症的主要相关因素是自己的基因组成，而非生活方式。可是去看一看此方面的研究，会发现事实恰恰相反。

如果癌症基本来自遗传，那么被领养的孩子，患癌率应与其亲生父母（而非养父母）一致。丹麦有详细的出身记录，可以追查到每个人的身世，研究人员得以为 1000 名左右刚出生即被领养的孩子找到亲生父母。这些研究者在享有盛名的《新英格兰医学期刊》（NEJM）上发表的结论，使我们不得不改变之前所有关于癌症的假设：他们发现，有些被领养的孩子的亲生父母不到 50 岁即因癌症去世，但他们的基因对其亲生子女的患癌风险毫无影响。相反，有些养父母（他们传递的是生活习惯而非基因）也不到 50 岁便死于癌症，他们领养的子女死于癌症的比例比其他被领养的孩子高 5 倍。[6]该研究表明，是否易于患癌，从根本上是与生活方式相关的。所有的癌症研究一致认为：最多只有 15% 的癌症死亡病例是由基因导致的。简而言之，没有什么必死基因，我们都能学会保护自己。*

有一点必须先行声明：迄今为止，还没有替代疗法能治愈癌症。要治疗癌症，却舍弃常规西方医学的精华，如手术、化疗、放疗、免疫疗法以及很快会出现的分子基因治疗等手段，是完全不理智的。

同时，仅仅依靠这些纯技术方法，而忽视用人体抗肿瘤的自然防御力，也是完全不理智的。我们可以利用人体的自然防御机能来预防癌症或是增强癌症治疗的效果。

在本书中，我将向你讲述我是如何从一名完全忽视身体自然防御力的科研人员，转变成一个提倡应主要依靠身体自然机制的医生的。是我的癌症帮我完成了这个转变。作为一名神经

---

* 瑞典的卡罗琳研究所（提名诺贝尔奖候选人的机构）也做了一项研究，发现每个基因都相同的同卵双胞胎，患癌风险通常并不一致。研究人员作结道（还是在 *NEJM* 上）："遗传的基因因素对多数类型新生物的易感性只有较小贡献。"（注："新生物"意味着"癌症"）这项发现表明，在常见癌症的各种成因中，环境起主要作用。[7]

精神病学家（neuropsychiatrist），我热爱自己的工作，我不想让
那些本该由我提供帮助的病人觉得他们有必要来照顾我；作为
一名研究人员兼教师，我也不想自己的观点、意见被视为个人
经历的成果，而非一种一直在引导我的科学方法，于是我生生
将自己的病情隐匿了 15 年。从个人角度说，和每位癌症患者
一样，我也想继续活下去，想在芸芸众生中完完整整地过完这
一生。今天我决定谈论这些知识也并非没有顾虑；但我坚信，
将这些一直使我受益的信息传递给也愿意利用它们的人，是很
重要的。

　　本书的第一部分阐述关于癌症机制的一种新观点。该观点的
基础是：免疫系统的基本运作，尽管我们对此还所知甚少；发现
了肿瘤生长背后的炎症机制；以及通过阻止新生血管向肿瘤提供
养分来限制肿瘤扩散的可能性。

　　由这个新观点又衍生出 4 种新方法，任何人都可以用这些
方法来调动身心，建立自己的抗癌生理机制。这 4 种方法是：1. 保
护自己免受始于 20 世纪 40 年代的环境失衡的影响，正是这种
环境失衡加剧了当前癌症的流行；2. 调整饮食，从而减少促癌
因素，并尽可能多地从中摄取对抗肿瘤的活性植物化学物质（植
化素）；3. 了解并疗愈精神创伤，这是导致癌症的生理机制活
动的温床；4. 与自己的身体建立良好的关系，从而促进免疫系
统的活性，减少可使肿瘤恶化的炎症。

　　但本书不是一部生物学教材。与疾病抗争是一种焦灼的内

心体验。过去的种种欢乐与悲伤、成功与失败，使今天的我比
15 年前更加富有活力，没有这些经历，我绝不可能写出这本书。
通过和你们分享这些经历，我希望能帮助你们找到各自的疗愈
之路，也希望那会是一段美不胜收的奇遇之旅。

第一章

我的故事

我突然听到脑海里冒出一个声音，一个温和清晰，自信果敢，连我自己都不认识的确凿无疑的声音。这不是我，但又的确是我的声音。当我反复念叨"怎么会发生在我身上，这不可能"的时候，这声音说："大卫，你知道吗？这完全可能。但是没关系。"这个声音令人既惊讶又费解，但自那一刻起，我不再软弱无力。

　　故事开始的时候，我已远离祖国在异乡漂泊了 10 多年，并已在匹兹堡待了 7 年。我一边继续着在攻读神经科学博士学位时开始的研究，一边在精神科实习，还和朋友乔纳森·科恩（Jonathan Cohen）一道管理一个由美国国家卫生研究院（NIH）出资建立的功能性脑成像实验室。该实验室致力于探索人类思维和人脑间的联系，从而了解思维的机制。但我绝对没有想到这个研究将要向我揭示的东西——我自己的病症。

　　乔纳森和我关系非常亲密，我们都是专攻精神病学的医生，一起进入匹兹堡大学攻读博士学位。他来自大都会纽约的花花世界，此前在旧金山求学；而我来自巴黎，上一个学位是在蒙特利尔取得的。我们就这样突然发现自己身处匹兹堡——这个位于美国腹地，对我俩都犹如异国他乡的遥远城市。我们刚刚在声誉很高的期刊《心理评论》上发表了一篇关于前额叶皮层功能的文章——这是一个探索还很不够的脑区，它能帮人脑构筑过去和未来意识之间的联系。我们基于对脑功能的计算机模拟提出了这个心理学的新理论。文章轰动一时，我们因此得到了政府的资助，建立了这间实验室，尽管当时我俩还是学生。

对乔纳森来说，如果我们想要在这个领域更进一步，计算机模拟还远远不够。我们必须采用最先进的技术"功能性磁共振成像"（fMRI）来直接观察脑功能，以检验我们的理论。当时这种技术才刚有应用，只有最前沿的科研中心才拥有高精度的扫描仪器。医院的扫描仪倒常见得多，但精度也差得远。尤其是还没有人能用医院的扫描仪检测出前额叶的活动，而这正是我们的研究对象。比起较易检测的视皮层变动，前额叶的活动十分难以观测，要获得前额叶的磁共振成像，我们必须设计出复杂的任务去刺激它有所表现。与此同时，一位名叫道格的年轻磁共振技术物理专家，想出了一个记录图像的新方法，有可能克服我们所遇到的困难。我们所在的医院也同意在诊疗时间过后的晚上 8 点至 11 点借扫描仪给我们用，使我们得以验证自己的想法。

道格解决仪器的问题，而我和乔纳森则设计了一套心理任务，以最大限度地刺激前额叶。经历了数次失败后，我们终于在屏幕上捕捉到了著名的前额叶工作时的图像。这是一个罕见的时刻，是紧张研究的高潮阶段，更令人兴奋的是，这也是我们友谊的一部分。

我得承认，我们有一点飘飘然了，我们三人都只有 30 出头，刚刚获得博士学位，还已经有了自己的实验室。我们的新理论广受关注，乔纳森和我成了当时美国精神病学界冉冉升起的新星。我们精通别人还没用过的最新技术——神经网络的计算机模拟和功能性磁共振脑成像技术，这在大学的精神病学家中也鲜有人通晓。那一年，乔纳森和我甚至收到了当时法国精神病学界的领军人物维勒谢（Widlöcher）教授的邀请，请我们前往巴黎为皮蒂·萨尔佩特里埃医院（la Pitié-Salpêtrière）的一个研讨班上做主讲，这所医院曾是弗洛伊德师从夏尔科（Charcot）之地。整整两天，在法国的精神病学家和神经科学家面前，我们阐释了神经网络的计算机模拟如何帮助我们了解心理学和病理学机制。在 30 岁的年纪，这足以让我们引以为傲。

　　我在朝着"圆满"人生进发——这种生活对现在的我来说已经有点陌生。那时的我觉得成功是一定的，对"硬科学"也信心十足，对于直面病人则兴趣不大，而是忙于精神科的实习和实验室研究，总是尽可能少地干临床工作。我还记得，培训方案要求必须去科室轮岗，我也像大多数住院医生那样对此没什么热情。它的工作负担太重，更何况，那不是真正的精神病学。培训方案要求我们花 6 个月时间在综合医院照护因身体疾病而产生心理问题的病人——他们有的接受了冠状动脉搭桥，有的做过肝脏移植，还有的身患癌症、狼疮、多发性硬化……对阻碍我进行实验室研究的轮岗工作，我毫无从事的欲望。而且，这些病人都不是我真正的兴趣所在。我想做的是研究人脑，撰写论文，在学术大会上发言，为科学进步做出贡献。

　　一年前，我曾以志愿者身份随无国界医生组织到过伊拉克。我目睹了那里的恐怖，并日复一日地投入到竭力减轻众生痛苦的工作当中。但这次经历并没有真正让我领悟到我该做什么，一回到匹兹堡的医院，这里和伊拉克完全是两个世界，情况便又恢复如常。毕竟，我还年轻，又雄心勃勃。

　　但就在这时，一场痛苦的婚变从天而降，我那工作至上的人生观无疑是婚变的原因之一。其他的离婚理由还有我的妻子无法忍受为了我的职业发展而继续住在匹兹堡。她想回法国，或者至少搬到一个像纽约那样更带劲儿的城市去。不过对我而言，匹兹堡意味着事业上升的快车道，而且我也不想离开实验室和同事们。我们在法官面前了结了这段婚姻，随后，我在自己那幢小房的卧室和书房中孤单地过了一年。

　　然后有一天，那天医院格外冷清——时值圣诞节至元旦期间，一年中医院最安静的一周——我在餐厅看到了一位正在读波德莱尔诗集的年轻女士。在午餐时间阅读19世纪法国诗人的诗集，这在美国可是难得一见的情景。我在她的桌前坐了下来。她是俄罗斯人，名叫安娜，有着高高的颧骨和大大的黑眼睛，显得沉稳而又机敏。有时候她会沉默不语，把我晾在一旁，我问她在干什么，她答道："我正在审查你刚说的话的诚意。"我笑了，我倒是很乐于接受她的审查。这成了我们恋爱的开始。爱情之花需要时间来浇灌，我不急于求成，她也一样。

　　6个月后，我前往加州大学旧金山分校参与一个精神药理学实验室的暑期工作。实验室的主任即将退休，希望我能接管实验室。记得那时我对安娜说，如果我在旧金山遇到了意中人，那或许就意味着我和她的关系结束了，而如果她有了这样的遭遇，我也会表示理解。我想这些话一定令她很难过，但我只是想坦诚相待。

9月我回到匹兹堡，安娜搬进了我的小屋。我感觉我们的关系更进了一层，这令我非常开心。我还不清楚这份关系究竟会怎样发展；对我而言，离婚的阴影尚未散去，我依然略带防备之心。但我的生活在慢慢好转。10月，我们在印度度过了美妙的两周，那时印度正值夏季，有人请我以自己无国界医生的经历为蓝本写一个电影剧本。我在那里写着剧本，安娜则写着她的诗，我们共沐爱河。但是随后，我的生活急转直下。

我至今还记得那年10月匹兹堡的那个迷人夜晚，秋色染红了道路两旁的树叶，我正骑着摩托车前往磁共振检测中心，乔纳森、道格和我将在那里与一些学生碰面，这些学生是我们某个实验阶段的"小白鼠"。我们会花点小钱，让被试钻进扫描仪，并让他们完成一些心理任务。他们对我们的研究很感兴趣，还想在实验结束后得到自己脑子的数字图像，然后冲回家，把图存进自己的电脑。第一个学生8点左右到了。第二个学生安排的实验时间是9点到10点，但他没来。乔纳森和道格问我愿不愿意上扫描仪。自然，我同意了，因为在我们仨当中，我是最不"技术"的那个。我躺进扫描仪的窄筒里，双臂紧贴身子，有点像躺在棺材里。很多人受不了扫描仪那令人憋屈的空间：
有 10% 到 15% 的病人，幽闭恐惧的程度到了做不了磁共振检查
的地步。

　　就这样我进了扫描仪。我们像往常一样开始，扫描出一系
列的脑部图像，目的是认清被试的脑结构。人脑和人脸一样，
每个人都不相同。在采取其他步骤之前，我们必须先记录一组
脑休息时的图像（称为"解剖像"），随后再将之与被试做心理
任务时显示的脑部图像（功能像）做比较。整个过程，扫描仪
会发出很响的嚓嚓声，像是金属物件在反复撞击地板。这声音
来自扫描仪内的电磁铁快速地不断开关，为的是诱发脑内磁场
的变化。根据扫描的是解剖像还是功能像，嚓嚓声的节奏会有
区别。从我听到的声音判断，乔纳森和道格正在给我的脑子扫
解剖像。

　　10 分钟后，解剖像扫完了。在我眼睛的正上方有一个小屏
幕，我等着从那里看到我们之前设计的用来刺激前额叶活动（这
正是实验的研究对象）的心理任务，其内容是：屏幕上会快速
地不断出现一组组字母串，每当你看到有一组字母与之前出现
的完全相同时，就按下按钮（这种情况下前额叶会被激活，对
屏幕上消失的字母组进行几秒钟的短时记忆，好将其与后来出
现的字母组做比较）。我一直在等着乔纳森给我发送任务，同时
也等着听到扫描仪记录功能性脑活动时会发出的特殊脉冲声。
但是扫描迟迟没有开始，我不知道发生了什么。乔纳森和道格

就在屏蔽玻璃后的控制室里，我们只能通过对讲机交流。这时，我的耳机里传来了说话声："大卫，我们遇到了点问题，图像上有个怪东西，我们得再扫一次。"好吧，我可以等。

我们又做了 10 分钟的解剖像扫描，接下来就该开始心理任务了吧。这时耳机里又传来了乔纳森的声音："听着，情况不大对劲，我们要进来了。"他们走进扫描室，把我从扫描筒里拉了出来。我一出来便发现两人神情有异，乔纳森一只手放在我的胳膊上说道："不能做实验了，你脑子里有东西。"于是，我让他们给我看看刚才扫描两次记录下来的脑部图像。

我不是放射科或神经内科的医生，但我看过很多脑成像，这是我的日常工作。在我前额叶的右部区域，有一个核桃大小的球状物。在这个位置的脑瘤，既不是那种人们有时会遇到的可手术去除的良性肿瘤，也不是最恶性的，比如脑膜瘤或垂体腺瘤。这也有可能是由某种疾病如艾滋病引起的囊肿或感染性脓肿。但是我非常健康，积极参加体育锻炼，甚至还是壁球队的队长，因此这不可能是什么囊肿或脓肿。

不可否认，我们刚发现的这个问题十分严重，晚期的脑肿瘤要是不治疗，6 周内就会要人命，即使治疗，患者也只能撑个一年半载。我不知道自己的肿瘤到了哪个阶段，但我很清楚以上的数据。我们仨愣了半晌，都不知该说什么。乔纳森把胶片送去了放射科以便专科医生明天诊断，随后我们互相道别。

我骑上摩托回到城市另一头的小屋时，已是晚上 11 点，皓月当空，万里无云。卧室里，安娜睡得正香，我躺到床上，眼望天花板。想到我的生命也许会就这样结束，这还真是奇怪，简直不可思议。这些年在科学探索的漫漫长路上，我一直努力厚积薄发，本应有所成就，并觉得自己刚刚开始做出一点贡献，现在却好似坠入了无底深渊。在求学和工作的过程中，我牺牲了很多，投注于未来，突然间却发现我可能再也没有未来了。

更糟糕的是，我还是孤身一人。我的几个兄弟都曾在匹兹堡上学，但毕业后都搬走了。我的妻子也离我而去。我与安娜的感情才开始不久，她也一定会离开我，谁愿意与一个在31岁上就被判了死刑的人做伴呢？我感觉自己就像一叶孤舟，原本在顺流而下，突然却被一个大浪抛向岸边，落入一潭死水，再不能一路入海。造化弄人，我被困在了一个并无真正联结的城市里，在匹兹堡独自一人，即将离开人世。

我并不想睡去，而是躺在床上胡思乱想，眼睛盯着我的印度小卷烟燃起的丝丝烟雾，这时，我突然听到脑海里冒出一个声音，一个温和清晰，自信果敢，连我自己都不认识的确凿无疑的声音。这不是我，但又的确是我的声音。当我反复念叨"怎么会发生在我身上，这不可能"的时候，这声音说："大卫，你知道吗？这完全可能。但是没关系。"这个声音令人既惊讶又费解，但自那一刻起，我不再软弱无力。是的，这当然是可能的，这就是人类经历的一部分。在我之前，很多人都经历过，我并不特殊。我也只不过是个人，完完全全是个人，这很正常。就这样，我的心灵完全靠自己找到了某种解脱。后来，每当再度陷入恐惧之时，我都要学着去安抚情绪；但这一晚，我睡着了，第二天我还能工作，而且采取了必要的行动来面对疾病，面对我的人生。

第二章

逃生统计学

我们要正确地看待统计资料，并以生存曲线右端的长尾为目标。而通向这一目标的最佳路径，无外乎学会利用自己身体的潜能来活得更久、更充实。

　　斯蒂芬·杰·古尔德（Stephen Jay Gould）是哈佛大学的动物学教授，演化论方面的专家，也是他那个时代最具影响力的科学家之一。由于他更为完整地演绎了物种演化，很多人认为他是"第二个达尔文"。

　　1982年7月，古尔德在40岁时发现自己腹部长了一个间皮瘤，这是一种罕见且严重的癌症，由长期接触石棉引起。动完手术后，他问医生："关于间皮瘤最好的技术文章有哪些？"那位此前一直很坦率的肿瘤医生答道："这方面的医学文献都没有真正的价值，没必要读。"但是，正如古尔德后来所写的，试图阻止一位才华横溢的学者去查找和他自己有关的文献，有点像"劝说人类这种性欲最旺盛的灵长类动物守身如玉"。

　　古尔德离开医院后，径直去了学校的医学图书馆，抱了一堆最近的医学刊物坐到桌边。一小时后，带着惊恐的心情，他明白了为什么医生给了他那么个含糊的回答。这些科学研究全都不容置疑地表示：间皮瘤是"无法治愈"的，确诊之后，患者存活时间的中值是 8 个月。顿时，古尔德像一只突然被利爪按住的猎物，整个人被恐慌感攫住，身心都大受打击，整整 15 分钟后才缓过神来。

最终，古尔德的学者素养发挥了作用，把他从绝望中拯救了出来。毕竟，他毕生都在致力于对自然现象的研究和量化，如果说他从中学到了什么，那就是在自然界，不存在什么放之四海而皆准的铁律。变化是自然界的本质。在自然界，"中值"是一个抽象概念，是人类思维努力想给丰富多彩的个例施加"法则"。古尔德作为个体，明显有别于所有其他病例，问题是作为病例，他在整个变化区间相对于中值位于哪个位置。

患者存活时间的中值为 8 个月，这一情况让古尔德立马想到，有半数的间皮瘤患者活不到 8 个月，但还有另一半人存活超过 8 个月。那么他自己属于哪一半？他年岁不大，不抽烟，身体很棒（除了癌症之外），他的肿瘤被确诊为早期，他还有望获得最好的治疗。这都让古尔德稍感欣慰，因此他认为自己肯定在还有希望的那一半里，这就不错。

接着他意识到了一个更根本的问题。所有描绘病例存活时间的曲线，即所谓的"生存曲线"，形状都不对称：按定义，半数病例集中在曲线的左侧，即 0 到 8 个月这一区间；但右边的另一半却在大于 8 个月的时间范围内自然地伸展开来，且此类曲线（统计学中叫"分布"）总会带有一个长长的尾巴，会延时间轴延伸很远。于是，古尔德开始紧张地在各种刊物中查找完整的间皮瘤生存曲线图。最终，他找到了一幅，发现那些分布图的尾巴实际上会延伸出去整整几年（图1）。因此，即便中值仅有 8 个月，但位于曲线末端的少数病人却能生存数年之久。古尔德认为自己也大可以位于长尾的末端，这令他长舒了一口气。

受这些发现的鼓舞，古尔德作为一名生物学家的本能又让他意识到了第三个问题，它和前两个一样重要：他所查看的生存曲线涉及的病人都是在十年二十年前接受的治疗，他们得到的都是在那个年代所能采用的治疗手段。在肿瘤学这样的领域，有两样东西总在变化：常规治疗手段，以及有关个人如何加强疗效的知识。环境变了，生存曲线也会变。也许借助于新的治疗手段，再加上一点点运气，他可以成为中值的新生存曲线那

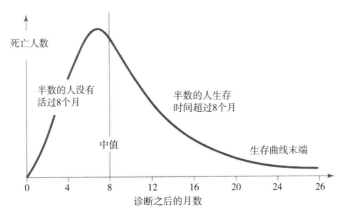

图1　古尔德见到的间皮瘤生存曲线图

更长的尾巴上的一员，新生存曲线的长尾或可延伸到很远很远的时间，远到人已进入老年，将要自然死亡之时。

古尔德在 20 年后死于其他疾病。他得以有充分的时间去从事他那个时代最令人钦佩的科学事业。在去世前两个月，他见到了自己的巨著《演化论的结构》（*The Structure of Evolutionary Theory*）出版发行。他活的时间比肿瘤医生预言的长 30 倍。*

这位伟大生物学家的故事告诉了我们一个简单的道理：统计资料是信息，不是判决书。当你身患癌症而想与死亡搏斗时，你的目标是要确保你自己处在生存曲线的那根长尾里。

没人能精确预测癌症的进程。斯坦福大学的大卫·史皮格尔（David Spiegel）教授 30 年来一直致力于为身患转移性乳腺癌的女性们组织心理支持团体。他在哈佛大学向肿瘤学家们做了一次演讲（已刊发于《美国医学会杂志》），演讲中他表达了自己的不安："癌症是一种使人非常困惑的疾病。我们有些病人 8 年前发生了脑转移（乳腺癌常见的不良发展），现在却好了。为什么会这样？没有人知道。"化疗最神秘的一个地方就是它有时能消除肿瘤，却不怎么能延长生存时间。即使纯从肿瘤学的视角出发，也还是难以理清身体抵抗力和病情恶化间的联系。[1]

我们都听说过奇迹般痊愈的病例，某人原本只有几个月的

---

* 斯蒂芬·杰·古尔德曾在一篇文笔优美的散文中谈到过自己对癌症统计数据的看法，文章题为"中值不是死亡的信使"，可登录网站 www.cancerguide.org 阅读。感谢 Steve Dunn 建立该网站，将此文与公众分享。

时间可活，最后却活了几年甚至几十年。有人会提醒我们："别忘了，这只是极少数的情况。"要不然就会对我们说，这些病例也许不是真正的癌症病例，更有可能是误诊。20世纪80年代，为澄清事实，两位来自鹿特丹伊拉斯谟大学的研究者系统地研究了那些自发康复的癌症病例，这些病例的诊断都没有任何问题。令他们大为惊讶的是，在18个月的时间里，他们就在荷兰这块不大的地方找出了7个这样的病例，这些病例令人费解，但它们的存在也是无可争辩的事实。[2]显然，这样的病例要比我们通常承认的普遍得多。

有些癌症患者会通过参与某些项目，比如加州公益中心（Commonweal）的项目（后文论及）来努力控制自己的病情，学习如何与自己的身体及过往更为和谐地相处，如何用瑜伽和冥想寻求心灵的平和，学习怎样选择抗癌食物同时避开会导致癌症恶化的食物。这些人的病史显示，他们存活的时间比同一癌症阶段患者的平均生存时间长两三倍。[*]

我把这些数字告诉了匹兹堡大学的一位肿瘤学家朋友，他反驳道："这些都不是普通的病人，他们受过更好的教育，更有积极性，健康状况也更好。他们活得更久证明不了什么。"但是这恰恰说明：如果病人更了解自身的病症，能照顾好自己的身心，并且具备改善健康状况所需的条件，那么他们就能调动身体的生命

---

[*]　这一结果并非来自科学研究，而是来自对参与该计划病人的跟踪随访。[3]

机能来对抗癌症。他们可以活得更好，活得更久。

　　后来，整合医学的重要先驱、加州大学旧金山分校的临床医学教授欧宁胥医生提供了更为正式的证据。2005 年，他发表了一组在肿瘤学界史无前例的研究结果。[4] 这项研究挑选了 93 位已经由活组织检查证实患有早期前列腺癌的男性，让他们处于肿瘤医生的监护之下，不动手术，只是持续监视肿瘤的情况，即监测血液中 PSA（前列腺特异性抗原）的水平——前列腺肿瘤会定期将这种抗原分泌到血液中，PSA 水平升高就表示癌细胞正在增殖，肿瘤正在生长。

　　因为这些患者在观察期间拒不接受所有的常规治疗，这让研究者得以评估自然抗癌方法的效用。经过抽签，这些病人被分为两组，以便从一开始就能进行严格比较。其中对照组只是简单地继续接受监护，进行常规的 PSA 检测；至于另一组，欧宁胥医生则为他们制订了一套完整的心身健康计划。在整整一年的研究过程中，这些人都施行素食，另加补充剂，包括每天摄入抗氧化的维生素 E、维生素 C 和硒，1 克 ω-3 脂肪酸；参加体育锻炼：每周走路 6 天，每天 30 分钟；管理压力：做瑜伽和呼吸练习，实践心理意象法或渐进式放松法；以及与同一计划中的其他患者每周参加 1 小时的互助团体活动。

　　这相当于从根本上改变了他们的生活方式，特别是对于那些压力很大的管理人员或背负众多责任的一家之主来说。长期以来，人们都认为这些方法稀奇古怪、不可理喻，或是出自迷信。

但 12 个月后，结果却不容置疑。

在 49 名没有改变生活方式，仅接受常规病情监护的患者中，有 6 名患者的癌症恶化了，不得不接受前列腺切除手术，然后进行化疗或放疗。相反，在遵循身心健康计划生活、将实验坚持到最后的 41 名患者中，没有一位须求助于手术及后续治疗。第一组病人的 PSA 水平（这反映肿瘤的生长情况）平均上升了 6%，其中还不包括一些因病情恶化不得不中途退出此项研究的病人（他们的 PSA 水平更令人担忧，纳入考虑会使这一组病人 PSA 水平的均值大大变高）。第一组病人 PSA 水平的升高表明他们的肿瘤在生长，缓慢但确凿无疑地在生长。至于改变了生活方式的第二组患者，他们的 PSA 水平则平均下降了 4%，这表明其中大多数患者的肿瘤在消退。

而更惊人的，还是那些改变了生活方式的患者所发生的身体变化：将典型的前列腺癌细胞（来自 LNCaP 细胞系，通常用来测试各种化疗药剂）放入他们的血液，其血液阻止癌细胞生长的能力比那些生活方式没有任何改变的患者要强 7 倍之多。

改变生活方式与抑制癌细胞生长之间存在联系的最佳证据是，患者越积极采纳欧宁胥医生的建议，并将之应用到日常生活中，他们的血液对抗癌细胞时就越活跃。

用科学术语来讲，这叫"剂量效应关系"，是证明生活方式与癌症之间存在因果关系的一个重要论据。

为了弄清这些数据背后的分子机制，欧宁胥医生决定进行另一项研究，看行为的改变如何影响前列腺细胞自身的基因表达。在身心健康计划开始前，他从被试的前列腺里提取了核糖核酸（RNA）样本，3个月后，他又从同一批被试的前列腺内提取了RNA样本。这项研究的结果于2008年发表，与预期完全相符：结果表明，欧宁胥的身心健康计划改变了前列腺细胞中500多组基因的功能。[5] 生活方式的改变刺激了有抗癌作用的基因的活动，从而抑制了能促进癌症发展的基因。有一位名叫杰克·麦克卢尔（Jack McClure）的受检者，6年前被诊断出患有前列腺癌，在执行该计划3个月后，他没有再出现任何前列腺癌的症状。麦克卢尔说："最近一次活检，他们没有发现任何癌细胞。我不敢说我的癌症已经治愈了，但他们确实没有再发现癌细胞。"欧宁胥觉得这项研究应该会给那些害怕因自己的遗传倾向而患上癌症的人带来希望："人们老是说，我基因不好，该怎么办？其实你可以做的比你认为的要多得多。"

其实，癌症基因不一定是我们生理机制中的缺陷，也不一定令人患病。2009年，在魁北克和加州，两个独立团队的研究完全颠覆了我们对乳腺癌和前列腺癌的遗传原因的理解，也颠覆了死于癌症的风险大小由基因决定的观念。研读这些研究，会令我们想起亚洲文化和古罗马文化中的"祖先"这一传统概念。这些文化相信先辈的灵魂不会离开他们曾生活过的土地。后辈如果中断了对他们的供奉，家中就会有各种邪灵作祟。癌症基因的行为就有点像这些"饿鬼"，只有在我们忘记妥善关照它们的时候才会出来肆虐。

蒙特利尔大学有一支由帕尔维兹·加迪里安（Parviz Ghadirian）领导的团队，他们对一些携带两种乳腺癌易感基因 BRCA1 和 BRCA2 的妇女做了研究。这两种基因令众多女性不寒而栗，因为近 80% 的携带者有在其一生中罹患乳腺癌的风险。很多妇女在得知自己是携带者后，都宁可选择切除双乳，也不愿忍受几乎肯定会患病的痛苦生活。但加迪里安及其团队表示，有一些乳腺癌易感基因携带者的患病风险大大降低了。他们发现，携带易感基因的妇女越多吃水果和蔬菜，患癌风险就越低。有一些妇女一周内会吃 27 种不同的果蔬（这里种类数量似乎更重要），她们的患病风险整整下降了 73%。[6]

旧金山大学约翰·维特（John Witte）教授的团队针对前列腺癌也有类似发现。[7]有一种基因会引起对炎症的极度敏感，并刺激原本在前列腺中缓慢生长的微肿瘤转变为侵袭性高的转移性癌症。[*]然而，当这种基因的携带者每周至少食用两次富含 ω-3 的多脂鱼类后，危险的基因就会继续受到抑制，癌细胞发展出侵袭性的机会只有不吃任何多脂鱼类的人的 1/5。

这些新近发现有力地支持了如下观点：如果不是受不健康生活方式的触发，所谓"癌症基因"也许没有那么大危害。它们就像祖先那易怒的灵魂一样，需要靠日常的供奉保持平静。

---

[*] 这些基因主要是通过控制酶的活动来达到将食物中的 ω-6 脂肪酸转化成炎症因子的目的。

事实上，这些基因可能只是对营养方式的改变有不良反应，我们的有机体、现代工业和加工食品完全改变了祖先的营养方式（见第六章）。这也解释了为什么在"二战"之前出生的携带乳腺癌易感基因的女性，患乳腺癌的风险只有她们那些出生在快餐时代的女儿或外孙女的 1/3 到 1/2。[8] 说到底，这些令人害怕的基因也许根本不是什么"癌症基因"，不过是"快餐不耐受基因"罢了……在饮食之外，对身体锻炼和压力管理等其他生活方式的选择也是一样的情况。

总之，从癌症患者存活统计资料中并不能分辨出哪些人乐于被动地接受医学结论，哪些人在积极调动自身的自然防御力。在同一个生存时间中值下，有的癌症患者会继续抽烟，继续接触其他致癌物质，继续保持典型的西方饮食习惯（我们随后会看到这是催生癌症的养料），继续因压力过大和不善管控情绪而破坏着自身的免疫力，或是继续不事锻炼、破罐破摔；而有些人则会活很久。这最有可能是因为后者在从常规治疗中获益之外，还激发了自身的自然防御力。他们发现了存在于以下 4 种行为中的和谐之道：摆脱致癌物质的毒害、施行抗癌饮食、充分进行体育锻炼以及寻求心绪的平和。

没有任何自然方法能够单独治愈癌症，但是同样也没有任何与生俱来的致死基因。同斯蒂芬·杰·古尔德一样，我们要正确地看待统计资料，并以生存曲线右端的长尾为目标。而通向这一目标的最佳路径，无外乎学会利用自己身体的潜能来活得更久、更充实。

不是每个人都会有意识地走上这条道路。有时是疾病本身将我们带了过去。在汉语里，组成"危机"一词的"危"和"机"分别带有"危险"和"机遇"之义。癌症是如此危险，以至于其影响往往使人一叶障目，令我们难以把握它潜在的创造力。在很多方面，癌症让我的生活变得更好了，这种改变是我当初以为自己被癌症判了死刑的时候绝对无法想象的。这一切就始于确诊后不久……

第三章

危险和机遇

手术之后，我又继续起研究和诊疗工作。与过去相反，我现在最感兴趣的就是临床工作。每当我帮助了一名失眠病人或一位被不间断的痛苦逼得意图自杀的病人时，我自己的痛苦仿佛都有所减轻了似的。就仿佛我已与他们融为一体。从这个角度说，一名医生的工作不再像是尽义务，而是一种绝妙的特权。一种恩典之感开始进入我的生命。

变成"病人"

　　得知自己长了脑瘤后，一夜之间，我发现了一个看似熟悉实则陌生的世界：病人的世界。我很快被转去了一位神经外科医生那边，碰巧我也认识他。我们有几位共同的病人，他也对我的研究感兴趣。在我被诊断出肿瘤之后，我们之间的话题就完全变了：再也没提到过我的科学实验。他要我讲述生活中最为私人的细节，完整地描述我的症状。我们讨论我的头痛、恶心，以及我发作癫痫的可能性。我被剥夺了自己的职业属性，加入了普通病人的行列。我只感觉天旋地转、摇摇欲坠。

　　我竭力保持着医生的身份。特别可悲的是，我会身着白大褂去看医生，白大褂上还用蓝色的线绣着我的名字和职称。在我工作的这所医院，人们经常把各人的级别喊出来，知道你身份的护士或勤杂人员会尊敬地叫你"医生"。但当你躺在担架上，不再身披白大褂时，你就变成了"某某先生"或更常见的"亲爱的"。以前，为了不让病人拦住，你经过候诊室时总是昂首疾行，避免同病人有眼神交流，如今却不得不与其他病人一样在那里等待，也得和其他病人一样坐着轮椅进检查室。但其余时间你在同一条走廊里跑来跑去又有什么关系？"医院规定不行。"勤杂人员会如是说。你任凭自己被当作连走路都难的人来对待。

我进入了一个乏味的世界。在这个世界里，别人不看你有什么公认的资质或从事什么职业。在这个世界里，没人关心你的人生事迹或心中的想法。他们通常仅有的兴趣是你最近一次扫描是什么情况。我发觉我的医生大多不知道该如何同时把我当成一名患者和一位同事。在某次晚宴上，我当时的肿瘤医生，也是我十分欣赏的一位杰出专家，也在客人之列。在我到达后，我见他脸色变得苍白，然后随便找了个借口就起身离开了。突然间，我觉得这里有一个活人的圈子，而我收到的信息是自己并非其中一员。我开始害怕自己被打入另册，变成主要由自己的疾病所定义的一类人。我害怕被无视，害怕在死之前即已不复存在。也许我行将死去，但是我还想完完整整地活到终点。

与乔纳森和道格做了那次扫描的几天后，我弟弟爱德华出差路过匹兹堡。除了安娜，我还没向别人透露过这个消息。我如鲠在喉，但还是艰难地把这个消息告诉了爱德华。我怕给他造成痛苦，还莫名其妙地怕给自己带来霉运。他湛蓝的双眸噙满泪水，但并没有恐慌，只是把我揽入怀中。我们相拥而泣了一会儿，开始讨论治疗选项、统计资料，以及所有我今后可能要面对的事情。接着和往常一样，他逗我笑了起来，说我 18 岁时就想打扮成朋克造型，但一直没敢，现在剃了光头，终于实现了。至少和他在一起时，我还活着。

第二天，安娜、爱德华和我在医院附近一起吃了午饭。离开饭店时我们的情绪都很亢奋，我们说起以前的事，都笑得直不起腰来。就在这时，道格从街对面朝我们走来，他看上去一脸阴郁，大惑不解，眼神中甚至流露出了一丝不满，像是在说："你们刚刚才得知这么糟糕的消息，怎么还能笑得如此灿烂？"

我有些沮丧，大多数人都会认为你在身患重病时不该纵情大笑。从今往后，直到生命的尽头，我都要被看作将死之人。

死亡？不可能……

然后就是那个令人不得安宁的死亡本身。人们对获诊癌症的第一反应通常是怀疑。当我们试着去想象自己的死亡时，心头会抗拒，仿佛死神只会拜访别人。托尔斯泰在《伊凡·伊里奇之死》中就完美地描述了这种反应。像很多前人一样，我也从这个故事中看到了自己。伊凡·伊里奇是圣彼得堡的一名法官，一直过着井然有序的生活，直到有一天，他病了，没人告诉他病得有多严重。最后，他终于意识到自己快要死了，于是全副生命都在抗拒着这个想法。这不可能！

在内心深处，他知道自己快死了，但他对这种想法不仅不习惯，而且简直不理解，怎么也不能理解。

他在基泽韦特的逻辑学中所学到的那个三段论例子是：凯尤斯是人，人都会死，所以凯尤斯也会死，这个例子他毕生都认为是对的，但仅仅适用于凯尤斯，而绝不适用于他。那是指凯尤斯，一个抽象的人，因此完全正确；但是他不是凯尤斯，不是一个抽象的人，而是一个有别于所有其他人的特殊生灵；他曾是小凡凡，有妈妈和爸爸，有（兄弟）米佳和沃洛佳，有玩具、车夫和保姆，后来又有了（妹妹）卡坚卡，还有童年、少年和青年时代的喜怒哀乐。凯尤斯闻过他小凡凡那么喜欢的花皮球的气味吗？凯尤斯也那样吻过母亲的手吗？母亲绸裙上的褶裥也那样对凯尤斯窣窣作响吗？他也在法律学校为了馅儿饼的事闹过风潮吗？凯尤斯也是那样谈恋爱的吗？凯尤斯也能像他这样开庭审案吗？凯尤斯的确会死，也应当死，但是对于我小凡凡，伊凡·伊利奇，这么有感情有思想，就完全是另一回事了。说我也该死，这绝不可能。那简直太可怕了。

开　眼

直到我们与人的终有一死不期而遇之前，生命看起来都是永无止境的，我们也想一直就这样下去。我们似乎总有时间来找寻幸福。首先我必须拿到学位，然后还清贷款、养大孩子、退休……我总是在为以后的幸福操心。当我们总是把对生命本质的追求推迟到明天时，也许会蓦然发现生命正从指尖溜走，而我们却从未尽情享受过它。

癌症有时能够治愈这种奇怪的目光短浅，让人不再犹豫。一纸癌症诊断书揭示了生命的短暂，也还原了它真实的味道。在获诊之后的那几周里，我一直有种怪怪的感觉：我仿佛从眼前去掉了一道面纱，不再被它模糊视野。一个周日的中午，阳光洒满了我们小屋那个窄小的房间，我专注而安详地看着安娜，她坐在咖啡桌边的地板上，正试着把一些法文诗翻译成英文。第一次，我看到了安娜本来的样子，我也不再思忖是不是该移情别恋。当她埋头书本时，我只看见她有一绺头发优雅地向前轻垂，她的手指则轻柔而灵巧地移动着笔尖。我第一次惊讶地发现，她在费心遣词时，那微微抽动的下巴有多么动人。突然间，我看到了本真的她，没掺杂进一丝我自己的问题和疑惑。她只是在那里，便令我动容。仅仅得以见证此刻，对我而言已是殊荣。为什么我以前从没有这样去看她？

欧文·亚隆（Irvin Yalom）是斯坦福大学一位杰出的精神病学家，也是《存在主义心理治疗》（*Existential Psychotherapy*），这本讲如何将死亡的逼近化为力量的书的作者。在书中，他引用了20世纪60年代初一位参议员在得知自己身患严重癌症后随即写下的一封信：

　　我的生活遭遇了巨变，我想这变化是不可逆转的。霎时间，声望、政治成就、经济地位等问题都变得不重要了。在意识到自己患了癌症的最初几个小时里，我从没有想过自己在参议院的职位，我的银行账户或是自由世界的命运……自有诊断之后，我和妻子再没有吵过架。我以前常常怪她总是不从尾部而从头部挤牙膏，怪她不能满足我挑剔的胃口，怪她不征求我的意见就自己定好客人名单，怪她花太多钱买衣服。现在，要么是我对这些事不再在意，要么就是这些事其实也无足轻重……

　　取而代之的是我开始对一些一度视为理所应当的事物心存感激：与朋友共进午餐；给妻子的爱猫穆菲特挠耳朵，听它呼噜；晚间在床头灯的光锥之下安静地阅读书刊；扫荡冰箱，看能不能弄到一杯橙汁或一块咖啡蛋糕。我头一次觉得自己在尽情享受生活。最终我意识到，我并不能长生不老。回忆起所有出于虚妄的自尊、价值观抑或自以为遭受的冒犯而纵容自己的情形——甚至就在我身体最健康的时候——我都不禁瑟瑟发抖。[1]

　　死亡的迫近有时就会这样带来某种解放。在死亡的阴影下，生命会突然展现出我们以前或许从不知道的深度、广度和魅力。当然，大限来临之时，我们会感受到离别的绝望，因为我们知道此番与所爱之人一别便是永诀。大多数人都惧怕这种悲伤。

但是说到底，这会比离去时还没有饱尝生活的滋味更糟吗？会远甚于离别时找不出悲伤的理由吗？

我承认一开始时我还差得很远。在安娜搬来这里，我帮她收拾书的时候，我看到了她那本《佛陀的启示》（*What the Buddha Taught*），惊讶地问："你为什么把时间浪费在这样的东西上？"现在回想起来，我自己都难以置信。但往事依旧清晰浮现：那时我的理性主义已近乎迟钝。在我接受的文化中，佛陀和基督最好也不过是过时的道德家和宣道者，最坏的话就是服务于中产阶级的道德压制代理人。看到我欲与之共度余生的伴侣沉迷于这样的胡言乱语，沉迷于这些我素来看作"大众精神鸦片"的东西，我实在震惊。安娜瞟了我一眼，把书放回书架，说："我想总有一天你会懂的。"

改弦易辙

那一阵子，我一直在看医生，权衡各种治疗手段的利弊，最终决定动手术。我找了位最让我放心的外科医生，一个我愿意把自己的脑袋托付给他的人，而不是一位因手术技巧高超而备受推崇的医生。对我来说，似乎只有他才最了解我是谁，又如何一步步走到今天。我能感到，如果情况不妙，他绝不会弃我不顾。他当时安排不了手术，所幸肿瘤也长得不快。我又等了几周，等他有档期。我把这段时间花在了读书上，这些书讲的都是当人面对死亡时能从中学到些什么。那几周的前些日子，我也置身于一长串书单列出的书堆中，这些书原本都会被我束之高阁。我读了托尔斯泰——这要多亏安娜，她很喜欢自己国家的作家；还有亚隆，他在自己的杰作《存在主义心理治疗》中经常引用托尔斯泰。[2] 我先是读了《伊凡·伊里奇之死》，尔后是《主与仆》，后者也给了我深刻的印象。

这本书里的"主人"是一个唯利是图的地主。托尔斯泰向我们讲述了他的转变。为了结算一笔已经谈妥的小买卖，主人不顾天气恶劣，决意要带着仆人尼基塔在夜幕中驾雪橇外出，结果在暴风雪中迷了路。当他意识到这也许是他人生的最后一晚时，他的人生观发生了彻底的改变。最后，他趴在仆人冰冷的身体上，借自己的体温保护仆人，用这个姿势给了后者生命。他死了，但成功救活了尼基塔。托尔斯泰用他的天赋描述了这位精明的商人如何获得了恩典之感，这感觉他此前的一生都没体验过的。这位主人也头一次活在当下。当身体悄然变冷，他感到自己与尼基塔正融为一体，这样，他的死也就无所谓了，因为尼基塔活着。在死去的一刹那，他看到了一束光——一束从漆黑的隧道尾部发出的巨大白光。

在这期间，我也改变了工作方向。此前我的大部分活动都致力于科学事业，几乎都是为了科学本身。一点点地，我开始放弃这个目标。像多数医学研究一样，我实验室的工作和缓解病痛相距太远了。很多像我这样的研究者，在其职业生涯的初期会满腔热情地投入到工作当中，天真地以为这些工作会带来治愈阿尔茨海默病、糖尿病或癌症的办法。但随后，也不知究竟为何，有一天他们幡然醒悟，开始以研制药物为目标，尽心致力于研究出更好的细胞受体检测技术。在此过程中，他们可以收集到足够的材料在科学期刊上发表文章，可以得到研究补助，可以让实验室一直忙碌不停。但他们已经与解除人类的病痛相隔十万八千里。

乔纳森和我在那时正在探索的假设——前额叶在精神分裂症中的作用——现在已是在神经科学中广为接受的理论，并在全世界的实验室里继续衍生出各种研究项目。这当然是扎实的科学工作，但对治愈病人没有任何帮助，甚至起不到改善病人状况的作用。如今，我日复一日地活在对疾病、痛苦和死亡的恐惧中，这些才是我想要处理的问题。

手术之后，我又继续起研究和诊疗工作。与过去相反，我现在最感兴趣的就是临床工作。每当我帮助了一名失眠病人或一位被不间断的痛苦逼得意图自杀的病人时，我自己的痛苦仿佛都有所减轻了似的。就仿佛我已与他们融为一体。从这个角度说，一名医生的工作不再像是尽义务，而是一种绝妙的特权。一种恩典之感开始进入我的生命。

脆 弱

我还记得一件转瞬即逝的小事，它足以让人领悟生命的脆弱，并感受到与凡人同胞心灵相通的奇迹。那不过是我第一次手术前夜发生在停车场的一次偶遇。外人看来，这件事可说微不足道，但对我却有特殊的含义。

安娜和我开车来到纽约，我把车停在医院的停车场。我站在那儿，在入院做检查动手术前的几分钟里呼吸着自由的空气。这时我注意到一位老太太，显然是刚出院，正要回家。她一个人背着包、挂着双拐慢慢走着，没法坐进自己的汽车，很是无助。我盯着她，奇怪医院怎么会让她就这样离开。她也看到了我，并没有流露出任何求助的表情，一点也没有。毕竟，我们是在纽约，一个各人自扫门前雪的地方。作为病友，我内心突然涌出了一股奇妙的力量，不禁向她走去。这不是怜悯，而是一种本能般的情谊。我对她有种亲切之感，觉得她就和我这个需要帮助时从不求助的人有一样的心理。我将她的包塞进车的后备箱，把车倒出车位，再帮她坐进驾驶室，然后微笑着关上车门。在这短短的几分钟里，她不再是孤身一人。我很高兴自己能帮别人一个小忙，事实上是她帮了我，因为她恰在此刻让我感到被需要，让我有机会感觉到我们身处同样的境遇。我们彼此给予。我依然能看见她的双眼，她眼中开始流露出某种对他人的信任，是我唤醒了她的这种感觉，那双眼像是在说，如果需要帮助时就有人给予帮助，就像现在这样，那么生活还是可以信赖的。我们几乎没有说话，但我肯定她与我一同分享了这份珍贵的心灵相通之感。这次偶遇温暖了我的心，脆弱的我们是可以互相帮助、彼此微笑的。带着平和的心态，我走进了手术室。

救人救到底

我们都需要自己对别人有用的感觉，这是人类灵魂不可或缺的养分。如果这个需求得不到满足，又面临死亡的逼近，人就会苦不堪言。对死亡的恐惧很大程度上就源自害怕自己的人生毫无意义，只是白活了一遭，害怕自己的存在对任何人和任何事都毫无所谓。

有一天，我按安排去给一个名叫乔的小伙子看病，他有大片的文身，还有长期的酗酒、吸毒和暴力史。当得知自己患了脑癌时，他一下子精神崩溃，开始在诊室里乱扔东西，护士吓坏了，不敢靠近他。当我向他介绍自己是精神科医生时，他暴怒得就像一头笼中的困狮。不过他同意和我交谈。我在他旁边坐下，说："我已经知道了你刚刚得知的消息，我知道你很烦躁，也能想象这有多令人恐惧。"他爆了一长串的粗口，但20分钟之后，他哭了起来。他父亲是个酒鬼，母亲则沉默孤僻，缺少情感。他没有真正的朋友，那群酒肉朋友肯定不会管他。他感到迷茫无助。我说："我不知道自己能为你做些什么。但我保证每周都接待你，只要这对你有帮助。"他冷静了下来，后来 6 个月他每周都来找我，直至去世。

在这些会面中，我说的都不多，但我会去倾听。他做过一段时间的电工，但失业有好些年了，靠社会福利生活。他从不和父母说话，整天在家看电视，孤独得无以复加。很快，我明白了他为什么如此难以忍受自己将死的消息，因为他此生没做过任何有用的事。我问他，在剩下的日子里能不能去做些对他人有帮助的事情，这是他从没想过的。他考虑了一会儿，然后答道："我住的街区有一所教堂，我想我能为他们做点事情。他们需要一套空调系统，我知道怎么弄。"我鼓励他去见牧师，牧师很高兴地答应了。

于是乔开始每天早起去屋顶干活，为教堂装空调。工作进展很慢，因为他的脑瘤已经很大，令他难以集中精力。但大家并不着急。教区的居民开始习惯在教堂的屋顶上看到他。他们同他说话，午餐时给他带三明治和咖啡。每每谈起这些，他总是热泪盈眶。这是他生命中第一次做对他人真正有用的事。他变了个人，不再暴躁易怒。事实上，在粗暴的外表下，他有一颗宽宏的心。

有一天，乔没有去干活。他的肿瘤医生打电话给我说他在医院，最后的日子来了，等着他的是临终关怀。我走进他的病房，阳光洒满房间，他平静地躺着，似睡非睡。护士拔掉了他身上所有的输液管。我坐到他床上，向他道别。他睁开双眼，挣扎着想和我说话，但已无力说出来。他抬起一只疲软的手，示意我靠近些。我把耳朵凑到他唇边，听到他喃喃低语："你拯救了我的生命，上帝保佑你。"

至今，我还把他教给我的东西记在心中：一个人即使站到了死亡的门槛上，仍然能拯救别人的生命。这使我满怀信心地去完成那些必须为自己完成的任务，去为自己做好准备面对大限。某种意义上，乔也拯救了我的生命。

我每年都会过获诊癌症的周年纪念日，如今已是第14年。我已经记不起与乔纳森和道格做扫描的确切日期，只依稀记得是在10月15号前后。因此15号到20号这几天时间对我来说很特别，有点像犹太人的赎罪日、基督教的圣周或是伊斯兰教的斋月。不过，这纯属私人仪式。我会找时间独处，有时会进行某种私人的"朝圣"，去往基督教堂、犹太会堂或某处圣地。我思索着发生在自己身上的种种，那些痛苦、恐惧和危机。我心中充满感激，因为我获得了重生，已然脱胎换骨，成了一个更幸福的人。

第四章

癌症的弱点

癌症现象不合情理但又令人着迷。它借用我们生命机能的惊人才智大搞腐化，最终让这些机能自己对付自己。最近的研究已经揭露出这些腐化活动的运行方式。不论是产生炎症还是制造血管，癌症都在仿效人体最基本的再生天性，只是在追求相反的结果。它与健康背道而驰，是生机活力的反面。但这并不意味着癌症无懈可击；事实上，我们的免疫系统天然地就知道利用很多方法让癌症变得不堪一击。

在癌症的控制下，人的整个身体都处于战争状态。癌细胞确实就像全副武装的强盗，游走于法律之外，健康身体所遵守的任何规则均不能限制它们。凭借自身的异常基因，它们总能逃脱那些控制正常、健康组织的机制。例如，即使分裂了一定次数，癌细胞也不会按义务去死；它们能"永生不朽"，可以无视周围组织因感受到过度拥挤的危险而发出的令其停止增殖的信号。更糟的是，它们还分泌特殊的物质毒害周围组织。这些毒素能在其周围制造炎症，使癌细胞不断攻城略地，加速扩张。最后，就像行进中的军队需要新的补给那样，癌细胞会征用附近的血管。它们迫使血管增生，为其提供必需的氧气和养分，很快，一颗肿瘤就长成了。

在某些情况下，这些野蛮的部队会受到阻挠，失去毒力：1.免疫系统被调来对付它们的时候；2.身体拒绝产生炎症的时候，没有炎症，它们既不能生长，也无法侵占新的领地；3.血管拒绝增殖，不为癌细胞提供生长必需的给养之时。这些机制经过强化后，就可用来阻止癌症抢占先机。一旦肿瘤站稳脚跟，就没有任何自然防御方式能代替化疗或放疗，但配合常规治疗手段，这些自然方法可以用来充分调动身体对癌症的抵抗力。

身体的哨兵：强大的免疫细胞

S180 细胞的破坏

在研究者使用的所有癌细胞细胞株中，肉瘤 180（S180）是毒力最强的癌细胞。它出自一间瑞士实验室的某只小鼠身上，如今已获大批量繁殖。全世界都用这种细胞在相同的条件下进行癌症研究。这些细胞很是奇怪，有异常的染色体数量。它们还能分泌大量的细胞因子和有毒物质，破坏与之接触的细胞的细胞膜。一旦将 S180 细胞注射进小鼠体内，它们就会以非常快的速度繁殖，每 10 小时肿瘤体积就会增大 1 倍。这些细胞会入侵周围的组织，破坏沿途遇到的所有事物。由于这种细胞在腹腔内的增长速度大大超过淋巴系统的排液能力，腹部就会像一只堵住的浴缸，积存大量液体（叫"腹水"），而这些浅色液体又为 S180 细胞的生长提供了理想的环境，它们就继续危险地繁殖，直到身体的某个重要器官崩溃或是某根主要血管爆裂，导致死亡为止。

动物权利

　　本书特别是本章中均提到了一些在实验室鼠类身上进行的研究。我热爱动物，也不愿去想这些鼠类在实验过程中遭受的种种痛苦。但到目前为止，无论是动物权利保护团体，还是为这些动物的处境忧心的科学家，都还没有找到令人满意的实验鼠替代。正如你们将看到的，多亏了这些老鼠，不计其数的儿童及成年男女将来会得到更有效、更人道的治疗。众多动物也将因此受益，因为动物也和我们一样，经常受癌症的折磨。

抗癌鼠

　　崔征博士是北卡罗来纳州维克森林大学（Wake Forest University）的生物学教授，他的实验室研究的其实不是癌症，而是脂肪代谢。他们的实验需要抗体，为了获得抗体，研究人员会把著名的 S180 细胞注射到小鼠体内，注射物能促生大量腹水，从腹水中可以很容易地提取抗体。没有一只注射了几千 S180 细胞的小鼠能够活过一个月，因此，这套标准程序需要不断地更新"实验品"。直到有一天，奇怪的事情发生了。

　　一位名叫秦丽雅的年轻博士给一组小鼠注射了 20 万的 S180 细胞，这个剂量在常规程序里很普通。但是有一只公鼠，6 号鼠,抵御住了注射的影响,腹部始终平坦。秦丽雅又注射了一次,依然没有成功。在导师崔征的建议下,她将注射剂量翻倍,还是没有效果。秦丽雅接着注射了 10 倍的剂量,共计 200 万 S180 细胞。令她惊奇的是,这只顽强的小鼠体内仍然既没有癌症也没有腹水。崔征开始怀疑起助手的能力,决定亲自注射,他另外注射了 2000 万的 S180 细胞,并确认液体确实进入了腹腔。两周之后,还是什么也没发生!他又注射了 2 亿 S180 细胞,这是普通剂量的 1000 倍——还是没有用。

在这间实验室里,还没有哪只小鼠能在注射了 S180 细胞后活过两个月。尽管有天文数字剂量的癌细胞被直接注射进腹腔,而腹腔通常又是癌细胞繁殖速度最快的地方,但 6 号鼠已经好端端地活到了第 8 个月。崔征开始怀疑自己也许遇到了不可能的事——一只能自然抵御癌症的老鼠。

在过去的一个世纪里,医学和科学文献都报道过一些被认为已处于"终末期"的癌症突然退化并最终彻底消失的病例。[1-7] 但这些病例极其罕见。显然,这种情况很难调查研究,因为这些病例不可预料,也无法"按需"复制。一般说来,这样的病例是出自误诊(病人得的很可能不是癌症)或是病人对之前的常规治疗出现了延迟反应(很可能是前一年的化疗终于起了作用)。不过,对于这些无法解释的病情缓解情况,任何诚恳的人都不得不承认确实存在某种我们不太理解的机制反制了癌症的发展。最近 10 年间,实验室中已经揭示并研究了其中的一些机制。崔征教授的 6 号鼠第一次向我们展示了免疫系统被完全调动时所能发挥的力量。

一旦确信这只著名的老鼠——现在叫"大力鼠"(Mighty Mouse，借用动画角色名，见图 2)——确实能抵御癌症后，崔征便开始操心起一个新问题。大力鼠只有一只，而小鼠最多只能活两年。一旦大力鼠死了，我们该如何研究它那超常的抵抗力？要是它感染了病毒或是得了肺炎该怎么办？崔征考虑过保存大力鼠的 DNA（脱氧核糖核酸）甚至将其克隆——当时正好宣告了首例成功的小鼠克隆。这时他的一位同事建议："你考虑过繁育大力鼠吗？"

就这样，大力鼠不仅成家生子——与一只普通的、无抗癌

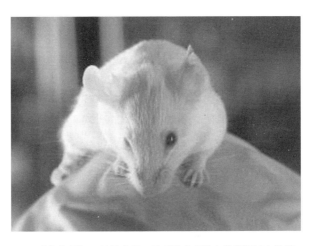

图 2 "大力鼠"，6 号抗癌鼠。承蒙维克森林大学崔征博士供图。

能力的雌鼠；但它的孙辈中有一半继承了它对 S180 细胞的抵抗力。*同它们的祖父一样，这些小鼠在接受 200 万的 S180 细胞注射后仍能完美抵御，这个剂量在实验室里已经变得相当普通。这些小鼠甚至能承受被注射 20 亿的 S180 细胞，重量为其体重的 10%。这相当于给人体注入一个 5.4—7.7 千克的超毒肿瘤。

神秘的机制

有一天，崔征需要离开实验室去休学术假。数月之后，当他回来继续开展抗癌鼠的实验工作时，等待他的却是令人极为失望的情景。在进行常规注射两周后，他观察到所有小鼠都产生了癌性腹水，无一例外。发生了什么？在他离开的这段时间，这些小鼠怎么就丧失了抵抗力？他整天都在思索抵抗力退化的原因，琢磨自己到底做错了什么。也许正如他的大部分同事预言的那样，是这个"发现"好得太过分了，反倒不够真实。他失望透顶，就再不去看这些小鼠：注射已经过了 4 周，它们可能都快死了。当他最终怀着沉痛的心情回到实验室，掀开鼠笼的盖子时，他呆住了：小鼠们个个生龙活虎，腹水也消失无踪。

经过数日狂热实验后，研究人员得出了解释。在小鼠 6 个月大，相当于人类 50 岁左右的年纪时，抗癌机制会有所削弱。

---

* 崔征没用这只小鼠的第二代做实验，因为他担心如果相关基因携带的抗癌力属于隐性性状，这些小鼠就会全部死掉。

起初，癌症会开始发展，这就是为什么小鼠的腹部会堆积腹水。但大约两周之后（对人类来说就是一到两年），稍稍露头的肿瘤最终会激活小鼠身体的抵抗力。肿瘤开始以分钟为单位逐渐消解，并在 24 小时之内彻底消失（相当于人类的一到两个月）。小鼠的活动，包括高度活跃的性生活又回复如常。这是科学第一次获得了一种可按需复制的癌症自发消退实验模型。[8] 然而，这种神秘的再吸收作用背后的机制仍有待进一步解释。崔征的同事、癌细胞扩散方面的专家马克·米勒（Mark S. Miller）博士，参透了其中的奥秘。

米勒博士从那些奇迹小鼠的腹内取出 S180 细胞的样本，放在显微镜下观察，发现了真正的战场。与圆形、多毛、极具侵袭性的普通癌细胞相反，这些癌细胞表面光滑，到处是凹痕和小洞。这些细胞被免疫系统的白细胞，包括著名的"自然杀伤"（NK）细胞围困在了战局之中。米勒博士甚至用视频显微镜拍下了白细胞攻击 S180 细胞的过程。他找到了谜底：抗癌鼠的免疫系统能产生强大的抵抗力，即便癌症已然扎根。[9]

对抗癌症的特别力量

自然杀伤细胞是免疫系统中非常特别的力量。像所有白细胞一样，NK 细胞也在机体内不断巡弋，搜寻细菌、病毒或新的癌细胞。不过免疫系统的其他细胞需要事先接触病原，才能识别病原并与之战斗，而 NK 细胞无须提前引入抗原即可活化。它们一旦发现敌人，会立即围住入侵者，并奋力将自己的细胞膜贴上癌细胞的细胞膜。一旦贴上，NK 细胞就会将其内部的武器装备瞄准目标，就像坦克的炮塔那样。这套武器装备中包含囊泡，泡内充满毒素。这些囊泡接触到癌细胞表面后，会释放 NK 细胞的化学武器——穿孔素和颗粒酶——穿透癌细胞的细胞膜。随后，呈微小环状的穿孔素分子会排成管状，形成一条可供颗粒酶穿过癌细胞细胞膜的通道。颗粒酶会在癌细胞的核内激活预先设定的自我摧毁机制。就好像颗粒酶给癌细胞下了一道命令，一道不容违抗、只能遵守的自杀命令。遵照指示，癌细胞的细胞核破碎，致使癌细胞裂解。萎陷的癌细胞残骸随后会被巨噬细胞吸收，后者就如同免疫系统的清洁工，总是紧随 NK 细胞之后现身。[10, 11]

　　和崔征的抗癌鼠体内的免疫细胞一样，人体的 NK 细胞也能杀死各种癌细胞，尤其是肉瘤细胞，以及乳腺癌、前列腺癌、肺癌和结肠癌细胞。[12]

　　一项为期 12 年、针对 77 名患乳腺癌妇女进行的调查研究表明了 NK 细胞对癌症康复有多么重要。首先，实验人员在每位妇女被诊断出癌症时取一份肿瘤样本，将此样本与她们各自的 NK 细胞一同培养。有些患者的 NK 细胞对此没有任何反应，好像它们的自然活力已经神秘地消失殆尽。相反，另一些患者的 NK 细胞则能大力执行清扫工作，表明它们出自活跃的免疫系统。12 年后研究结束时，在那些在实验室条件下 NK 细胞没有反应的患者中，有近一半（47%）去世了。另一方面，免疫系统在显微镜下表现活跃的患者中，有 95% 的人还活着。[13]

另一些研究也得到了类似的结论：在显微镜下，NK 细胞和其他白细胞越不活跃，癌症就进展得越快，也会越快地向全身转移，[14] 患者在 11 年后依然存活的可能性也越小。[15] 因此，活跃的免疫细胞对阻止肿瘤生长和癌症转移可说至关重要。[16, 17]

抑制癌症

一位名叫玛丽-安的苏格兰妇女以一种残酷的方式让人们明白了免疫系统对阻止肿瘤成形的重要性。玛丽-安起初并未患癌，而是得了肾衰竭，这是一种使肾脏无法过滤血液的严重疾病，会导致毒素在体内积聚。为免于每周去医院做好几次透析，玛丽-安接受了肾移植。移植后的一年里，她差不多都能正常生活。唯一的限制是她必须每天服用免疫抑制药物。该药的目的一如其名，是弱化人体的免疫系统，防止该系统排斥她赖以生存的移植器官。又过了 6 个月，玛丽-安感到移植肾的周围出现了咬啮般的疼痛，还在例行乳房 X 光检查中发现左乳有一个异常结节。活检显示，这是黑色素瘤（一种严重的皮肤癌）的双重转移。然而，她身上却并不存在可作为转移源头的原发性黑色素瘤。外科医生请来了皮肤科医生罗娜·麦基（Rona MacKie），她也没能对这个诡异的黑色素瘤病例给出更好的解释。医生尽了一切努力来挽救玛丽-安，停用免疫抑制剂，移除病变的肾脏，但一切都太迟了。6个月后，玛丽-安死于黑色素瘤的广泛侵袭，而黑色素瘤的原发位置一直没有找到。

　　此后不久，又有一位名叫乔治的病人在同一家医院做了肾移植手术，同样也长出了一处找不到原发位置的转移性黑色素瘤。这一次麦基医生不再认为这是简单的巧合，也不再将其归咎于医学那无法参透的神秘性。多亏有移植器官登记，她找到了这两颗肾的同一原始捐献者。捐献者的综合健康状态确实都达到了器官捐献的一般要求：无肝炎、无艾滋病毒，当然也没有癌症。但麦基医生没有放弃，终于，她在苏格兰黑色素瘤患者的数据库中发现了这位捐献者的名字。18年前，这位捐献者曾因一个只有0.26厘米大小的皮肤肿瘤动过手术。随后这名妇女在一家黑色素瘤诊所接受了长达15年的治疗。最终，她的癌症被认定为已经"彻底治愈"，一年后，她死于一次意外，与自己那已被消灭的癌症陈疾毫无关系。这位患者一心一意地想要"治愈"癌症，但她表面健康的器官里依然携带着微肿瘤，只是受到了免疫系统的抑制。这些微肿瘤随着移植进入了新的身体——乔治和玛丽-安的身体——这两人的免疫系统都被刻意弱化了，好防止身体排斥移植来的肾脏。没了免疫系统的正常运作，微肿瘤迅速回到了其混乱、富有侵袭性的生长轨道。

麦基医生基于自己的调查，说服了肾移植科的同事让第二位病人停止每天使用免疫抑制剂，反而让他使用强力的免疫刺激剂，以使其身体尽快对带有微黑色素瘤的移植肾产生排斥。几周后，他们成功移除了这颗肾脏。尽管乔治又得回去做透析，但两年后他还活着，而且也没有表现出任何黑色素瘤的迹象。免疫系统一旦恢复自然的力量，就会履行使命、驱除肿瘤。*

大自然没有读过我们的课本

利用崔征教授的抗癌鼠，有研究者向人们展示了这些小鼠的白细胞能够在数周之内消灭多达 20 亿的癌细胞。

仅仅在注射癌细胞 6 小时后，就有 1.6 亿白细胞涌入了这些特殊小鼠的腹腔。面对如此的猛攻，半天内就有 2000 万癌细胞被消灭得一干二净！在用大力鼠及其后代做实验前，没人敢想免疫系统能被调动到如此程度。免疫系统没有向高达体重 10%的肿瘤屈服，甚至没人想象过这种可能性，尤其是免疫学家。有关免疫系统极限的主流共识，可能使传统的免疫学家注意不到 6 号鼠异常的健康现象。纽约纪念斯隆-凯特琳癌症中心的医学博士劳埃德·欧尔德（Lloyd Old）教授就是这么想的。崔征

---

* *NEJM* 上有一篇文章介绍了玛丽-安和乔治（均为化名）的病史，本书中此故事的素材即来源于此文。[18]

在遇到 6 号鼠之前不懂任何免疫学知识，而欧尔德在写给崔教授的信中说："多亏你不是一个免疫学家，否则你肯定会毫不犹豫地扔掉这只老鼠。"崔教授则回信道："我们都应该感激于大自然从来不读我们的课本！"[19]

现代科学依然频频低估身体可用于应对疾病的资源和潜能。当然，在大力鼠的案例中，它超常的抗癌力和它的基因有关。那么天生没有这些特殊基因的人，比如你和我，又会如何呢？我们能在多大程度上依靠"普通"的免疫系统来完成这非同一般的任务？

2007 年《自然》杂志上发表了一项研究，该研究调查了一些小鼠的免疫潜能，这些小鼠普普通通，并没有大力鼠的非凡抵抗力。研究中，圣路易斯华盛顿大学的凯瑟琳·科贝尔（Catherine Koebel）及其团队给这些普通小鼠注射了焦油，这种焦油（准确名称是甲基胆蒽）比香烟中的焦油更具致癌性。和预期一样，一组小鼠很快便长出了致命的肿瘤。但奇怪的是，有一组小鼠没有产生任何肿瘤，存活了下来。研究人员发现这些活下来的健康小鼠其实也携带癌细胞，但这些癌细胞保持着"休眠"状态——受到了免疫系统的抑制。科贝尔博士的数据表明，当免疫系统受到削弱时，微肿瘤更有可能挣脱束缚，开始增殖。[20]我们先前聊过的玛丽-安和乔治的病例，都阐释了"休眠肿瘤"这一概念。

在实验室环境下，凯瑟琳·科贝尔的团队首次证明了肿瘤学领域的一个全新观念。他们的研究结果表明，这些休眠的癌细胞只有在适合其生长的"沃土体势"中才能发展成癌症。也就是说，癌细胞只有在免疫防御已被削弱的个体体内才能生生不息。也许，缺乏健康的防御力才是使本在休眠的癌细胞变为咄咄逼人的肿瘤的主要原因。

由这一观念开启了一系列崭新的治疗方式。这些新方法并无意以癌细胞本身为目标来根除肿瘤，而是要通过强化和调动人体的自然防御力使肿瘤长期保持"稳定"。

白细胞时刻做好战斗准备的重要性，怎么估计都不会过分，它们是人体能够抵抗并战胜癌症的关键因素。我们可以激发白细胞的活力，或者最起码不让它们的反应变得迟缓。超级鼠在这方面的成就无人可比，但是我们每个人都可以"鞭策"自己的白细胞，使其在面对癌细胞时不遗余力。多项研究表明，人体的免疫细胞也像士兵一样，在得到礼遇（营养充足、不受毒素骚扰），且"长官"能保持头脑冷静（人能调节情绪、行事稳重）的时候，会更努力地战斗。

我们将进一步看到，关于免疫细胞（包括以癌细胞为目标的 NK 细胞及其他白细胞）活性的研究表明，当我们保证饮食健康、体内环境"洁净"，并进行全身运动（不只是脑力和手部活动）时，免疫细胞会处于最佳状态。它们还对人的情绪十分敏感，会对以幸福感和融入感为特点的情绪状态产生积极反应。当免疫细胞为一个客观上有价值的生命服务时，它们好像会更活跃。在后文中，每次去深入了解那些应始终伴随一切癌症预防和治疗过程的自然方法，我们都会遇到这些忠诚的哨兵。*

表1　抑制和激活免疫细胞的因素

抑制因素	激活因素
传统西方饮食（促炎）	地中海饮食，印度及其他亚洲菜肴（抗炎）
长期的愤怒和绝望情绪	平静、快乐的情绪
社会孤立	有家人和朋友的支持
否认自己的真实身份（如同性恋）	接纳自我、自己的价值观及过去
久坐的生活习惯	经常进行体育锻炼

癌症：不愈之伤

炎症的两面性

　　一切生物在受伤后都能自然修复其组织。在动物和人类身

---

* 在人身上，免疫系统的活性与癌症进展之间的联系没有在小鼠身上那么明显。有些癌症（如肝癌或宫颈癌）和病毒的关系很明确，因此非常依赖于免疫系统的状态，但对于其他癌症，这种关联就不那么明显了。当免疫系统遭到削弱（如病人患艾滋病或使用大量免疫抑制剂）时，有些癌症就会发展（特别是淋巴瘤、白血病、黑色素瘤），但其他大部分癌症则不会。与此同时，仍有一系列研究表

上，这一修复过程的基本机制就是炎症。公元 1 世纪，一位名叫迪奥斯科里德（Dioscoride）的古希腊外科医生简单明了地描述了炎症现象，此描述至今仍在所有医学院校里传授：炎症造成红、肿、热、痛。而在这些简单的外显体征之下，存在着复杂激烈的活动。

一旦某处病变——可能由休克、切割伤、烧伤、中毒、感染等因素造成——影响到组织，血小板就会察觉，从而聚集到受损部位，释放一种名为"血小板衍生生长因子"（PDGF）的化学物质。PDGF 向免疫系统的白细胞发出警报，白细胞继而会产生一系列别的名称怪异、功用多样的介导物质，如细胞因子（包括趋化因子）、前列腺素、白三烯、血栓素等，这些物质会互相配合，修复受损部位。首先，它们会使受损部位周围的血管扩张，以应召前来增援的其他免疫细胞涌入。接着，它们会刺激血液在扎堆的血小板周围凝结，以此封住伤口。随后，它们会增加附近组织的通透性，让免疫细胞能够进入，在各种可能的地方追踪入侵者。最后，它们会激发受损组织细胞生长。这时，组织就能再生其受损部位，并在局部长出小血管，用以运送重建所需的氧气和养料。

这些机制绝对是保持身体完好的根本。身体不可避免地会

明，与免疫细胞不活跃的人不同，免疫系统对抗癌细胞活跃的人，似乎能抵抗多种癌症（如乳腺癌、卵巢癌、肺癌、结肠癌和胃癌）。而在这些人真的长出肿瘤时，其以转移的方式扩散的可能性也较小。[21-25]

受到损害和侵犯，要处理损伤，就无时无刻不在经历这样的复原过程。在得到良好管控、与细胞的其他功能相适应时，这些过程能自我约束，表现得非常和谐。这指的是一旦完成基本的组织更换，新组织的生长就会停止，被激活用来对付入侵者的免疫细胞也会回到警觉的待命状态。这是防止免疫细胞继续活动攻击健康组织的必要步骤。（图3）

近年来，我们了解到癌症能像特洛伊木马那样，利用上述修复过程侵犯进而毁坏身体。这就是炎症的两面性：它能为修复损伤而助力新组织生成，但也能转而促进癌的生长。

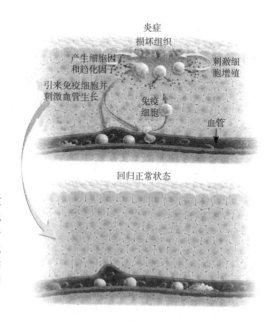

图3 正常的炎症过程。组织病变会引来免疫细胞，它们会追踪并杀死细菌，并刺激细胞和血管再生，以修复伤口。一旦修复完成，情况就会迅速恢复正常。

不愈之伤

伟大的德国医生鲁道夫·魏尔啸（Rudolf Virchow）博士是现代病理学的创始人，这门科学研究的是疾病和影响组织的各种疾病过程间的关系。1863 年，他观察到，数名病人似乎都是正好在身上受伤的部位或被鞋子、工具反复摩擦的部位发生了癌变。在显微镜下，他在长癌的部位发现了一些白细胞。于是他提出这样一个假设：癌症就是身体修复伤口的尝试出了错。这一描述似乎皆基于可靠性低的轶事证据，甚至太富有诗意，并没有受世人的重视。120 多年后，哈佛医学院的病理学教授哈罗德·德沃夏克（Harold Dvorak）博士又回到了这一假设。在《肿瘤：不愈之伤》一文中，[26] 他提出了强有力的论据来支持魏尔啸的原始理论。在文章中，德沃夏克证明自然发生的炎症机制与促进癌变的机制惊人地相似。

德沃夏克还注意到，超过 1/6 的癌症与慢性炎症状态有直接的关联（见表 2）。对宫颈癌而言，情况确实如此，这种癌症通常由乳头瘤病毒慢性感染引发。结肠癌的情况也是这样，它经常出现在慢性炎性肠病患者身上。胃癌与幽门螺杆菌感染相关，这种细菌也能导致胃溃疡。肝癌则与乙型或丙型肝炎感染有关，间皮瘤与石棉引起的炎症有关，肺癌则与香烟烟雾中众多的有毒添加物引发的支气管炎症有关。

德沃夏克的开拓性文章发表近 20 年后，美国国家癌症研

表 2　一些与炎症直接相关的癌症

癌症种类	炎症诱因
黏膜相关淋巴组织淋巴瘤	幽门螺杆菌
支气管类癌	二氧化硅、石棉、香烟烟雾
间皮瘤	石棉
食管癌	巴雷特食管化生（编按："化生"指一种已分化组织转变为另一种分化组织的过程）
肝癌（肝细胞癌）	乙型和丙型肝炎病毒
胃癌	幽门螺杆菌诱发的胃炎
卡波西肉瘤	人疱疹病毒 8 型
膀胱癌	血吸虫病
结肠癌、直肠癌	炎性肠病
卵巢癌	盆腔炎、滑石、组织重塑
宫颈癌	乳头瘤病毒

出自 Balkwill & Mantovani, *Lancet* 2001[27]

究所发表了一篇报告，着重强调了通常被肿瘤学家忽视的炎症研究。[28] 报告详细描述了癌细胞借助炎症将身体的疗愈机制引向歧途的过程。免疫细胞要借炎症来做好修复病变的准备，同样，癌细胞也需要制造炎症来维持自身生长。为此，癌细胞也会开始大量产生同样见于伤口自然修复过程的高炎性物质，如细胞因子、前列腺素、白三烯等，[*] 这些物质能充当促进细胞繁

---

[*]　这一过程是通过癌细胞自身在开始时制造环氧合酶-2 实现的。这种酶非常关键，

殖的化学养料，不过这里繁殖的是癌细胞。生长的肿瘤利用这些物质帮助自身发展，并增加其周围的屏障的通透性。就这样，原本能使免疫系统在身体的所有隐秘之处修复病变、追踪敌人的炎症过程，转而帮助了癌细胞。癌细胞利用它们自己制造的炎症进行扩散和繁殖，渗入附近组织，然后溜进血流，实现迁移，最后在遥远的地方建立殖民地，这种过程就叫"转移"。

癌症中心地带的恶性循环

在正常疗愈病变的情况下，一俟组织恢复，炎症物质的生产就会停止；而在癌变情况下，这些物质会持续不断地生产。附近组织中过剩的炎症物质进而又会阻碍细胞凋亡（细胞的自杀行为）的自然过程。凋亡是写入每个细胞基因的程序，为的是防止因过度制造组织而造成混乱。细胞一旦收到信号说用以形成健康组织的细胞已经制造够了，就会自然启动凋亡程序。由于细胞凋亡受阻，因此，癌细胞能在刺激自身生长的同时又免于死亡。正是这些因素联合起来导致了肿瘤的逐渐扩张。

肿瘤会给炎症火上浇油，这样它就能制造另一种破坏：解除附近免疫细胞的"武装"。简单地说，就是过度生产的炎症因子会使附近的白细胞陷入混乱，[29, 30] 让自然杀伤细胞和其他的白细胞失能。于是，免疫细胞甚至都不会尝试与肿瘤

是炎症过程的必需，也是数种现代抗炎药（即环氧合酶-2 抑制剂）的靶点。

对抗，而是任由肿瘤在眼前蓬勃兴旺地生长。[31]

在很大程度上，肿瘤生长的驱动力是能成功生成癌细胞的恶性循环。通过怂恿免疫细胞制造炎症，肿瘤能让身体为其提供生长和侵入周边组织所需的养料。肿瘤越大，它导致的炎症就越多，它就能越好地维系自身的生长。(图 4)

这一假设已经得到了新近研究的充分证实，相关综述可见于《科学》杂志。研究证明，癌症越能成功地引起局部炎症，肿瘤就会越具有侵袭性，也能扩散得更远，最终到达淋巴结，导致癌症转移。[32]

测量炎症

癌症引发的炎症过程极为重要，于是通过测量肿瘤生成的炎症物质的量，可以预测多种癌症如结肠癌、乳腺癌、前列腺癌、宫颈癌、胃癌及脑癌的患者存活时间。[33]

自 20 世纪 90 年代以来，苏格兰格拉斯哥医院的肿瘤学家就一直在测量各种癌症的患者血液中炎症标志物的水平。他们揭示了，炎症水平最低的癌症患者在未来数年内存活的可能性是其他癌症患者的两倍。这些炎症标志物很容易测量[*]，而且令

---

[*] 格拉斯哥的研究者由此提出了一个基于个人两次血检所表现的炎症水平评估其患癌风险的简单公式：C 反应蛋白（CRP）<10 毫克 / 升且白蛋白 >35 克 / 升为最低患癌风险，CRP>10 毫克 / 升或白蛋白 <35 克 / 升为中风险，CRP>10 毫克 / 升且白蛋白 <35 克 / 升为高风险。

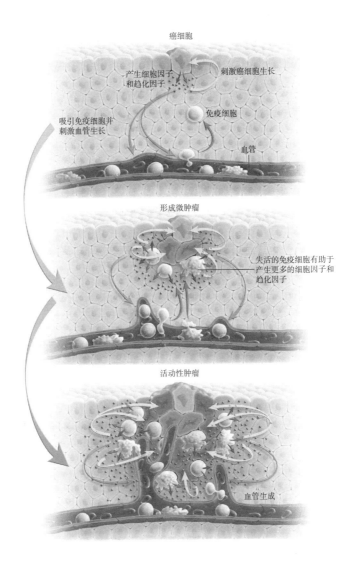

图 4 癌变的恶性循环。癌就像无法愈合的伤口：癌细胞产生炎症物质（细胞因子和趋化因子）。从而加速局部肿瘤的生长，并促进生成新的血管，还会引来"失活"的免疫细胞，这些免疫细胞又会生成更多的炎症物质。

肿瘤学家惊讶的是，在诊断初期，这些标志物能比患者的综合健康状况更好地指示患者的存活机会，[34-36] 好像体内潜在的慢性炎症状态才是健康的主要决定因素。甚至在炎症看起来并不严重，也未表现出关节痛、心血管疾病等可察觉的迹象时，情况也是如此。

多项研究表明，长期服用抗炎药（如各种品牌的布洛芬）的人相比之下较不易受癌症的攻击。[37-39] 不幸的是，这些药物有副作用：显著提升患胃溃疡和胃炎的风险。新型抗炎药，如伟克适（Vioxx®，通用名"罗非昔布"）和西乐葆（Celebrex®，通用名"塞来昔布"），刚问世时一度点燃了新的希望。这些药物是环氧合酶-2抑制剂，这种灾难性的酶正是肿瘤产生来加速自身扩张的。有一些研究项目检测了这些药物对癌症的防护效果，结果令人振奋。然而，2004年，这类药物被证明会增加患心血管疾病的风险，这大大浇灭了人们初时的热情，如今，这些药物已不再用于临床对抗癌症。

癌症的黑骑士

多亏研究者的不断努力，今天，我们已清楚地在小鼠身上发现了癌症促炎机制的致命弱点。而把癌症的这一"阿喀琉斯之踵"展现给世人的，是加州大学圣迭戈分校药理学教授迈克尔·卡林（Michael Karin）博士实验室的研究人员，他们的研究由大型的德国研究基金会（DFG）资助。癌细胞的生长和扩散很大程度上依赖于由肿瘤细胞分泌的某一种促炎因子，这种因子有点像肿瘤的黑骑士，没有它，肿瘤会变得脆弱许多。我们把这种因子叫"核因子-kB"（NF-kappa B），阻止这种因子的产生可以打破大多数癌细胞的"不死之身"，也能防止癌症转移。[40] 如今，核因子-kB 在癌症中所起的关键作用已经大白于天下，北卡罗来纳大学的教授阿尔伯特·鲍德温（Albert Baldwin）博士就在《科学》杂志上这样总结道："几乎所有防癌药物都是某种核因子-kB 抑制剂。"[41]

事实上，很多自然方法就能妨碍这种关键物质的炎症活动。还是在《科学》那篇文章里，鲍德温博士不无讥讽地写道，如今整个制药业都在四处寻找核因子-kB 抑制药物，而已知有此作用的分子其实比比皆是、随手可得。文章只提了其中两种被认为"技术含量不高"的分子：绿茶中所含的儿茶素，以及红酒中的白藜芦醇。[42] 实际上，食物中有许多此类分子，有一些甚至更为活跃。在后面讲抗癌食物的章节中，我们会详细浏览。

压力：火上浇油

讨论癌症时，有一个会导致炎症物质过度生产的原因很少被提及：持续不断的无助感，那是一种挥之不去的绝望。伴随这种情绪状态，皮质醇、去甲肾上腺素（俗称"或战或逃激素"）

等"压力（应激）激素"的分泌会发生改变。这些激素会让身体做好准备应对可能出现的伤口，这一定程度上是因为它们会刺激修复组织所必需的炎症因子的分泌。同时，这些激素也是潜在的或已经形成的癌性肿瘤的养料。[43, 44]

炎症对癌症的发展、扩散至关重要，这是最近才发现的。在主要的医学数据库，美国国家医学图书馆的 Medline（收录全球已发表的所有医学文章）里搜索有关炎症和癌症的英文文章，你会发现科学界对这个观点的兴趣才兴起不久（1990 年有 2 篇文章，2005 年有 37 篇）。这就是当我们接受癌症防治的建议时，少有人提及该采取什么措施来控制炎症的原因之一。而抗炎药物副作用又太多，不是有效的方案。然而，我们可以采取人人都能用的自然方法来减少炎症。我们只需要消除环境中有促炎性质的毒素，采用抗癌饮食方案，寻求情绪的平衡，并满足身体对体力消耗的需要，就这么简单。在后面的章节中我们还会谈到这些主题。

我们的医生不大可能建议使用这些方法。改变生活方式必然是不能申请专利的，因而也成不了药物，用不着处方，这意味着多数医生不会认为这属于自己的业务范围。因此，要利用这种方法，得靠我们自己。（参见表 3）

表3　影响炎症的主要因素

加重	减轻
传统西方饮食	地中海饮食、印度及其他亚洲菜肴
精制糖、白面粉	杂粮面粉
工业化饲养的牲畜出产的红肉	一周最多食用三次：用草或亚麻饲喂的禽畜出产的有机肉类
富含 ω-6 的油品（玉米油、葵花籽油、红花籽油、大豆油）	橄榄油、亚麻籽油、芥花油
	富含 ω-3 的多脂鱼类
工业化饲养的牲畜出产的乳制品（特别是全脂乳品）	用草或亚麻饲喂的牲畜出产的乳制品
用玉米、大豆等饲料进行工业化喂养的家禽所产的蛋	富含 ω-3 的蛋类，或天然环境下饲养的或用亚麻饲喂的禽类所产的蛋
持续的愤怒和绝望情绪	欢笑、轻松愉快、心绪宁静
每天身体锻炼时间少于 20 分钟	每周走路 3 次，每次 50 分钟（或每周 6 次，每次 30 分钟）
香烟烟雾、大气污染、生活污染物	清洁的环境

切断癌症的补给线

像朱可夫在斯大林格勒那样去获胜

人们经常用军事意象来比喻抗癌斗争。在我看来，这场"二战"中最大的欧洲战役就是再恰当不过的比喻。

1942 年 8 月，为进攻伏尔加河畔的斯大林格勒，希特勒集结了人类史上最大规模的军队，包括 100 多万训练有素、所向披靡的士兵，一个大型装甲师，1 万门大炮，以及 1200 架飞机。他们的对手是筋疲力尽、装备简陋的苏联军队，部分士兵还未成年，甚至还有从没用过枪炮的女学生，但这些人是在卫国保家。战斗的惨烈令人无法想象，苏联军队有国民做后盾，撑过了整个秋天。尽管苏军英勇无畏，但终究众寡悬殊，纳粹的胜利似乎只是时间问题。于是，格奥尔吉·朱可夫元帅彻底改换了战略。他停止了获胜无望的前线进攻，转而调动剩余部队穿过纳粹占领区，迂回到达德军防线后方，这里驻扎着德军的补给部队——这里的部队由罗马尼亚人或意大利人组成，他们军纪散漫，战力低下，抵挡不了多久的进攻。不出数日，朱可夫就改变了斯大林格勒战役看似不可避免的失利结局。一旦补给线被切断，保卢斯将军的第六集团军就无法继续战斗，最后只得投降。

1943 年 2 月，苏军一举击退了德军的侵犯。斯大林格勒战役是"二战"的一个重要转折点，它标志着"纳粹之癌"开始在欧洲全面撤退。[45]

士兵都知道前线补给部队的重要战略地位。但把这种认识与癌症治疗相联系，长期以来却被癌症研究者认为荒谬可笑。而这个想法首先萌发于一名军医的心头，或许并非纯属巧合。

一位海军军医的洞见

20 世纪 60 年代，美国海军的医务官犹大·福克曼（Judah Folkman）博士正在负责开发一种保存新鲜血液的方法，以满足美国第一艘核动力航母在海上数月的手术需求。为测试他的血液保存系统，福克曼设计了一个实验，想看看所存血液能否满足小型活体器官的需要。他摘除了一只兔子的甲状腺，将其放在一只玻璃罐里，用所存血液灌注这只离体的甲状腺，看这些血液能否让甲状腺继续存活，它活下来了。接下来的问题是：该系统保存的血液对正在迅速繁殖（如在愈合过程中的表现）的细胞也有用吗？为了找到答案，福克曼向摘除的兔甲状腺内注射了以繁殖周期快而闻名的癌细胞。一个惊喜在等着他。

注射进的癌细胞发展成了肿瘤，不过都只有大头针帽大小。起初，福克曼以为这些细胞已经死亡。但当他将这些癌细胞再注射进小鼠体内，它们便迅速长成了巨大的致命肿瘤。离体的兔甲状腺和活鼠间有什么不同呢？有一处不同对福克曼来说很是明显：在小鼠体内生长的肿瘤有血管深入其中，这是离体甲状腺里的肿瘤所没有的。这一认识可能得出这样的结论：如果癌性肿瘤不能成功地将血管转为己用，它干脆就不能生长。

将这个假说挂在心上的福克曼，在手术实践中找到了大量的正面证据。他准备切除的所有癌性肿瘤都表现出了上述特点：它们都大大受益于血管的灌溉。这些血管脆弱而扭曲，仿佛是生成得太快、太过仓促了。

　　没用多久，福克曼就想到，如果接触不到像人头发丝那么细的血管（即毛细血管），任何细胞都活不下去。毛细血管给细胞带来必需的氧气和养料，并带走细胞代谢产生的废物。癌细胞肯定也需要引入养分，运出废物。因此，肿瘤要存活，就必须让毛细血管深入其内部。但因为肿瘤以高速生长，新血管就也必须萌发得很快。福克曼将这种现象叫"血管生成"（angio-genesis），它由希腊语的"血管"（angio）和"诞生"（genesis）两个词组成。

　　血管一般而言是稳定的基础设施。血管壁细胞一般不会增殖，不会生成新的毛细血管，除非情况特殊，比如新血管会在有伤口要修复时或在月经之后生长。这种"正常"的血管生成机制能自我约束，也受到严格的控制。这种自然约束机制可以防止生成轻易就出血的脆弱血管。而癌细胞为了生长，会劫持身体新造血管的能力为己所用。福克曼由此推论出一种对抗癌细胞生长的方法，那就是阻止癌细胞劫持血管，这样肿瘤就永远超不过大头针帽的大小。通过向肿瘤中的血管而非癌细胞本身发动进攻，我们应该能使一个肿瘤枯死甚至消退。（图5）

穿越沙漠

　　在科学共同体中，没有人愿意涉足这个由外科医生提出的

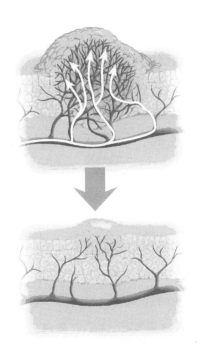

图 5　血管生成（或叫新生血管形成）过程，包括新血管的增殖过程，即将一群通常是无害的非正常小细胞（叫"原位肿瘤"）转变成能扩散到其他器官中的大块肿瘤的过程。

阻碍新血管的生成，从而破坏肿瘤的养料补给或其他供给，可以阻止肿瘤生长，使肿瘤维持休眠状态。某些情况下，甚至能使已经成型的肿瘤退化。[46, 47]

"水管工"式理论：他犹大·福克曼只不过是个常常处理"排水系统的体力劳动者"，大概不懂任何癌症生物学知识。不过，福克曼也是哈佛医学院的教授，以及声誉卓著的儿童医院的外科主管。因此，1971 年，*NEJM* 同意刊登他这一怪异的假说。[48]

后来，福克曼转述了一段谈话，发生在他和他医院实验室的隔壁同僚、诺贝尔医学奖得主约翰·恩德斯（John Enders）教授之间。他怀疑自己是不是在言谈和文章上透露了太多有关该理论的信息，令整个研究计划暴露无遗，有了被其他竞争实验室抄袭的可能。恩德斯抽了口烟斗，笑着答道："知识剽窃完全伤不了你，因为没人相信你！"

确实，福克曼的文章没有得到任何反响。更糟的是，同事们也不支持他的理论，他们在他的会议发言期间乱哄哄地起身离场，还私下传言说福克曼是篡改研究结果来支持自己的理论，甚至管他叫江湖骗子——最后这点对一名医生来说尤其糟糕。同事们说，福克曼以前是一名优秀的外科医生，现在却迷失了方向。而实验室工作所不可或缺的学生，也开始避开他。这些学生不想因为与这个怪人有关系而妨碍自己的前途。到了70年代末，他甚至丢掉了自己外科主管的职位。

面对这些冷遇，福克曼的决心从未动摇。20年后，他这样解释道："我知道一些别人不知道的东西，我在手术室干过。批评我的都不是外科医生，而是基础科学家，而我了解很多他们只在实验器皿中见过的癌。我知道他们没有像我一样的经历。我见过眼部、腹膜腔、甲状腺和许多其他位置的肿瘤，肿瘤向三维空间生长，需要血管支持，还有原位肿瘤、休眠肿瘤——所有这些我都见过。因此我总说：'我那些提法，我认为是对的，只是大家需要很长时间才能明白。'"[49]

经过一次又一次的实验，犹大·福克曼为他的癌症新论发展出了一套关键理念：

1. 没有血管网络提供养分，微肿瘤变不成危险的癌症。

2. 为建立这样一片血管网络，微肿瘤会产生一种名为"血管生成素"的化学物质，强迫血管靠近肿瘤，萌发新的分支。

3．扩散至身体其他部位（转移）的肿瘤细胞，只有在它们能进一步吸引新的血管时才是危险的。

4．大的原发肿瘤会发生转移。但是同所有的殖民帝国一样，原发肿瘤会产生另一种化学物质来阻碍新领地的血管生长，以防止遥远的殖民地喧宾夺主，这种物质就是"血管抑制素"。（这就解释了为什么有时在原发肿瘤被手术移除后，转移肿瘤会突然生长。）

这些观念都可以通过不断进行实验而积累得到，但是，对大多数科学家来说，它们还是太简单了，肯定是异端邪说。毕竟，正如科学共同体中常有的情况那样，只要肿瘤控制血管的机制还不明朗，这些观点就不会受到重视。需要证据来证明"血管生成素""血管抑制素"这样的东西确实存在。

大海捞针

犹大·福克曼从未被这些批评击倒，也一直相信科学界的同人在见到足够的证据后依然能够去承认它们。他可能想起了叔本华的格言：一切伟大的真理都要经历三个阶段——首先受到嘲笑，然后遭到猛烈抨击，最终被不言自明地接受。他一直在努力证明，那种能阻止新血管生长的物质是存在的。

但要怎么从癌细胞生长所产生的成千上万种蛋白质中找出这些物质呢？这无异于大海捞针。经过多年来的众多挫折后，福克曼几乎要放弃了，这时，运气最终眷顾了他。

　　年轻的外科医生兼科研人员迈克尔·奥赖利（Michael O'Reilly）加入了福克曼的实验室。他想到可以在能抵抗癌症转移的小鼠的尿液中试着寻找血管抑制素。奥赖利的毅力和他的领导一样坚韧不拔。他花了两年时间过滤了数百升的鼠尿（后来他表示这些尿液难闻极了），最终发现有一种蛋白质可以阻碍鸡胚胎中的血管生成（血管在鸡胚胎中通常生长很快）。真理降临的时刻终于来了，他们现在已经能在活体实验动物身上检测到这种或许就是血管抑制素的物质，并观察这种物质能否阻止活体内癌症的发展。

　　奥赖利挑了 20 只小鼠，在它们背部植入了一种烈性癌组织，其转移极具侵袭性，会在原位肿瘤被移除后在肺部迅速生长。在移除原位肿瘤后，奥赖利立即给其中一半的小鼠注射了血管抑制素，而对另一半小鼠的癌症放任自流。几天后，一部分小鼠出现了转移癌的病征，检验福克曼理论的时刻到了。

　　福克曼知道即使实验结果积极，也没人会相信他，因此他邀请同一楼层的所有研究人员到他的实验室一同观看结果。在众目睽睽之下，奥赖利剖开了第一只未经注射的小鼠的胸腔，它的肺已呈黑色，密密麻麻布满转移癌。然后，他又剖开了第一只注射了血管抑制素的小鼠的胸腔，这只小鼠的肺呈现非常健康的玫红色，没有任何癌变迹象，他不敢相信自己的眼睛。一只接一只，所有未经注射的小鼠都表现出了被癌症啃噬的情形，而所有经过注射的小鼠都被彻底治愈了。1994 年，在经受了 20 年的嘲笑后，福克曼在著名期刊《细胞》上发表了这一结果。[50] 一夜之间，血管生成变成了癌症研究的首要课题之一。

一个不同寻常的发现

后来，福克曼证明血管抑制素能够阻止数种癌症的生长，包括三种移植到小鼠身上的人类癌症。令科学界和医学界均感意外的是，阻止新血管生成甚至能引起现有癌症的退化。和补给线遭到朱可夫元帅攻击后的纳粹一样，肿瘤一旦被切断给养就会开始收缩，待到缩小成微肿瘤就完全无害了。另一个发现是，血管抑制素会攻击正在快速生长的血管，但丝毫不会影响现有的血管，也不会像化疗、放疗等传统癌症治疗手段那样攻击身体的健康细胞，用军事措辞来讲就是不会造成附带伤害。这是一种比化疗温和得多的疗法。正如《自然医学》上报告这些结果的那篇文章所总结的："这样不毒害身体就使原位肿瘤退化，是史无前例的。"[51] 措辞简单明了得不像一般科学用语，却激动地流露出见证了非凡发现时的兴奋之情。

凭借这两篇文章，福克曼和奥赖利证明了血管抑制素在癌症代谢中的作用。他们还彻底改变了我们的癌症治疗观念。如果能通过进攻敌人的补给线控制敌人，那么我们就能构想出一些破坏肿瘤制造新血管企图的长期疗法。和军事策略一样，这些疗法可以和化疗、放疗等更精确的打击方式联合起来。但要想取得持久的疗效，就需要一种"针对休眠肿瘤的疗法"，它要既能预防生成原位肿瘤，也能防止经过治疗后肿瘤复生，还能阻止术后可能骤然暴发的癌症转移。

阻碍血管生成的自然防御方式

今天，制药业不断开发出许多类似于血管抑制素的药物，如阿瓦斯汀（Avastin®，通用名"贝伐珠单抗"）。但在人身上单独使用这些药物，效果却令人失望。尽管这些药物能够成功地延缓某些癌细胞的生长，甚至使某些肿瘤大为退化，但效果总不如在老鼠身上看到的那么有一致性。此外，抗血管生成性药物虽然比通常的化疗有更好的耐受性，但其副作用还是比预计的严重。因此，这些药物可能不是什么人们盼望已久的灵丹妙药。但这也不太意外，癌症毕竟是多维度的疾病，单一类型的干预很难让它屈服。我们必须像艾滋病的三联疗法那样，将多种方法联合起来才能发挥效果。

但癌症治疗的中心问题，还是如何控制血管生成。除了坐等出现奇药，我们还能用自然方法来控制血管生成，效果显著、无副作用，且能与常规治疗手段完美结合：

1. 特定的饮食方案（近来已发现多种食物有抗血管生成功效，包括常见的食用菌类、某些绿茶、香料和香草）。[52-54]

2. 一切有助于减少炎症的事物或行为，毕竟炎症是新血管生长的直接原因（见第八章）。[55, 56]

癌症现象不合情理但又令人着迷。它借用我们生命机能的惊人才智大搞腐化，最终让这些机能自己对付自己。最近的研究已经揭露出这些腐化活动的运行方式。不论是产生炎症还是制造血管，癌症都在仿效人体最基本的再生天性，只是在追求相反的结果。它与健康背道而驰，是生机活力的反面。但这并不意味着癌症无懈可击；事实上，我们的免疫系统天然地就知道利用很多方法让癌症变得不堪一击。在我们防御系统的前哨，免疫细胞——其中就包括 NK 细胞——就是能将癌症不断扼杀在萌芽状态的无敌化学舰队。一切事实都支持着这个结论：任何能强化我们宝贵的免疫细胞的事物也都能阻碍癌症的生长。总而言之，我们可以通过刺激免疫细胞、对抗炎症（合理搭配营养、加强体育锻炼、调节情绪平衡）、阻止血管生成来削弱癌细胞的扩散。在严格进行常规医学治疗的同时，辅以这些方法，我们身体的抗癌资源会更加充实。"代价"则是过一种更清醒、更平衡、最终更美好的生活。

第五章

说出来

最难的事通常就是将患病的消息告诉我们所爱的人。在我陷入这个困境之前，多年来，我一直给我医院里的医生做一个名为"如何说出坏消息"的讲座。很快我便发现，轮到自己时，可难得多了。

与重病斗争是一趟可怕的孤独旅程。一群猴子在危险来临时会焦躁不安，本能地挤作一团，狂乱地互相理毛。这不能减少危险，但能舒缓猴子的孤独感。崇尚实效的西方价值观，可能会在面临危险或不确定性时遮蔽我们的眼睛，令我们看不到自己那深植于动物本性中的对陪伴的需要。温柔、持久、可靠地陪在身边，往往是至亲能给予我们的最为美好的礼物。但懂得这一点的人不多。

我在匹兹堡有一位很要好的朋友，他也是一位医生。我们俩喜欢就各种异想天开进行没完没了的争论。一天早上，我到他的办公室告诉他我得病的消息。我刚说明，他的脸就一下子没了血色。但他依然没有表露任何情绪。作为一名医生，他的本能告诉他应该给出一套行动方案建议，或是采取什么实在的方法帮我做决策。但我已经看过了肿瘤医生，他在这方面已没什么可做。他竭尽全力想帮上点忙，给了我好几个比较实用的建议。但他没表露任何自己的感受。

后来我们聊到这次谈话时，他略带尴尬地解释道："我不知道还能说什么。"也许，说什么并不重要。

有时，环境会迫使我们重新发现陪伴的力量。医学博士大卫·史皮格尔就讲过他一个病人的故事，这位病人是一家公司的首席执行官，她丈夫是另一家公司的头头。两人都是工作狂，都习惯于关注生活中最为毫末的细节。她患病后，两人仔细讨论了各种治疗选择，但几乎从没谈过各自内心的感受。有一天，她做完化疗后精疲力竭地回到家，一下瘫倒在客厅的地毯上，怎么也起不来。她第一次放声痛哭起来。她的丈夫回忆说："我说什么都只会让她更难过，我不知道该怎么办好，于是只好坐到地上陪她一起哭。我觉得自己是个彻底的失败者，因为我不能让她好过一点。但实际上，正是这样让她感觉好多了——当我不再尝试去解决问题的时候。"

在我们这个习惯控制和行动的文化中，单纯的陪伴已经丧失了大部分的价值。在面临危险和痛苦时，内心就会有一个声音鼓动我们："别干坐着。做点什么！"虽然有些时候，我们更愿意对所爱之人说："什么也别做了，快坐下来吧！"

有的人确实能说出直抵别人心扉的话语。我问一位饱受乳腺癌折磨的患者，在漫长、艰苦的治疗过程中，她最大的支撑力是什么。她想了好几天，给我发了一封电子邮件：

　　我丈夫在我生病后不久给了我一张卡片，我把这张卡片钉在了我工位的便签板上，时时浏览，卡片是这么写的。

封面写着："打开卡片，拿近些。现在，捏紧了。"里面这样写道：

"你是我的一切——是我晨间的快乐（即使是在我们没做爱的日子里！），是我上午性感、温暖的甜美白日梦，是我梦寐以求的午餐伴侣，是我下午逐渐强烈的兴奋感，是我回家后一看到你就油然而生的舒泰，是我锻炼后的减压放松环节，我的副主厨，我的玩伴，我的爱人，我的全部。"

后面继续写道："都会好起来的。"下一行是："我会永远陪在你身边。"落款是"爱你的PJ"。

他陪我走过了每一段路。这张卡片对我意义非凡，是我整个治疗过程的航标。

这就是我的答案。

米什

最难的事通常就是将患病的消息告诉我们所爱的人。在我陷入这个困境之前，多年来，我一直给我医院里的医生做一个名为"如何说出坏消息"的讲座。很快我便发现，轮到自己时，可难得多了。

事实上，我害怕极了，因此一直拖延着不说。我在匹兹堡，我的家人在巴黎。这是一个他们无法逃避、只能承受的打击。我先是一个个地告诉了我的三个兄弟。令我大感轻松的是，他们的反应都很简单直接，没有惊慌，没有用笼统的大套话来安慰我或自我宽慰。他们没有说"这没那么糟,你看,你会成功的"这类貌似鼓励实则会被任何担心自己生机几何的人害怕的陈词滥调。我的兄弟都恰当地表达了他们的悲痛之情,也都表示会坚定不移地爱我、支持我,这才是我真正需要的。

给父母打电话时,尽管已经与我的兄弟们"练习"过了,但我还是不知该怎么开口。我很害怕。面对逆境时,母亲总是坚强屹立,但父亲已经上了年纪,我觉得他会受不了这个打击。虽然我还没有小孩,但我明白,发现自己的孩子得了病要比得知自己得病痛苦得多。

父亲在大洋彼岸拿起了电话,我能听出来接到我的电话他很高兴。我心头一沉,好像自己将要向他胸口捅上一刀一般。我按照自己教给同事的方法一步步地来,首先是简短地陈述一下事实:"爸,我发现自己得了脑癌。所有的检查结果都一致。病情相当严重,但不是最糟糕的那一种。我很可能还会活上些年,也没有太痛苦。"第二,等待。不要用空洞的话填补沉默。父亲哽咽着说:"哦,大卫,这怎么可能……"我们一般不拿这种事开玩笑,我知道他已经明白了。我又等了一会儿,想象他此刻正在桌旁,那姿势我非常熟悉:坐得笔直,准备好处理手头的事,就像他一辈子都做的那样。即使是最困难的情况,他也会毫不犹豫地与之抗争。但这次不会有战斗,没有作战计划要订,也没有檄文要写。接着我做了第三步,讲具体方案:"我会找一个能尽快动手术的外科医生,根据手术发现的情况,我们决定是做化疗还是放疗。"父亲一直听着，已然接受事实。

此后不久，我发现疾病正在让我拥有一个新的身份。这种非常情况也有它的好处。我一直怕辜负父亲对我的殷切期望，长期被这种惧怕折磨着。我是家族中的长子长孙，知道父亲对我期待很高，就像家族当初对他的期待那样。即使他从没非常明确地说过，我也知道他对我"仅仅是一名医生"感到失望。他本希望我能像他那样去从政，继承他那未能完全实现的宏图大业。我30岁便身患重病，没有什么比这更令他失望、更令他深受打击的了。但突然之间，借着疾病，我重获了某种自由。从孩提时代就重压着我的责任现在一扫而光。我不用再力争出类拔萃或走在研究领域的前沿，也不再必须参加考察优劣、证明能力和智识价值的无止境竞赛。头一次，我感到自己能卸下武器，喘一口气。就在同一周，安娜为我演奏了一首灵歌，令我感动落泪，当歌声响起，我感觉自己仿佛已为此等待了一生：

> 我要卸下重担（I'm gonna lay down my heavy load）
>
> 卸在河畔……（Down by the riverside...）
>
> 再不研习征战。（Ain't gonna study war no more.）
>
> 我要解下盾和剑（I'm gonna lay down my sword and shield）
>
> 解在河畔……
>
> 再不研习征战。

第六章

抗癌环境

今天生物学界和医学界普遍认同，机体内第一批癌细胞的出现及随后更具侵袭性的肿瘤的形成，都受环境中很多有毒物质的影响，这个过程就叫"致癌作用"。美国国家癌症研究所的专家在最近的一份报告中强调：致癌作用不只会引发癌变，还会在癌变开始后继续保持影响。因此，我们无论是健康还是已经患癌，都必须对能促进肿瘤生长的有毒物质加强防御。

癌症流行

　　迈克尔·勒纳（Michael Lerner）博士曾是耶鲁大学的教师，20世纪70年代他带着一个看似古怪的念头搬到了加州：他想建立一个健康中心，用其中的生活方式从生理和情绪两方面促进对重症患者的疗愈。中心位于旧金山以北一个非常宁静的所在，西临太平洋，这里的人只吃有机食物，每天练两次瑜伽，彼此坦诚相待、无话不谈。偶尔会有些得了癌症的医生来这里寻找在医学院没学过的答案。

　　在过去的30年里，勒纳及其合伙人，医学博士蕾切尔·娜奥米·雷门（Rachel Naomi Remen）帮助了众多患者，其中很多成了他们的朋友。一些人离开时生龙活虎；其中有些人已然康复，另一些人则已离世。时光流转，中心的人发现去世的人中年轻人越来越多。癌症现在已经开始影响从不抽烟的人，还有生活看似相当"和谐平衡"的人。似乎有一个无形又费解的原因让女性在 30 岁上就遭遇乳腺癌转移，让年纪轻轻、外表健康的男性受到淋巴癌、结肠癌或前列腺癌扩散的折磨。病人为什么越来越年轻，这似乎没有任何合理的解释。

迈克尔和蕾切尔在中心里观察到的情况是一个在世界范围内都很普遍的现象，这已经得到了统计学家的确认。自 20 世纪 40 年代以来，所有工业化国家的癌症患者数量都在增加。这一趋势从 1975 年起开始加速，在年轻人中尤其如此。从 1975 年到 1994 年，美国 45 岁以下女性的患癌率每年提高 1.6%（参见图 6），男性甚至更高（1.8%）。[1] 在一些欧洲国家，如法国，患癌率在过去 20 年里提高了 60%。[2] 这让我们不禁怀疑，我们是不是正面临癌症的流行。

当我在 3 年前就此咨询一位杰出的肿瘤学教授时，他给出了一系列旨在安抚公众的答案："这种现象并不意外。与 20 世

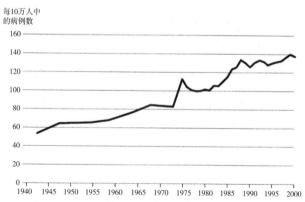

每10万人中
的病例数

图 6　1940—2000 年美国女性乳腺癌病例的增长（已考虑人口老龄化因素）[3, 4]

纪 40 年代相比，今天的人活得更久，患癌率更高也很正常。此外，女性大大推迟了生育时间，因此也更有可能患上乳腺癌。再考虑到早期筛查的进步，现在也会记录到更多的病例。"他的意思很简单：我们不该受危言耸听之人故弄玄虚的神秘言论所误导；相反，我们需要扎实地开展研究，改善治疗方法和早期检测技术，这才是现代肿瘤学的两大支柱。我的许多同事、病人，还有我，当时都倾向于相信他这个更宽慰人心的说法。

　　但在今天，即便是这位极度保守的肿瘤学家也已经改变了看法。情况的确很严重。哲学博士、医学博士安妮·萨斯科（Annie Sasco）6 年来一直管理着世界卫生组织研究癌症预防的流行病学小组，她指出的数字可能会让那些拒绝面对现实的人改变主意。患癌率上升显然不能单纯由人口老龄化来解释。2004 年，世卫组织在《柳叶刀》上发文，以引起世人对如下情况的关注：1970 年以来，儿童和青少年是患癌率增长最快的人群之一。[5]确实，30 岁之后首次生育的女性患乳腺癌的风险是会略有升高，但妇女的生育年龄只是导致患癌率升高的一个很小的因素，西方国家前列腺癌（这当然是男性才有的病）发病率的增速还要快于乳腺癌发病率的增速。[6]从 1978 年到 2000 年，数个欧洲国家的前列腺癌发病率增长了 200%，同一时期美国的这个数字更是增长了 258%。[7,8]最后，涉及早期筛查的论据也不足以解释如下情况：那些不做常规筛查的癌症，其患病率同样惊人，甚至更高。[9-11]

西方世界确实在流行癌症。[*]这场流行的开始时间甚至能精确地追溯到第二次世界大战。例如，《科学》杂志发表的一项大型研究显示，在携带乳腺癌高危基因（BRCA1 或 BRCA2）的女性中，出生于"二战"之后的女性在 50 岁前患乳腺癌的风险几乎比"二战"前出生的女性高 2 倍。[12,†]

老一辈的医生听我说了这些后都大吃一惊。在他们那个年代，年轻人极少患癌。有人至今还记得上医学院的时候有一位患乳腺癌的 35 岁女性，附近科室的医学生都受邀来检查这位病人——在 20 世纪 50 年代，她实在是个特例。四五十年后，我 31 岁就得了癌症，我的两个表亲——一个在欧洲，另一个在美国——也是 40 岁就得了癌症。40 岁还是一位我小时候的同班同学去世的年纪，她是第一个引起我注意其胸部的女同学，我们当时聚在校园里笑着讨论她刚开始发育的胸部，而她的死因正是乳腺癌。唉，流行病学家的数字还真不只是抽象的东西。

富人病

1964 年，戴高乐将军以令人钦佩的先见之明在里昂建立了

---

* 在学术上，"流行"一词用于某种疾病的病例数量迅速增加之时，并不适用于所有癌症。近 10 年，胃癌、耳癌、鼻癌和喉癌的数量在西方大大减少，但乳腺癌、肺癌、脑癌、皮肤癌（黑色素瘤）、淋巴瘤病例都显著增多，呈流行趋势。

† 欧洲还有一项研究表明，战后出生的人患恶性脑肿瘤的风险也增加了 3 倍。[13]

世卫组织第一个以"确定癌症病因"为目的的国际中心，名为"国际癌症研究机构"（IARC）。如今该中心已经成为世界上最大的致力于癌症流行病学研究的机构。流行病学研究是一项真正的侦破工作，它会通过信息关联、演绎推理来确认癌症及其进展的原因。流行病科学兴起于欧洲和美国城市霍乱肆虐的时代，那是 19 世纪中叶，人类还没有发现微生物，无法对霍乱做出解释，这使得霍乱更加可怕。

当流行病学家还没有确认某种疾病的原因时，卫生当局就可能虚构出一些安抚人心的论调，来鼓舞公众对现有的无论何种防疫措施都能抱持信心。1832 年，美国正面临一场新的霍乱流行，纽约市医学委员会对此束手无策。于是他们发布了一个公告，称霍乱患者"要么酗酒无度、行为鲁莽，要么易受不当药物的伤害"，为防染病，委员会建议人们别喝酒精饮料，避免吹穿堂风，别吃沙拉，并"保持有规律的生活习惯"。[14] 1883 年，罗伯特·科赫（Robert Koch）发现了霍乱菌（编按：Filippo Pacini 于 1854 年首度发现霍乱弧菌，但科赫的发现更有影响），证实了生沙拉确实有传播霍乱的作用，至于其他方法，其实都是无稽之谈。*

---

* 我要感谢桑德拉·斯坦格雷伯(Sandra Steingraber)博士,这一历史例证是她在《生活在下游》(*Living Downstream*) 一书中介绍的，关于环境污染与患癌人数增长的联系，这是本必读书。[15] 在另一本也以癌症和环境的关系为主题的好书中，德芙拉·李·戴维斯（Devra Lee Davis）博士则指出，19 世纪时，政府部门在尚无最终证据时即已开始改善城市卫生条件和清洁状况，这拯救了众多生命，且大大早于霍乱弧菌的最终发现。[16]

安妮·萨斯科还记得自己12岁时在日记上写到，希望有一天成为一名医生，为世卫组织工作。这可能部分是因为她想向身为警长及法国抵抗组织前成员的父亲表明，自己也能够为伟大的事业而努力奋斗。后来她从法国的医学院毕业，并在哈佛取得了流行病学博士学位，又为世卫组织的IARC工作了22年。为了搜集可靠的数据，她遍访中国、巴西、中美洲、非洲等地，绘制了一幅幅癌症地图，为人们了解癌症的迅速传播提供了最佳线索。她把地图放入电脑，通过显示器展现出各种癌症的发病情况，并比较了受癌症影响最大和最小的国家。第一张地图就异常清晰：在同一年龄段上，乳腺癌、前列腺癌和结肠癌是属于工业化国家，尤其是西方国家的疾病。在美国和北欧，此类癌症患者是中国、老挝或朝鲜等地的10倍，也是日本的5倍。

读过这些地图后，我们不禁要怀疑亚洲人的基因是不是有防癌的作用。但基因不是这个问题的答案。萨斯科在中国做调研时，问过一位中国同行该如何解释这里乳腺癌的低发病率。那位同行乐了，说道："这是一种富人病，你在香港会发现这种病，在这里不会。"事实上，在夏威夷和旧金山唐人街的华人（如图7）和日本人，其患癌率已经快赶上西方人了。[17,18]过去十年，中国内地大城市及香港特别行政区的患癌率都翻了3倍。[19]

世卫组织总干事在其为IARC报告撰写的导言中总结道："高达80%的癌症可能受了外部因素，如生活方式和环境因素的影

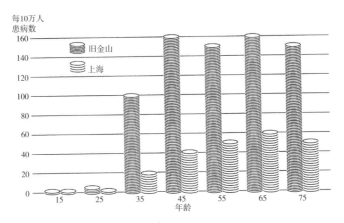

图 7　旧金山中国移民与中国本地妇女乳腺癌患病率（每 10 万人）比较。[20]

响。"的确，在抗癌战争中，西医取得的最大成就是让胃癌在工业化国家近乎消失了。在 20 世纪 60 年代，胃癌还是一种常见的重病，病例充斥内科病房，所有医学生都相当熟悉；而今，医学院已经很少讨论这种病了。胃癌经过这么 40 年就消失了，这要归功于更好的食品冷藏技术，以及储存食物时更少使用硝酸盐和食盐：这完全是"环境因素"对癌症的一场干预。[21]

今天生物学界和医学界普遍认同，机体内第一批癌细胞的出现及随后更具侵袭性的肿瘤的形成，都受环境中很多有毒物质的影响，这个过程就叫"致癌作用"。美国国家癌症研究所的专家在最近的一份报告中强调：致癌作用不只会引发癌变，还会在癌变开始后继续保持影响。[22] 因此，我们无论是健康还是已经患癌，都必须对能促进肿瘤生长的有毒物质加强防御。在最古老的医学传统中，从希波克拉底到阿育吠陀，"解毒"*都是一个基本概念，今天更是不可或缺。

和别人一样，刚一被诊断出癌症，我就想知道以前我本可以如何预防，以及现在必须怎么办才能防止复发。令我大为意外的是，所有的答案都模棱两可、含糊其词："我们并不很确定你患病的原因。我们能给你的建议只有，别抽烟。"确实，除了烟草或石棉与肺癌的关系之外，我们就很难肯定哪种食物、生活方式或职业会引起某种癌症了。但正如我们后面要看到的，已经有足够多的提示强烈表明我们应立即开始自我保护——更何况这也不需要花太大的力气。

20 世纪的一道分水岭

癌症如今在西方愈加流行，且罹患率从 1940 年起一直在增长，因此有必要考察我们这些国家"二战"以来发生了怎样的变化。最近 50 年里，出现了三个剧烈破坏我们身体环境的主要因素：

1. 我们的饮食中增加了大量高度精制的糖；

2. 种植和饲养方法的改变，改变了我们的食物；

3. 接触了大量 1940 年后才出现的化学产品。

这些都不是小变化。这三个现象对癌症的流行化起着重要

---

* 解毒概念通常包含两个方面：终止毒素累积，以及积极清除毒素。我在这里所指的主要是第一方面。

作用，这是毋庸置疑的。我们要保护自己，首先就必须尽力理解这三个现象。

重拾往日食物

我们的基因依然留有数十万年前正在演变时的印记，那时人类还是狩猎采集者。随着时间的推移，这些基因仍然与我们祖先的环境，尤其是食物来源相适应，至今没有大的改变。[23]今天，我们的身体依然期望吃狩猎采集时代的饮食，其中包含大量的蔬菜水果，偶尔有一些野生动物的蛋和肉。这些食物能保持人体必需脂肪酸（ω-6 和 ω-3）的平衡，糖分很少，也不含面粉。（我们祖先唯一的糖分来源是蜂蜜，他们不吃谷物。）

今天西方的营养调查显示，我们身体 56% 的热量来自以下三个方面，这三个来源在我们的基因正在演变时都还不存在：[24]

- 精制糖（蔗糖、甜菜糖、玉米糖浆等）
- 白面粉（白面包、白面条等）
- 植物油（大豆油、葵花籽油、玉米油、反式脂肪等）

这三种来源中，人体维持机能所需的蛋白质、维生素、矿物质或 ω-3 脂肪酸含量很低。另一方面，它们却会直接加剧癌症的生长。

糖是癌症的美餐

人类对精制糖的消费突飞猛进。然而我们的基因却是在一个每人每年最多食用 2 千克蜂蜜的环境下演变的。1830 年，每人每年最多消费 5 千克糖，到 20 世纪末，这个数字变成了惊人的 70 千克。（图 8）

德国生物学家奥托·海因里希·瓦尔堡（Otto Heinrich Warburg）因发现恶性肿瘤的新陈代谢主要依靠消耗葡萄糖，从而获得了诺贝尔医学奖（葡萄糖在人体中是一种可被直接吸收的糖分）。事实上，常用来检测癌症的 PET 扫描（正电子发射体层成像）测量的就是人体内哪里消耗葡萄糖最多，如果某个部位特别突出地消耗了过多的糖分，那很有可能就是癌症引起的。

当我们吃糖或白面粉等高 GI（血糖指数）食物时，血糖水

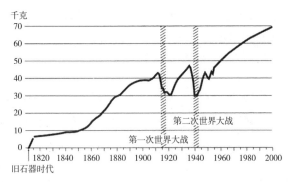

图 8　精制糖消费的变化：旧石器时代（我们的基因组成已经演变完成）每人每年消费 2 千克；1830 年这一数字是 5 千克，2000 年则是 70 千克。[25]

平就会迅速上升，身体会立即释放一定量的胰岛素以使葡萄糖进入细胞。随着胰岛素一同分泌出来的还有一种分子，叫"胰岛素样生长因子"（IGF），作用是刺激细胞生长。简言之，糖分为身体组织提供营养并使其更快地生长。此外，胰岛素和IGF还有一个共同的作用：促进炎症因子生成，而如第四章所述，炎症因子也会刺激细胞的生长和活动，进而成为肿瘤的养料。

今天，我们已经知道胰岛素高峰和IGF的分泌不仅会直接加速癌细胞的生长，[26] 也会提高癌细胞侵入临近组织的能力。[27] 此外，研究人员还在注射了乳腺癌细胞的小鼠体内发现，当这些小鼠的胰岛素系统受到糖分的刺激时，其体内的癌细胞就不易受化疗的影响。[28] 研究人员由此推断，现在对抗癌症需要一类新药，即能用来降低血液中胰岛素的峰值和IGF水平的药物。

用不着等到这类新药问世，我们每个人都可以从减少对精制糖和白面粉的饮食消耗开始，这个简单的举措对降低血液中胰岛素和IGF的水平能起到立竿见影的作用，同时还会产生一些附加效果，比如让皮肤更健康。

说血糖水平和炎症有关系，似乎有点牵强。一两颗糖果、咖啡里的一块方糖或是一片涂了果酱的白面包怎么会影响人的生理机能？不过在皮肤长粉刺时，这个联系就显而易见了。

洛伦·科登（Loren Cordain）博士是科罗拉多大学的一名营养学研究者，他在听说某些生活方式与我们非常不同的人群不会患痤疮（由表皮炎症等机制导致）后，想找出其中的原因。

这个说法有些不可思议，毕竟痤疮是 80% 到 95% 的西方青少年的成人礼。为调查这一现象，科登随一队皮肤科医生检查了一些人的皮肤，他们是 1200 名在新几内亚吉塔哇（Kitavan）岛过着与世隔绝生活的青少年，以及 130 名在巴拉圭离群索居的亚契（Aché）印第安人。在这两组人身上，他们没有发现任何痤疮的痕迹。这群研究者在《皮肤病学档案》杂志上发文，将这一惊人发现归因于那些青少年的营养。这些不受现代世界干扰的人群的饮食和我们的远祖类似：没有精制糖，也没有白面粉，因此不会出现胰岛素或 IGF 的高峰。[29]

在澳大利亚，有研究人员说服了一些西方青少年在饮食中限制糖和白面粉 3 个月。几周后，他们的胰岛素和 IGF 水平降低了，痤疮也有所消退。[30, 31]

20 世纪后半叶，一种新的原料开始在西方饮食中扎根并迅速蔓延：从谷物中提取的高果糖浆（一种果糖和葡萄糖的混合物）。我们的身体本已不堪忍受摄入过多的精制糖，现在终于被这种在加工食品中司空见惯的糖浆彻底压垮了。这种糖分从天然载体中抽离出来（所有的水果都含果糖）并与葡萄糖混合后，就不再能为人体制造的胰岛素应付，至少不能没有附带伤害地应付。这时，这些糖分变成了毒素。

我们有充分理由认为吃糖热潮助力了癌症的流行，因为这与人体内胰岛素和 IGF 的激增有关。研究人员用植入了乳腺癌细胞的小鼠做实验，比较了不同血糖指数的食物对肿瘤生长的影响。两个半月后，血糖经常处于高值的 24 只小鼠中有 2/3（16只）死亡；而在 20 只食用低 GI 食物的小鼠中，死亡的只有 1只。[32] 当然，在人身上不可能做这样的实验，但一项亚洲和西方人口的比较研究给了我们相同的启示：吃低糖亚洲饮食的人，患激素驱动型癌症的概率只有那些吃高糖、精制食物（多数工业化国家的典型饮食）的人的 1/5 到 1/10。[33]

另据悉，糖尿病（特点是高血糖）患者的患癌风险也高于平均水平。[34] 在一项由美国和加拿大联合进行的研究中，哈佛医学院的科学博士苏珊·汉金森（Susan Hankinson）检查了一组 50 岁以下的女性，发现其中 IGF 水平最高的女性患乳腺癌的概率比 IGF 水平最低的女性高 7 倍。[35] 还有一个由哈佛大学、加州大学旧金山分校和加拿大麦吉尔大学的研究人员组成的团队，证明了前列腺癌患者中也存在相同的现象：IGF 水平最高的男性，患前列腺癌的风险比最低的男性高 9 倍。[36,37] 此外，还有其他研究表明高血糖指数和胰腺癌、结肠癌、卵巢癌都有类似的关系。[38-41]

2009 年，在本书第一版面世两年后，全美女性健康倡议组织针对近 10 万名绝经后的美国妇女所做的大型研究也证实了，人体因饮食富含糖分、白面粉而出现胰岛素增加，确实与乳腺癌风险的升高有关。在这些女性中有人患病之前，研究人员已经在美国 40 所不同的学术中心对她们做了平均 6 年的观察。这些女性刚一参与研究，研究人员就抽取了她们的血液样本，以便对比各人此时胰岛素水平的高低和几年后患乳腺癌的风险之间的关系。该研究已发表于《美国国家癌症研究所期刊》，其结论是：乳腺癌的风险因素并非肥胖本身，而是通常与过高的体重相关的高胰岛素水平。胰岛素水平较高的女性（且没有糖尿病、未接受过激素替代治疗），在后续研究期间患乳腺癌的风险，比胰岛素水平最低的女性高出近1倍。[42]

　　所有的科学文献都指向同一个方向：若想防癌抗癌，就该真真正正地少吃加工糖类和漂白面粉。这表示你得习惯喝不放糖的咖啡（喝茶不放糖要容易些），也表示要勉强接受一周只吃两三次甜点（水果不受限制，只要不额外加糖或糖浆）。还有个选择是为糖找到不会令血糖或胰岛素骤升的天然替代物（见表4）。

　　吃杂粮面包（原料是小麦粉掺杂至少三种其他谷物，如燕麦、黑麦、亚麻籽等）对减缓人体从小麦粉中吸收糖分也很有用。你还可以选择吃用传统发酵方式（"老面"），而非现在更为常见的市售面包酵母（化工产品）制作的面包，后一种方式会提高面包的血糖指数。同样的理由，应该用糙米或印度香米代替常见的白米，后者也是血糖指数较高。而最重要的是吃蔬菜和豆类（如豌豆、菜豆、兵豆），这些食物要健康得多，我们在"抗癌食物"一章也会讨论；它们不仅血糖指数低，而且含有强有力的植化素，令癌症寸步难行。

表 4　根据血糖指数选择食物 [43]

高血糖指数（避免食用）	低血糖指数（自由食用）
食糖（白糖或红糖）、蜂蜜、糖浆（枫糖浆、果糖浆、葡萄糖浆）	天然甜味剂：龙舌兰花蜜、甜叶菊（一种太平洋植物）、木糖醇、黑巧克力（可可含量大于 70%）
[漂] 白面粉及其制品：白面包、煮得过久的意大利白面条、玛芬、贝果、羊角面包等；白米、膨化米饼	混合全谷物：杂粮面包（不只有小麦粉）、"老面"面包；意大利面（杂粮面为佳）及煮得较硬的面条；印度香米或泰国米；藜麦、燕麦、小米、荞麦
土豆，尤其是土豆泥（罕见的尼古拉土豆除外）	兵豆、豌豆、菜豆、番薯、山药
玉米片、脆米花，以及大多数漂白的或甜的早餐谷物	燕麦粥、什锦麦片、高纤麦麸、Special K 麦片
果酱和果冻、糖煮水果、糖水水果	未经加工的天然水果，尤其是蓝莓、樱桃、覆盆子等，这些水果有助于调节血糖水平（必要时可用龙舌兰花蜜调味）
甜味饮料，工业果汁、汽水	柠檬、百里香、鼠尾草口味的水
	绿茶（无糖或加龙舌兰花蜜），有直接的抗癌作用（见第八章）
酒（用餐时可喝少许）	一天可随餐饮一杯红酒
	大蒜、洋葱、火葱（与其他食物同食，有助于降低胰岛素峰值）

来源：McMillan et al. (2006)

龙舌兰花蜜、洋槐蜂蜜、椰糖及木糖醇

最近，首次引入"血糖指数"概念的悉尼大学为白糖指出了一种天然的低 GI 替代品：龙舌兰花蜜。这是一种仙人掌汁（用于酿造龙舌兰酒）提取物，味道很不错，可媲美浅色蜂蜜，比白糖甜 3 倍，GI 值却只有蜂蜜的 1/4 到 1/5。（GI 值低于 55 即可视为"低"；葡萄糖的 GI 值为 100，龙舌兰花蜜的 GI 值为 15—21，大多数蜂蜜的 GI 值则为 60—80。）可用龙舌兰花蜜代替食糖或普通糖浆来给茶、咖啡、水果、甜点等增加甜味。在各种蜂蜜之中，洋槐蜂蜜这种浅色蜜也有较低的 GI 值（30 左右）。

椰糖是另一种天然甜味剂，血糖指数约为 35。它还有一个优点，就是呈结晶状外观，与我们常用的食糖相似。

不过，我们需谨慎使用这三种天然糖类，不可滥用。尽管它们的血糖指数很低，但热量却不低。过度摄入这三种糖类会导致体重增加，也会提升血液中甘油三酯的水平。

木糖醇是桦树皮提取物，甜度很高，而所含热量只相当于其他糖类的 1/3。这种糖不会引起血糖或血胰岛素升高，也是唯一一种与降低蛀牙风险相关的糖。我们可在有机食品商店和专卖店买到木糖醇，但价格依然不算便宜。

别在三餐间隙吃糖果和点心也很重要。在三餐之间吃饼干

（或其他甜食），胰岛素会畅通无阻地升高，只有与其他食物——特别是蔬菜、水果纤维，或橄榄油、芥花油、有机黄油优质脂肪——一起食用时，才能延缓糖分的吸收并降低胰岛素峰值。同样，洋葱、大蒜、蓝莓、樱桃、覆盆子等食物或像肉桂这样的香料，也能降低血糖的升幅。[*]

陷入险境的食物链

每个人身边都会有一位体重超标的朋友，从孩提时代起就胖乎乎的。虽然试过各种饮食方式，也经常锻炼身体，但她的身形从没"正常"过。她为自己那就是瘦不下去的肥臀发愁，即使努力节食也减不掉多少体重，而且节食一停止，体重马上反弹。她还小心翼翼地不吃黄油（20 年来只吃人造黄油），甚至会使用营养学家经常推荐的"平衡"的"多元不饱和"的油品（通常以葵花籽油为底油）。

除了癌症，肥胖流行是现代流行病学的另一大谜团。肥胖是致癌风险最高的因素之一，其与癌症的联系正日趋明朗。眼下我们终于渐渐明白，两者有共同的源头：不仅是全美女性健康倡议组织的研究中揭示的胰岛素的分泌，还有我们摄入的脂肪性质的改变。让我们先看看肥胖这个难解之谜吧。

---

[*] 基于低 GI 食物的饮食不仅能降低癌症进展的可能性，巴黎主宫医院（Hôtel-Dieu）的一项研究还表明，这样的饮食还能减少脂肪组织，增加肌肉组织。[44]

　　从 1976 年到 2000 年，美国人大大减少了脂肪的摄入（减少 11%），甚至摄入的总热量也有所下降（4%），然而，肥胖者还是以令人咋舌的速度增加，在同一时期共增加了 31%。[45]哈佛大学有世界上最大的流行病与营养学系，系主任沃尔特·维列特（Walter Willett）博士发表了一篇名为《膳食脂肪对肥胖有重大影响？才怪》的文章，总结了上述现象，引起巨大反响。[46]这种脂肪摄入减少、肥胖问题却加剧的现象被称为"美国悖论"，但如今实际上已经波及了全欧洲、以色列甚至更多地方。[47]

　　首先解开美国悖论奥秘的是一支法国研究团队。热拉尔·阿约（Gérard Ailhaud）已经年逾 60，身体微微发福，眼睛闪烁着智慧和好奇的光芒。当所有人都将肥胖流行归咎于垃圾食品和缺乏锻炼时，他从简单的观察出发，揭开了这个观点的缺陷。从 1970 年到 1990 年，美国 1 岁以下婴儿的脂肪组织量翻了一倍，对此，阿约的朋友兼研究组成员，生物化学家兼农业工程师皮埃尔·威尔（Pierre Weill）写了一本妙趣横生的书来讲述他们的发现，在书中他回忆阿约对这一现象的评论："你在 6 到 11 个月大时，可责怪不了麦当劳、零食、电视和缺乏锻炼！"[48]

　　对，婴儿并没有吃太多。他们吃的奶还是那么多，无论是母乳还是婴幼儿配方奶粉。阿约和同事菲利普·盖内（Philippe Guesnet）证明了，婴幼儿肥胖的原因在于：1950 年以来牛奶的品质发生了改变。[49, 50]这种牛奶品质方面的不平衡会引发脂肪组织（肥肉）及癌细胞的生长。

奶牛和母鸡的垃圾食品

按照自然周期，奶牛会在水草最肥美的春天繁殖产奶，直到几个月后夏天过去。春草是 ω-3 脂肪酸极为丰富的来源，因此在草场上饲养的奶牛，其奶水及其衍生品如黄油、奶油、酸奶和奶酪等均富含 ω-3 脂肪酸。草饲肉牛出产的肉，以及自由放养、饲喂草料（而非谷物）的鸡下的蛋，同样含 ω-3 脂肪酸。

自 20 世纪 50 年代起，人类对奶制品和牛肉的需求大幅上升，农民因而只得寻找可以缩短产奶自然周期的捷径，并减少喂养一头重 750 千克的奶牛所需的放牧面积，于是，密集圈养取代了草场，玉米、大豆、小麦成了牛的主食，这些食物不含 ω-3 脂肪酸，反而富含 ω-6。ω-3 和 ω-6 被称为"必需"脂肪酸，是因为人体自身无法合成，所以，人体内的这两种脂肪酸都直接来自食物，而食物中两种脂肪酸的含量又取决于我们食用的牛和鸡所吃的东西。如果它们吃的是草，相应的肉蛋奶中 ω-3 和 ω-6 脂肪酸的含量就能完美平衡（接近 1∶1）；如果饲料是玉米和大豆，就会导致人体内两种脂肪酸失衡，比例可达 1∶15 甚至 1∶40。[51]

人体内的 ω-3 和 ω-6 脂肪酸始终在争夺对身体机能的控制权。ω-6 有助于储存脂肪，提高细胞硬度，还会促进身体在面对外界侵害时产生炎症及凝血。它们会从婴儿出生起就刺激脂肪细胞的生成。ω-3 则是神经系统发育的必需，令细胞膜更柔韧，还能减少炎症，并限制脂肪细胞的生成。[52, 53] 人体的生

理平衡大大取决于体内两种脂肪酸含量的平衡，亦即人的饮食
平衡。而过去 50 年里，改变最大的就是这种饮食平衡。(图 9)

　　牛不是这一变化影响到的唯一养殖动物。鸡的食谱也变化
巨大。鸡蛋这种"自然食物"的完美化身，所含的必需脂肪酸
也与 50 年前不同了。美国国家卫生研究院营养研究部门的主
管、杰出的美国营养学家、医学博士阿尔忒弥斯·锡莫普洛斯
(Artemis Simopoulos) 在 *NEJM* 上发表了一项不同寻常的研究，
表明用玉米饲喂(今天这是近乎无例外的做法)的鸡下的蛋，ω-6
的含量要比 ω-3 高 20 倍。而来自她从小长大的希腊农场的鸡
蛋，这个比例保持了近乎 1∶1 的平衡。[54]

图 9　人的饮食中
ω-3 和 ω-6 脂肪酸
含量的失衡，会促
进炎症和凝血，加
速脂肪细胞和癌细
胞生长。

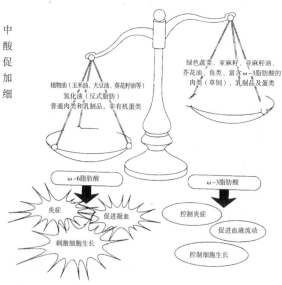

　　养殖动物不仅要吃已然面目全非的饲料，有时还被施用激素，如雌二醇、玉米赤霉醇，以便更快地增肥。*这些激素会堆积在脂肪组织中，并随乳汁排出体外。最近，养牛场又引入了一种新的激素来刺激产奶：重组牛生长激素（rBGH 或 rBST）。这种激素作用于牛的乳腺，能大大提升奶产量。它在美国已广泛使用，但仍为欧洲和加拿大禁止。但是，由于贸易协定，这种激素可能通过美国出口的乳制食品原料登上世界上任何一张餐桌。rBGH 对人的影响尚不清楚，但我们知道的是，它会促进奶牛生成 IGF（胰岛素样生长因子），于是挤出的奶中也含 IGF，且不会为巴氏杀菌法所破坏。如前所述，IGF 是刺激脂肪细胞生长并加速恶性肿瘤生长的一大因素。（图 10）

　　最后，把饲料从草换成玉米和大豆的组合，还有另一个麻烦的副作用。我们的食物中有一种含量稀少的动物源成分，这是一种脂肪酸，叫"共轭亚油酸"（CLA），可能有抗癌功效。[55]医学博士菲利普·布纽（Philippe Bougnoux）及其法国国家农业研究院（INRA，位于法国图尔市）的团队较早发现了 CLA 具有阻止癌细胞生长的作用。[56, 57] CLA 主要存在于乳酪中，但只限于源自草饲牲畜的乳酪。因此，破坏牛羊的饮食结构，也就消除了这些动物能为人类提供的或是唯一的抗癌功效。

---

* 欧盟已有法律禁止在境内使用这些激素，但该法条也可能被废止。

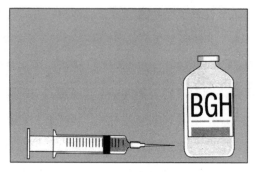

图 10　美国的奶牛会被注射 rBGH 这种激素，以刺激产奶。常规（非有机）牛奶中含有 rBGH。这种物质或能在人体中刺激 IGF 生成，加速癌细胞的生长。

人造黄油：比黄油危险得多

　　20 世纪 60 年代以来，人造黄油、"氢化"或"部分氢化"脂肪的日趋流行，是把我们的饮食变得更糟的最后一个因素。50 年代，动物脂肪和心血管病之间的联系日趋明显，众多营养学家以及食品工业都在努力说服消费者用工业"植物"黄油代替黄油。但他们忽略了这一事实：人造黄油的原料通常是葵花籽油（ω-6 脂肪酸的含量是 ω-3 的 7 倍）、大豆油（7 倍以上）和芥花油（失衡得最少，ω-6 仅为 ω-3 的 4 倍）。* 这一改变有助于降低胆固醇水平，但会促使炎症问题骤增，在有些国家甚至造成了心肌梗死病例的增加。例如，在以色列，教义严禁同一餐既吃肉制品

---

*　在一些新品牌的人造黄油中，ω-3 和 ω-6 脂肪酸的平衡性更好。

又吃乳制品，于是黄油基本被排除在外，烹调主要依靠植物黄油（含大量 ω-6 脂肪酸）和葵花籽油，后者比橄榄油便宜得多。结果就是"以色列悖论"的出现：与"美国悖论"不同，以色列是人口胆固醇水平最低，但心肌梗死率和肥胖率最高的西方国家之一。[58]

耶路撒冷哈达萨（Hadassah）大学的营养学教授、医学博士埃利奥特·贝里（Elliot Berry）发现了以色列人的心血管病、肥胖现象与高 ω-6 水平之间的联系。当皮埃尔·威尔拜访贝里，请教饮食和健康之间的联系时，这位虔诚的犹太教徒大笑着保证道："你知道，在上帝之外我不太信仰什么，但还信 ω-6 与 ω-3 的比率！"[59]

加工食品：反式脂肪的兴盛

征服了我们的不仅有人造黄油，很大程度上还有各种加工食品，如曲奇、脆饼、糕点、比萨、薯片等，它们都含有"氢化"或"部分氢化"植物油（反式脂肪）。此种油品转化自富含 ω-6 的植物油（特别是大豆油，有时还有棕榈油或芥花油），室温下呈固态。反式脂肪更难被人体消化，并比自然状态的 ω-6 脂肪酸促炎性更强。但是这种油也有一个实际的优点：不会变质。

这就是为什么氢化油几乎用于所有的加工食品，因为这些食品要在超市货架上待个几周甚至数月。因此，这种有害油品大行其道，完全是出于工业和商业动机。这类油品在"二战"

之前还不特别显眼，但其制造和消费自 20 世纪 40 年代起就呈现爆炸式增长。

　　荷兰卫生部在其 2004 年发表的一份报告中估计，摄入反式脂肪每年会导致超过 1000 例死亡。[60] 与之相比，2004 年，荷兰因车祸丧生的人数是 880 人，氢化油甚至比车祸更要命。[61] 正如荷兰公共卫生专家、医药化学家弗里茨·穆斯基特（Frits Muskiet）教授所言：“我们花费成百上千万来强制人们系安全带、遵守限速规定，好让他们安全开到餐厅去大吃特吃反式脂肪。”

　　研究表明，这些加工油品尤其与癌症有关。法国国家卫生与医学研究院开展了一项新研究，他们调查近 25000 名欧洲女性后证实：食物中反式脂肪含量偏高的女性，患乳腺癌的风险会提高近一倍，[62] 至少和女性绝经后激素替代治疗的患病风险一样高。

　　尽管反式脂肪的致病风险已被确认，但我们还是会从各种食品标签中发现这种脂肪无处不在。来个常见的一人份意大利辣香肠奶酪比萨怎么样？它重 192 克，热量为 490 千卡，超过人体每日所需热量的 1/4，脂肪量则相当于每人每日允许摄入量的 39%。这还只是一顿饭、一人份里的一道餐食。其中的脂肪来自奶酪和玉米饲料猪肉，富含 ω-6 脂肪酸而没有 ω-3，且 1/5（4.5 克）是反式脂肪。此外还有 48 克碳水化合物（每日推荐总摄入量的 1/8）。

　　这份比萨不只高热量，还含有比普通牛排多 3 倍的脂肪，这对我们的健康来说极为糟糕。出于对这一危险的认识，从 2007 年夏天起，纽约和费城已禁止餐厅使用反式脂肪；2010 年

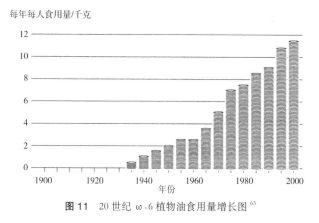

每年每人食用量/千克

图 11　20 世纪 ω-6 植物油食用量增长图 [63]

1 月，加州也将向餐厅颁布这一禁令。丹麦和瑞士还禁止全食品工业中使用反式脂肪。

　　我们对癌症和肥胖的同时流行终于有了一个解释，过去半个世纪的人类饮食变化指出了罪魁祸首：饮食中人体必需的脂肪酸比例失衡，致使我们摄入了极为超量的 ω-6 脂肪酸（见图 11）；还有就是现代西方饮食的血糖指数越来越高，导致胰岛素水平上升。正如布纽的法国研究团队所指出的，这种失衡正与某些癌症及其扩散（如转移）有关。[64, 65]

简单的餐食解决之道

　　我们吃的养殖动物是在对其自身健康及人体健康有害的条件下饲养的。正如迈克尔·波伦（Michael Pollan）在一份出色的美国养牛场调查报告中所指出的，那些牛一定比我们受了更多苦。[66-68]然而令人惊讶的是，热拉尔·阿约的研究团队成功地证明了我们可以改变体内 ω-6 和 ω-3 脂肪酸的水平：不是改变我们自己的饮食，而是对给我们提供食物的动物采用不同的饲养方法——它们就是也需要平衡的饮食而已！

亚麻是一种人类古时候就已开始耕种的植物，亚麻籽是古罗马人吃的"希腊面包"的原料之一。碰巧亚麻籽还是整个植物界中唯一一种 ω-3 脂肪酸含量大于 ω-6 的植物种子：前者比后者多 3 倍。动物吃了亚麻籽（经适当烹饪）后，即使亚麻籽只占饲料总量的 5%，肉、蛋、黄油、奶酪中的 ω-3 脂肪酸含量也会大大增加。[69]

在阐明"美国悖论"之后，阿约、威尔和盖内三人创建的团队开始扩充，引入了更多的医生、农学家、生物学家和统计学家。他们将一群饲养条件相同的动物分成物种组合相同的两组，给 A 组动物喂普通的"现代"饲料——玉米、大豆和小麦；B 组则用"老式"方法喂养——喂养方法同其他动物一样，不过在饲料中添加了 5% 熟制亚麻籽。接着，研究团队招募了两拨志愿者，每拨志愿者都要在家吃 3 个月研究人员给的食物。所有志愿者吃的东西都一样，量也差不多，只不过一拨人吃的食物来自 A 组动物，另一拨人吃的来自 B 组。3 个月后，所有参与者都接受了血检。吃 A 组标准食物的志愿者体内 ω-3 与 ω-6 脂肪酸的比率极不健康，为 1∶15，这一结果与其他所有西方饮食研究观察到的结果近似。相反，吃 B 组（动物饲料中含 5% 亚麻籽）食物的志愿者，这一比率则提高了 3 倍，为 1:5。这 3 个月里，B 组志愿者血液中脂肪酸的比率与克里特人相当，克里特人引以为豪的地中海饮食习惯是营养学研究中的健康范本。令美食爱好者欣慰的是，这个结果还是在未控制荤食量的情况下得到的。[70]

两年后，研究人员对体重明显超标的糖尿病人做了同样的实验，又迎来了一个惊喜。采用"老式"饮食的病人体重平均减少了 1.3 千克，尽管他们吃的荤食和另一组吃"标准"荤食的病人一样多。[71]

这些研究传达了一个简单的道理：对于为人类供应食材的禽畜，我们要尊重其饮食需求，并注意它们的身体，这样能令我们自身达到更好的平衡。更为震撼的是，我们的身体还有感知这种平衡的能力。研究人员委托一间独立实验室做了一次尝味盲测：50 名志愿者分别在单独的小隔间里品尝肉、奶酪和黄油，由于相应的动物饮食合理，这些食物中 ω-3 对 ω-6 的比率非常平衡；随后，志愿者要将所尝食物与超市里通常卖的标准食品做比较，当然，他们并不知道所吃食物的来源。结果，绝大多数志愿者都更喜欢饮食健康、平衡的动物出产的食品。[72]就好像我们的味蕾分辨得出哪些食物对人体细胞有益，并能通过对健康食品做出不同反应来表达这个信息。

解毒食物

安妮·萨斯科医生仍然对世卫组织绘制的世界癌症地图所蕴含的秘密感到困惑，她说："经过这么多年的研究，我们还不能十分肯定。但看看巴西的奇怪情况吧：这个国家的发展程度尚低，但是乳腺癌的患病率已和大多数西方工业化国家一样高。我们好几个人都怀疑这会不会是因为巴西人每天三顿都吃肉，而直到最近他们都还广泛使用各种激素来催长养殖动物。"

显然，每个国家人口的患癌率都与肉类、冷切熟食和乳制品的消费有直接联系。相反，一国的常规饮食中包含的蔬菜和豆类（豌豆、菜豆、兵豆）越丰富，国民患癌率就越低。

动物研究和针对人类的流行病学调查尽管还不能确证，但已经给出了很强的提示性佐证，表明现代人由于颠覆了饮食的平衡，已经在体内为癌症的发展建立了一个最优环境。如果我们承认环境中的毒素很大程度上会刺激癌细胞生长，那么要对抗癌症，我们就该开始给吃的东西"解毒"。

基于这么多压倒性的证据，我给出一些减缓癌症蔓延的简单建议：

1. 少吃糖和白面粉。用龙舌兰花蜜、洋槐蜂蜜或椰糖代替普通食糖，用杂粮面粉代替白面粉制作面条和面包（或用传统方式发酵老面制作面包）。

2. 少吃红肉，别吃加工猪肉制品。世界癌症研究基金会建议人每周红肉及猪肉制品的食用量不宜超过 500 克，换言之就是顶多四五块肉排。他们推荐的理想食用量是 300 克或更少。[73]

3. 别吃氢化植物脂肪，即"反式脂肪"，未采用黄油制作的羊角面包和各种糕点中就含有这种脂肪；还要少吃所有富含 ω-6 脂肪酸的动物脂肪。橄榄油和芥花油是很好的植物脂肪，不会促发炎症。ω-3 脂肪酸含量非常平衡的黄油（不能是人造黄油）和奶酪也不促炎。

由草饲动物或饲料中添加了亚麻籽的动物出产的有机食品里含有 ω-3 脂肪酸。我们应该系统地倾向于摄入这类脂质，以帮助身体对抗疾病，这样做也能帮助处于我们食物链中的禽畜恢复健康的饮食，附带好处还有有利于减少动物饲料如玉米、大豆的种植面积。种植玉米、大豆要比其他大多数农作物耗费更多的水、肥料以及会污染环境的除草剂。[74, 75, *]

最后，要完成解毒计划，我们还要保护自己免受西方国家癌症蔓延的第二大诱因之害：堆积在我们周围、触手可及的致癌化学物质。

警告："有机"肉、蛋含有很少或不含农药、激素和抗生素，但这些食物不一定有平衡的 ω-3 脂肪酸。如果禽畜只是吃

---

* 在今日全球农业出产的热量中，有 2/3 只来自 4 种作物，玉米．大豆是最主要的两种（另两种是小麦和大米）。

有机玉米和大豆，而并非草饲或自由放养，那么其肉蛋还是富含会促炎的 ω-6 脂肪酸，而缺少 ω-3。为保证你吃的东西和爷爷辈的质量一样，请寻找带有"草饲"或"富含 ω-3"标签的食品食用。（具有"动物适当营养"资质的生产商信息可在 www.eatwild.com、www.americangrassfed.com 等网站查询，也可从基于"TradiLin"品牌组织起来的欧洲行业团体获取——TradiLin 是"传统亚麻籽"traditional linseed 的缩写。）

地球患病，人怎会健康

北极熊的居住地离人类文明很远。这种动物的生存需要广袤的冰雪，这使它们同城市发展和工业格格不入。而在世界上所有动物中，北极熊却是受化学污染物毒害最严重的，已经到了免疫系统和繁殖能力受到威胁的地步。这种大型哺乳动物以海豹和大型鱼类为食，海豹和大鱼则以小鱼为食，小鱼又以更小的鱼、浮游生物和海藻为食。

我们倒进江河溪流的污染物最终会汇入大海，很多是"稳定持久"的，意思是这些污染物不会分解，也不会被陆地或海洋里的生物消化，成为"生物量"的一部分，而是会环游地球几年，然后沉积在海底。这些污染物还具有生物累积性，被动物吞噬后积累在其体内，尤其对脂肪情有独钟，这就是科学家所说的"脂溶性"，因此动物脂肪中会发现这些污染物。这些污染物会先进入小鱼的脂肪，再进入吃小鱼的大鱼的脂肪，然后进入吃大鱼的动物体内。动物在食物链上的层级越高，脂肪中含有的"持久性有机污染物"（POP）就越多。[76]北极熊处于一条从头到尾都受了污染的食物链的顶端，必然会受环境污染物浓度递增（生物放大作用）的最大影响。

还有一种哺乳动物盘踞在食物链的顶端，而这种动物的栖息地明显比北极熊更缺乏保护，这就是：人类。

丹尼尔·理查德（Daniel Richard）是全球最大的环境组织世界野生动物基金会（WWF）法国分部的主席。理查德对大自然满怀热爱，曾在卡玛格（Camargue）这片优秀自然保护区的边陲生活了12年。2004年，WWF欧洲分部开展了一项特殊运动，测量人体内携带的有毒化学物质的量，他志愿参加了，结果震惊地发现自己的身体携带有近一半的待检测毒素（109种中的42种），已很接近北极熊。为什么会这样？"因为我爱吃肉。"他答道。该研究还检测了39位欧洲议会议员和一些欧洲国家的14位环境部部长，他们都携带大量明确对人体有毒的污染物。在所有议员体内都能系统地检测到13种化学废物（邻苯二甲酸酯和全氟化合物）；至于环境部部长们，在其他污染物之外，检测发现他们都携带微量的如下25种化学物质：1种助燃剂、2种杀虫剂和22种多氯联苯（PCB）。[77]不只在职官员和欧洲人在遭受这种污染。美国疾控中心的研究人员已经在全年龄段美国人的血液和尿液中发现了 148 种有毒化学物质。[78]

　　同糖类消费陡增以及 ω-6 与 ω-3 脂肪酸的比率急剧恶化一样，我们的环境和身体中出现有毒物质也是一个崭新的现象，它也始于第二次世界大战。全球合成化学物的年产量，已从 1930 年的 100 万吨升至今天的 2 亿吨。[79]（参见图 12）

　　这些数据首次披露于 1979 年，来自哲学博士、公共卫生硕士德芙拉·戴维斯（Devra Davis），一位才华横溢、敢说敢做的年轻流行病学家。发表这些数据，让她有了"特立独行"的名声。她还勇敢地给这篇发表在《科学》杂志上的文章取名为《癌症和工业化学产品》。这是个无人问津的课题。这篇文章差点结束了戴维斯的职业生涯，但她没有放弃。在发表了更多文章、出版了两本广

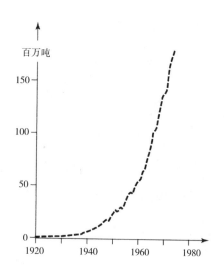

图 12　合成化学物（杀虫剂是其中之一）的产量变化是 20 世纪末一个醒目的新现象。[80]

有影响的书籍后，[81, 82] 2005 年，匹兹堡大学终于为她建立了世界上第一个环境肿瘤学研究中心，请她负责管理。今天，癌症和环境的联系已罕受质疑。

世卫组织国际癌症研究机构列有一份环境致癌物清单。过去 30 年，该组织检测了 900 种有嫌疑的物质。1940 年以来，工业以每年数百万吨的速度释放了 10 万余种化学物质，这只是其中很小的一部分。[83] 在这 900 种通常由政府组织、医疗团体或消费者协会提交给 IARC 的物质中，只有一种被认定无致癌性；有 95 种被确认为"已知致癌物"，意为该物质致癌的因果性已为足够多的流行病学研究和动物研究确证；有 307 种物质是"极有可能"或"有可能"致癌的物质，意为关于该物质致癌性的动物研究很有说服力，但人体研究尚且阙如或证明力不足；有 497 种物质依然"未分类"，这代表的不是这些物质是安全的，而仅是其作用尚未得到充分研究，通常是因为缺乏资金。

很多情况下，这些物质依然在被广泛使用。苯就是一例，这是一种已知致癌物，广泛存在于汽油、某些塑料、树脂、胶水、某些润滑剂、染料、清洁剂和杀虫剂中。[84] 工业人士为使用致癌物质的行为辩护说：消费者一般接触到的量只有动物中毒剂量的 1%。专长于环境问题的生物学家桑德拉·斯坦格雷伯（Sandra Steingraber）博士做了一道很小的算术题，就点明了这一论点不足为据：1995 年，美国国家毒理学计划（NTP）在动物身上试验了 400 种化学物质，以此作为当时市面上 7.5 万种化学物质的

"代表性样本"。研究人员的结论是：5%—10% 的受检物质应视为对人体有致癌作用。而总数的 5%—10% 则意味着我们一般会接触到 3750—7500 种致癌物。因此你听说每一种的接触量只有中毒剂量的 1% 时，也并不太能放心。[85] 乘一下就知道，我们接触的总量是所谓动物中毒剂量的 37—75 倍。大批医生、研究者和环保组织也得出了相同的结论，他们在联合国教科文组织总部齐聚一堂，共同签署了由乔治·蓬皮杜欧洲医院肿瘤学教授、医学博士多米尼克·贝尔波姆（Dominique Belpomme）起草的《巴黎倡议》，文件呼吁在把一种可能有毒性的新化学物质释放入环境之前，应施行预防原则。该倡议强调，应制定化学物质的相关政策；和生活中许多事情一样，防患于未然总比亡羊补牢要好很多。在日常生活中，大部分人都会自发地把这个道理用在自己和孩子身上，却没人要求化学工业也这么做。[86, 87]

2008 年，欧洲议会收到了一份措辞严厉的批评报告，作者是伦敦大学毒理学中心主管安德列斯·科腾坎普（Andreas Kortenkamp）教授，报告引起了人们对环境中日渐增多的合成产品的注意，这些物质对乳腺癌的迅速流行起着难以估量的作用。报告指出，环境因素对乳腺癌的因果性影响比遗传倾向更甚，并详述了存在于食物中的杀虫剂和除草剂，以及某些美容产品的伪雌激素效应（后文还会论及）。报告还着重说明了所谓的"鸡尾酒效应"：有些在实验室条件下单独研究时似乎无害的低剂量化学物质，调和在一起、经过相互作用后会具有很强的毒性。[88]

和贝尔波姆教授一样，科腾坎普教授也希望政府有关部门能够
改进其对合成产品毒性的评估。

里克·雷利埃（Rick Relyea）是匹兹堡大学的生物学家，他
最近证实了上述鸡尾酒效应的危害。[89] 令雷利埃颇感惊讶的是，
研究者们以分析释入环境的成千上万种化学物质的毒性为己任，
但几乎总是单独研究某一种物质。雷利埃设计了一套模拟现实
条件的实验方案：让数种浮游生物、蝌蚪在水生环境下暴露在
各种杀虫剂的混合液中，结果是毁灭性的。雷利埃向我们证明，
混合液的组合效应使得其毒性比接触单一种物质时大得多。单
独接触一种杀虫剂，哪怕是在最大允许剂量下，每种杀虫剂都
不造成任何影响；但将 10 种杀虫剂组合起来，即使都在"可接
受"剂量范围，也会导致 99% 的蝌蚪死亡。

食物中的化学物质

很多致癌物会积聚在脂肪中，包括烟草烟雾中的那些，比
如高毒性的苯并芘添加剂，就是已知致癌物中最具侵袭性的一
种。[90] 西方世界过去 50 年间增长最快的癌症都发生在人体含有
脂肪或被脂肪包围的组织部位：乳房、卵巢、前列腺、结肠和
淋巴系统。

一些癌症对人体内的激素循环十分敏感，被称为"激素依
赖性癌症"，因而要用激素拮抗剂来治疗，比如用他莫昔芬治疗

乳腺癌，用抗雄激素类药治疗前列腺癌。激素对癌细胞的生长起怎样的作用？激素会与细胞表面的某些受体结合，起一种解锁作用，若所涉细胞是癌变细胞，激素就会引发连锁反应，激发癌细胞毁灭性地生长。

环境中的污染物很多都是"激素干扰物"，意思是这些污染物有着与某种人体激素相仿的结构，因此能插入细胞锁，将其异常开启。有几种污染物，结构类似于雌激素，德芙拉·戴维斯称之为"异雌激素"（xenoestrogens，xeno- 来自古希腊语中的 xenos "异邦人"）。[91]某些除草剂和杀虫剂中含有这类物质，它们被养殖动物摄入后会趋向于堆积在脂肪中。但有些异雌激素在某些塑料和工业废物处理的副产品中就有，这些东西我们经常接触。连美容产品和家庭用品中也广泛含有异雌激素。[92]（见本章末表 7）

2008 年，辛辛那提大学的研究人员发表了一项研究，研究的重点是异雌激素双酚 A，该研究证实了这种化学物质有强烈的毒性。双酚 A 是 PVC（聚氯乙烯）或说硬型塑料的成分之一，而 PVC 无处不在：汽水罐内层、塑料餐盒、电水壶、婴儿奶瓶、杯子、微波炉碗，以及大量涌入厨房和食堂的其他塑料容器。很多食品罐头的内层也含 PVC，尤其是意大利小饺罐头、金枪鱼罐头、菜豆角罐头、糖水水果罐头、汤罐头和婴儿食品罐头。加热、与较热的液体或食物相接触，都会使 PVC 塑料释放出双酚 A。[93]多年来人们一直怀疑双酚 A 会促进某些癌症的发展，现在已有确凿的证据表明双酚 A 有害。辛辛那提大学的研究者还发现，即使在极低的浓度下——相当于日常喝塑料杯装热饮时的摄入量——双酚 A 也会妨碍数种乳腺癌化疗药剂的效果。应该说，双酚 A 是肿瘤的重要盟友，可以令肿瘤抵挡住至少一部分人类的抗癌火力。[94]

自这些研究发表之后，加拿大卫生部就决定禁用含双酚 A 的婴儿奶瓶，并限制双酚 A 排入环境的量。在美国国家毒理学计划于 2008 年发表了一篇报告后，美国也推荐了同加拿大类似的措施。然而在我看来，关键在于癌症患者不应坐等政府部门就此做出什么决策，而应努力避免食用在塑料容器中加热过的热食、热饮，还应尽可能避免食用一切含双酚 A 的罐头食品。罐头食品在消毒过程中通常要加热至 110℃，这会使双酚 A 释入食物。我自己在厨房已不再用塑料容器盛热食，而是用玻璃容器和瓷碗。注意，同等程度的问题不会出现在未经加热的塑料上，如冰箱、冷柜中的塑料容器或塑料袋。不过，避免饮用与硬化聚碳酸酯（PC）塑料长期接触的液体会更安全，因为这种物质会逐渐渗出双酚 A，不幸的是，大多数办公室配置的饮用水桶以及可重复使用的运动饮料瓶都是 PC 塑料。[95] 多数矿泉水品牌使用的软塑料瓶则一般由可回收的 PET（聚对苯二甲酸乙二醇酯）制成，这种物质不含双酚 A（瓶底若有数字"1"，则表明该瓶由 PET 制成）。

化学物质不仅经由杀虫剂和容器进入我们的饮食，还会经一些工业食品直接进入人体。2008年，研究人员证明，在现代人饮食中常见的某些食品添加剂在小鼠身上有促生肺癌的效果。韩国首尔国立大学的一支研究团队重点研究的是无机磷酸盐化合物，此类化合物在食品工业中应用广泛，因其能使食物保持水分、提升口感。[96] 研究人员通过基因选择培育了一批患肺癌的小鼠，将其分成两组，一组喂以普通饮食，另一组则喂以富含磷酸盐添加剂的饮食。4周后，这支由楚明行（Myung-Haing Cho，音）教授领导的团队发现，用富含无机磷酸盐添加剂的饮食饲喂的小鼠，其肿瘤生长要快得多，而这些小鼠的磷酸盐摄入量就相当于人吃一顿以工业食品和汽水为主的西餐时通常接触的量。

该研究的作者假设，是这些过量的磷酸盐添加剂在小鼠体内激活了能刺激肺癌发展的基因通道。这种异常的基因信号确实和一类常见的肺癌有关，那就是"非小细胞癌"。

磷酸盐添加剂在食品工业中的用量已呈指数级增长。目前我们每个人每天平均摄入1000毫克磷酸盐，20世纪90年代是470毫克。今天，磷酸盐可见于各种加工食品中，如含防腐剂的肉类和加工猪肉食品、某些加工奶酪（特别是奶酪酱）、加工糕点（超市卖的而不是社区烘焙房的）、几乎所有汽水（如可乐等起泡甜饮料）、果浆、用淡奶制作的食品（包括加工冰激凌）及预制加工食品（特别是冷冻比萨和冻鱼柳）等。

在缺乏更详细研究的情况下，我认为正在接受非小细胞肺癌治疗的患者应避免食用加工肉类，以及所有在成分表中列有磷盐防腐剂的食品，此类防腐剂有磷酸钙、磷酸二钠、磷酸、三聚磷酸钠、磷酸三钙等。

哈佛大学流行病学系对 91000 名护士进行了一项长达 12 年的研究，发现在绝经前期的女性中，一天吃不止 1 顿红肉的女性患乳腺癌的风险比一周吃红肉不到 3 顿的女性高 1 倍。[97] 因此只要减少红肉的食用，就可将患乳腺癌的风险降低一半。大型研究"欧洲癌症与营养前瞻性调查"（EPIC）监测了来自 10 个不同国家 47 万余人的情况，就结肠癌得出了与上述相同的结论：食肉量大的人患结肠癌的风险比每天食肉量少于 20 克的人高 1 倍（若长期吃鱼——富含 ω-3 脂肪酸——患结肠癌的风险可下降 50%）。[98]

鉴于在冷切肉类中用作防腐剂的化合物也是致癌物，那我们就不太清楚吃肉的危险是否来自肉类脂肪里储存的有机氯污染物。这些肉类还使用含异雌激素的塑料存储和包装，这就令情况更为复杂。另外，肉的烹饪方式可能也有影响，例如，烧烤时烤焦的肉会生成一类名为杂环胺的分子。超爱吃肉的人患癌风险较大，还可能部分因为有抗癌效果的食物他们吃得太少，这类食物几乎都是蔬菜。

已经确定的是，人类接触的已知污染物中，有 90% 来自肉类和乳制品（以及处于食物链顶端的大型鱼类），这些污染物包括二噁英、多氯联苯和某些持久残留在环境中的杀虫剂（即使它们已被禁数年）。*此外我们也清楚，一般蔬菜中所含污染物只相当于肉类的 1%，有机牛奶受的污染也比普通牛奶少。[102, 103]

杀虫剂是环境毒素的主要来源。美国是世界上最大的杀虫剂消费国，第二是日本，巴西第三，法国第四。[104] 杀虫剂又是一种在 20 世纪 30 年代以前几乎不存在的产品。

欧盟是杀虫剂的最主要生产者，世界上 72% 的杀虫剂销往欧盟国家供使用。这种产品在工农业领域不受限制。据估计，八九成的欧洲人都接触过家用杀虫剂，平均来自三四种不同的产品。[105] 阿特拉津（atrazine）是一种经济效益巨大的杀虫剂，一如 40 年前的滴滴涕（DDT），因此长期以来，人们认为使用它对环境和人类造成的风险是"可接受的"。但阿特拉津也是一种强效的异雌激素，若河流最终受其污染，这种物质甚至能让河里的青蛙变性。[106, 107] 直到 2003 年，在经过科学家和工业人士的一系列论战之后，法国才最终禁用了阿特拉津，随后在 2006年，该禁令扩展至全欧盟。自 1962 年起，欧洲国家和美国已经大量使用这种杀虫剂 40 多年。

不少脑肿瘤，比如我的肿瘤，都对异雌激素很敏感。[108] 最近一项研究发现，经常接触杀虫剂和杀真菌剂的葡萄酒产区工人，患脑瘤的风险较高。[109] 1963—1970 年，也就是我 2 岁到 9

---

* 例如，法国食品安全局的专家指出，我们现在贩售的牛奶中就含有二噁英、多氯联苯。一些欧洲研究还表明，这些牛奶中可能还含有诸如滴滴涕和六氯化苯这样的杀虫剂，尽管多年前这些杀虫剂就被禁用了，但仍留存在环境中。[99-101]

岁那段时间，我就在诺曼底的乡村房舍周围的玉米田里玩耍，这些玉米田都喷过阿特拉津杀虫剂。直到查出癌症的那一天，我前半生喝的牛奶、酸奶，吃的肉和蛋，都来自谷饲禽畜，而用作饲料的玉米也都喷过杀虫剂。我不削皮就吃的苹果在摆上食杂店货架之前，已经喷过 15 遍杀虫剂。我喝的自来水来自被污染的溪流和地下水（大多数净水系统都无法清除阿特拉津）。我的两位表姐妹患有乳腺癌，她们和我在诺曼底的同一块玉米田里玩耍，喝同样的水，吃同样的食物。我们永远不会知道阿特拉津或其他农业化学物在我们各自的癌症中扮演的角色。确实，从那个地方出来的很多其他孩子没有患病，但这种风险是怎么就被定为"可接受"的呢？

有机食物又如何？

华盛顿州位于美国西北部，夹在太平洋海岸和落基山脉之间，是美国大西部非常美丽的一个州。所谓人杰地灵，壮丽的自然美景赋予了华盛顿州居民最为开放进步的思想。在西雅图一带，有机合作商店和有机超市随处可见。当地的许多居民都会选用有机食品。和欧洲一样，这些食品也贴着"有机"标签，施用天然肥料，不使用化学杀虫剂。然而，有机食品经常受到批评，因为它们价格昂贵，且有时依然会受附近田块杀虫剂的污染。有机食品真能减少我们对污染物的摄入吗？

华盛顿大学的年轻研究人员辛西娅·科尔（Cynthia Curl）博士不禁发问：她的朋友们给自己的孩子吃有机食品，真的能让孩子们更健康吗？科尔在普通超市或有机食品合作商店门口各找了些刚从里面出来的人，进而成功地组织了一项研究，研究对象就是这些人家的孩子，共 42 名，年龄在 2—5 岁之间。研究要求这些孩子的父母必须精准记下 3 天内他们给孩子吃了什么、喝了什么。如果超过 75% 的食品带有有机标签，那么孩子的饮食就被认定为"有机"饮食；如果 75% 以上的食品不是有机食品，则他们的饮食就是"常规"饮食。科尔随后检测了这些儿童尿液中含有的微量有机氯杀虫剂（最常见的杀虫剂类型），发现采用"有机"饮食的儿童，其尿液的杀虫剂水平明显低于环境保护局设定的最大值，且只有"常规"饮食儿童尿液杀虫剂水平的 1/6，而后者尿液的杀虫剂水平比官方规定的安全上限高 4 倍。[110, 111] 显然，因为毒素含量得到了实质性的降低，有机食品确实大有裨益。*

不幸的是，据《纽约时报》报道，大家对这一研究结果的反应还是一如既往。底特律韦恩州立大学的大卫·克鲁菲尔德（David Klurfeld）博士是一位声名卓著的营养学家，他辩称尚不清楚如此剂量的杀虫剂会对人体健康造成怎样的影响："我不是

---

* 在欧洲，常被誉为"欧洲有机农业教父"的农学家克劳德·奥贝尔（Claude Aubert）也做了类似证明。他在 1986 年的一项研究中揭示，吃常规食品的孕妇，其母乳的有机氯杀虫剂水平比食谱的 90% 是"有机食品"的孕妇高 3 倍。[112]

说没有危害健康的可能，但我们得务实一些，就是说根本无须恐慌。我不会因为这项研究而改变我或者我家人的任何饮食习惯。"

然而也有些专家从不同的角度看待这一研究结果。耶鲁大学环境学系的约翰·沃戈（John Wargo）博士多年来一直在观察环境变化对儿童健康的影响，他对此的反应就截然相反："这证明了'有机'饮食的重要性，表明有机食品能减少儿童对环境污染物的摄入。工业人士是'不见棺材不掉泪'，我可不想让他们拿我的孩子冒这种险。"

这之后，华盛顿大学又有一项研究支持了科尔当初的发现。该研究让 23 名儿童采用数日常规饮食，而后检测他们的尿液，发现其中含有杀虫剂。随后，这批儿童就只吃有机食品，几天后，其尿液中的微量杀虫剂全部消失。当这些儿童又恢复常规饮食后，尿液中的杀虫剂又迅速回复至最初水平。[113]（图 13）

设想有一种产品，可以简单地洒在肉排、水果上或牛奶中，

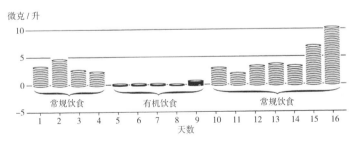

图 13　23 名 3—11 岁儿童的尿液中有机氯杀虫剂水平。在连续 15 天时间里，先让他们采用常规饮食，再是有机饮食，然后又采用常规饮食。当这些儿童采用有机饮食时，尿液中的微量杀虫剂几乎立刻消失（第 5—9 天）。

看颜色是否改变，只需一滴即可显示出食物是否含杀虫剂，如此一来，食品工业一夜之间就必须彻底改变其生产方式。要应对 20 世纪 40 年代以来引入食品中的可疑物质，这本该是一个最基本的预防原则。但现在，有毒物质无色、无臭、无味。就因为隐而不显，这些毒物就是"可接受"的吗？这个问题只有我们这些已经受过、正在受到癌症影响的人关注吗？

什么时候流行病学家才能"肯定"……

在环保活动人士所涉的广阔疆界中，癌症和环境间的联系如今已是一个合理而活跃的研究领域。2005 年，法国国家卫生与医学研究院的专家在相关数据的警示下写道："大部分癌症系由接触环境污染物引起，这一点已获普遍认可。"其中，烟草致癌的情况约占 30%。[114] 而其他致癌因素，大部分没有正式的解释。癌症一般会在人体内潜伏 5—40 年，我们经常只能在一些寿命非常短的动物身上做科学研究。有些科研人士认为，这些动物研究不能为我们提供确凿的证据，证明人类的癌症问题应归咎于晚近的环境变化，这种思考当然有其道理。

2002 年，乳腺癌流行的受害者在加拿大维多利亚市组织了一次大会，与会的还有流行病学和生物学的专家。安妮·萨斯科医生在会上阐释了她的观点，发言期间，她一个接一个地列出了自己 20 年来作为一名世界级流行病学家的研究成果。面对着全场想为自己的癌症找个说法的女性，她总结道："尽管数据强烈表明，过去 50 年间癌症流行化与环境变化有关，但我们仍然没有不可辩驳的科学论据证实两者间的因果关系。"这时，一位女性听众抢过话筒说："如果等到流行病学家肯定之后再行动，那我们早都死了！"萨斯科私下表示，对此她也唯有赞同。

改变的障碍

1950 年时，西方男性吸烟的比例为 80%，那时认为这种习惯完全无害，甚至医生也这么想。医学期刊中有云斯顿和万宝路的香烟广告。那一年，牛津大学埃瓦茨·格雷厄姆（Evarts Graham）和理查德·多尔（Richard Doll）两位医生——同那时的大多数医生一样，他们自己也是烟民——在一片质疑声中揭示出，烟草是肺癌病例陡增的直接成因。每天抽一包烟以上的男性，患肺癌的风险会提高 30 倍之多！ *经过了 22 年，英国政府才通过了限制烟草的首项举措。† 今天，香烟的制造、消费和出口在世界各地依然完全合法。

---

* 虽然通常认为发现烟草与肺癌间关系的功臣是理查德·多尔医生，但出于历史的严谨性，还必须提到恩斯特·韦德（Ernst L.Wynder）医生，这位移居美国的德裔犹太流行病学家在多尔医生的论文发表前 3 个月，就在《美国医学杂志》上发表了一项类似的研究，得出了相同的结论。[115]

† 该举措是增加香烟的销售税，由英国财政大臣丹尼斯·希利（Denis Healey）于1972 年签署通过。

癌症和动物脂肪（富含 ω-6 脂肪酸及有毒化学物质）间的联系不像和烟草之间那样确凿。吸烟者的患癌风险会提高二三十倍，[116, 117] 而根据研究和摄入程度的不同，两种脂肪酸不平衡且带有毒素的动物脂肪会使患癌风险提高 1.5—8 倍。事关危及生命的疾病，这当然不容小觑。

就烟草而言，人们因为非常强大的经济理由而不愿去了解更多真相。很多政治家认为杀虫剂能提高农业生产率，尽管并无过硬的数据支持他们的这一观念。[118] 有些人则辩称借助传统的农业化学品，能维持农业领域的经济活力，保证就业岗位，还能维护化学工业的利益。任何鼓励尊重自然、尊重人类健康的农业政策调整都有明显而直接的负面影响，因为这需要改变既有的行为方式，所以需要有一套支持发展有机农业的实际政策。还是拿烟草来说，禁烟会带来一定的经济收益，如显著降低医保费用，但这样的好处要很长时间才会为人察觉。还有一些好处更为直接，如改善水质、提升工人的健康和作业环境安全。

在讲述全球变暖的纪录片《难以忽视的真相》（An Inconvenient Truth）中，阿尔·戈尔（Al Gore）引用了 20 世纪美国著名记者厄普顿·辛克莱（Upton Sinclair）的一句话："有些事情你很难让某些人明白，因为他们正是靠着不明白这些事才有薪水可拿。"不能指望政治家或工业人士代替我们自己来做艰难的抉择。维多利亚会议上抓过话筒的那位女士是对的：如果等到流行病学家"肯定"之后再行动，我们早都先死了。但另一方面，我们都有权自己采取预防措施。我们可以选择去消费什么。如果街区的食杂店没有有机食品或牧场放养的产品时，往往在他们进货之前提需求就够了。只要我们提得够多，这些产品的价格就会下降：美国不少市场上已经出现了有机食品的价格接近常规食品的情况。

当心手机

手机是种不得了的通信工具，我第一个就不愿意放弃。但近来有科学数据表明，这种小小的科技杰作所产生的电磁场并非毫无危险。诚然，当前大量的流行病学研究没有发现使用手机与癌症存在关联。然而，这些研究大多将重点放在了使用手机最多5年的人身上。仍以烟草为例，在5年甚至10年间每天抽一包烟，不会对吸烟者的肺癌患病率有什么影响；要如此15年甚至30年，第一批肺癌病例才会出现。实际上，有少量研究测量了长期使用手机（至少10年，每天至少1小时）的风险，结果发现这些用户常听手机的那一侧长脑瘤的风险提高了1倍。这一数据已经得到大型国际手机研究"INTERPHONE"（"对讲机"）2008年发表的首批结果的证实。正如协调该研究的伊丽莎白·卡迪斯（Elisabeth Cardis）医生在一次电视采访中所说："就算我们只考虑常听手机的那一侧脑袋长肿瘤的情况，这项涉及最大规模用户的研究也表示，长期使用手机会增加患癌风险。"[119]

　　总的来说，还没有充分的科学证据表明对待手机应该像对烟草或石棉那样采取防范措施。但鉴于已有证据，我还是建议每位手机用户，尤其是那些必须减少不利因素以防病情恶化的癌症患者，都采取预防措施。

　　以下是我目前要推荐的一些措施，我自己日常中也在采用：

　　1．除极少数情况之外，不要让儿童使用手机。儿童和胎儿正在发育的身体器官对电磁场效应最为敏感。

　　2．在来电铃声响起时，尽量远离手机。距离 10 厘米时，电磁场强度减弱到原来的 1/4，距离 1 米时会减弱到 1/50。尽可能使用免提功能、普通耳机或蓝牙耳机，这些设备及功能都能将手机对人的电磁辐射降到原来的 1/100 级。

　　3．远离正在使用手机的人，并避免在地铁、火车或公共汽车上使用手机：这会使你的同乘人暴露在手机的电磁场中。

　　4．不要一直随身携带手机，即使是在随时待命的时候。晚上也别把手机放在身边（比如放在枕头下或床头柜上），孕妇特别要注意。你可以把手机切换到"飞行"或"离线"模式，这样能让手机停止发出电磁辐射。

　　5．仅用手机进行短时通话。手机对人的生理影响直接与使用时长有关。最好用固定电话回电；无绳电话采用了与手机类似的微波技术，最近瑞典的一项研究显示无绳电话也可能增加患癌风险。[120]

　　6．打手机时，经常换耳朵听。等对方接通电话后再把手机靠近耳朵，此时电磁场的强度会有所减弱。

7. 信号很弱时或在高速运动中（如乘火车或汽车时）别用手机。因为手机此时会持续搜索发射天线的信号，输出功率达到最大值。

8. 多发短信，少打电话，这能减少暴露在电磁辐射下的时间，也可减少手机和身体的接触。

9. 选一款"比吸收率"（SAR，表示手机对用户的辐射水平）最低的手机。各手机品牌 SAR 值的列表在许多网站都能找到。

在这些个人预防措施外，手机厂商和通信服务商也必须负起责任：为用户提供能尽量降低健康风险的设备，不断开发可实现这一目标的新技术，是其职责所在；他们也应鼓励客户以尽可能健康的方式使用手机。

解毒原理

吸烟者戒烟后，患癌风险就会急速降低。[121, 122] 如果我们不再促进体内癌细胞的生长，控制癌症的自然机制就会开始干预并抑制癌细胞的扩散。

为保护自身免患癌症，我们可以少接触环境中的有毒因素。我从已被确认或高度可疑的有毒因素中选取了 3 个在我看来和我们纠葛最深，也最容易改变的因素：

1. 过度食用精制糖和白面粉，二者都会增加人体分泌的胰岛素和 IGF，从而刺激发炎和细胞生长。

2. 过度摄入 ω-6 脂肪酸，它们来自人造黄油（其中含反式脂肪）、一些植物油及动物脂肪（肉、蛋及乳制品），这些动物脂肪产品都出产于"二战"以来失衡的养殖方法之下。

3. 接触化学污染物，这些物质自 1940 年起进入环境，并在动物脂肪中累积。另外，我们还受手机电磁场的侵害，尽管研究还没有最终定论。

这里列出的前两个因素要对促进癌症发展的炎症情况负极大的责任。因此，任何解毒过程的第一步都要从少吃糖、白面粉和动物脂肪开始。始终选用贴有"有机"标签的动物食品。不必完全不吃非有机食品，但只应偶尔食用，不可将其作为基本饮食。别再在肉排旁边配少量蔬菜，而要时刻想着在一大盘蔬菜中只配一点肉，这点肉还得具有非常平衡的 ω-3 脂肪酸含量，这就是地中海饮食的传统。餐前小点考虑用意大利式的，有大量蔬菜和豆类，肉只有一点。越南人、印度人和中国人也是这么吃的，他们的患癌率比西方人低得多。

"降临在大地上的，也都将降临在大地的子民身上"

如果所有人都采用这种有机而平衡的饮食方法，那我们不仅能帮自己解毒，还能帮助地球恢复平衡。2006 年的联合国粮食及农业报告指出，当前供人类消费用的动物的养殖方法是导致全球变暖的主要原因之一。畜牧养殖对温室效应的贡献甚至大过交通运输。畜牧养殖活动释放 65% 的氧化亚氮，这种气体加剧全球变暖的效果比二氧化碳强 296 倍。甲烷对全球变暖的贡献能力则比二氧化碳强 23 倍，食用玉米的牛群就会因消化不良排放这种副产物；世界上 37% 的甲烷来自养牛场。1/3 的耕地用于种植用作动物饲料的玉米和大豆，由于耕地仍无法满足需求，人们便砍伐森林，导致地球吸收二氧化碳的能力进一步降低。这份联合国报告还指出，禽畜养殖还是对水资源最为有害的人类活动之一，因其会向江河中倾倒大量肥料、杀虫剂和动物粪便。

每个印度人每年平均消费 5 千克肉类，他们的健康状况好于同年龄段的西方人。每个美国人每年平均要 123 千克肉类才够，是印度人的 25 倍。[123, 124] 我们对禽畜产品的生产和消费模式正在毁灭地球。而所有迹象都表明，这些模式同时也在毁灭我们自己。

在每天的末尾，我都会在日记里写点东西，总结一下一天中最让我高兴的事情，一般都是些小事。我常常惊讶地发现，仅仅是吃了点蔬菜、豌豆和水果（外加一点杂粮面包），就会让我很高兴；我会感觉一整天里自己都更机警、更轻松了。一想到给承载、支持自己的地球减轻了一点负担，我就很高兴。

迈克尔·勒纳为照护癌症病人的事业奉献了 20 年，见惯了三四十岁的中年人坚决不愿参与他的项目。今天这个项目还在继续，但迈克尔已将大部分工作投入到环境保护中来，他想通过抓住问题的根源来防治癌症。他将这一转变简单地概括为："地球病了，人就活不健康。"

1854 年，普吉特湾（Puget Sound）地区斯夸米什部落的西雅图酋长（Chief Seattle）庄严地将自己的领土和人民移交给了美国政权，并发表了一篇措辞极其犀利的演讲。一个多世纪过去了，这篇演讲获得了新解，用以启迪生态保护运动。演讲自始至终用一种紧迫的语调向我们这些白人移居者的后代宣告：

> 把我们教给自己孩子的，教给你们的孩子，地球是我们的母亲。降临在大地上的，也都将降临在大地的子民身上。人若唾弃大地，便是在唾弃自己。
>
> 我们知道：大地不属于人，是人属于大地，我们知道。万物相连，如血脉凝聚家族，万物相连。

表5　最易受污染与较少受污染的蔬菜和水果

最易受污染的（选择有机产品）	少受污染的（种植方法不太重要）
苹果、梨、桃、油桃、草莓、樱桃、覆盆子、葡萄	香蕉、甜橙、橘子、菠萝、葡萄柚、甜瓜、西瓜、梅（李）子、猕猴桃、蓝莓、芒果、番木瓜
胡椒、芹菜、菜豆角、土豆、菠菜、生菜、黄瓜、南瓜、西葫芦	西蓝花、花菜、甘蓝、蘑菇、芦笋、番茄、洋葱、茄子、豌豆、萝卜、鳄梨

来源：Environmental Working Group, WWW. FOODNEWS. ORG [125]

表6　日常饮食主要保护措施汇总

应少吃食品	替代食品
高血糖指数的食物（糖类、白面粉等，见表4）	低血糖指数的水果、面粉和淀粉（亦见表4）
氢化或部分氢化油（反式脂肪）；葵花籽油、大豆油、玉米油；传统乳制品（ω-6脂肪酸和IGF含量过高）；煎炸食品（包括薯片、煎炸开胃菜等）	橄榄油、亚麻籽油、芥花油（双低菜籽油）；草饲有机动物产乳制品（ω-3和ω-6含量平衡，无rBGH）、豆奶、酸豆奶；*鹰嘴豆泥（注：一种酱料，在鹰嘴豆外还有芝麻酱、橄榄油、蒜及其他调料）、橄榄、小番茄
非有机红肉和蛋类；禽皮	蔬菜、豆类（豌豆、菜豆、兵豆）、豆腐；有机禽、蛋；草饲有机红肉（每周最多食用200克）；鱼类（鲭鱼、沙丁鱼、三文鱼，养殖亦可）
非有机水果和非有机蔬菜的外皮（杀虫剂会附着在果蔬表面）	果蔬要去皮或洗过，或贴有"有机"标签
集约化农作区的自来水，因其中含硝酸盐和杀虫剂（可从当地有关部门获取关于水中所含的硝酸盐、杀虫剂及其他污染物的报告）	经改善处理的当地自来水；经活性炭过滤的自来水，经反渗透过滤的更好（过滤器可装在洗碗池附近）；未经太阳暴晒的塑料瓶装矿泉水，且水应无塑料味，否则可能含PVC

* 大豆与乳腺癌的关系见第八章"抗癌食物"

表 7   应避免使用和可选用的日用品

尽可能避免使用	可选用
干洗时使用四氯乙烯	将干洗后的衣物在通风处晾数小时后再穿，或者采用普通湿洗、液态二氧化碳清洗或硅基溶剂清洗
含铝的除臭剂和止汗剂（特别是用于女性腋下的产品，有些女性会除腋毛，这会使铝更易渗入体内）	不含铝的天然除臭剂
含雌激素或胎盘制剂（在用于定型爆炸式发型的产品中最为常见）以及含邻苯二甲酸酯或尼泊金酯的美容产品，如护肤乳液、发胶、染发剂、指甲油、防晒霜等以及洗发水，邻苯类有 BBP 和 DEHP（编按：全称见译名表），尼泊金酯则包括各种甲酯、丁酯、异酯、聚酯等	不含雌激素、尼泊金酯和邻苯二甲酸酯的天然有机产品；很多"有机"美容产品不含后两类物质；有些公司的产品不含邻苯类，如"美体小铺"（Body Shop）或"艾凡达"（Aveda）
含邻苯二甲酸酯的香水（几乎所有）	不喷香水，或只喷淡香水（邻苯类含量较少）
家用化学杀虫剂、灭鼠剂等	以精油、硼酸或硅藻土制取的杀虫剂（可登录 www.panna.org 查看大部分可疑杀虫剂替代品的完整清单）
用由 PVC（受热时会释入食物）、聚苯乙烯或发泡苯乙烯制作的塑料容器加热饮食（咖啡、茶、婴幼儿配方奶粉）	使用玻璃或陶瓷容器（包括使用微波炉时）
用划花的特氟龙锅烹饪	无划痕的特氟龙锅或非特氟龙锅，如 18/10 不锈钢锅（编按：欧洲标准，约等效于 304 不锈钢）
含烷基酚的清洁产品，如洗涤剂、消毒剂、马桶清洁剂，烷基酚包括壬苯醇醚、辛苯昔醇、壬基苯酚、辛基苯酚等	标有"绿色"或欧洲生态标签的产品，或用白醋（可清洁台面、地板）、小苏打、白皂代替
过度暴露在手机发射的电磁场中	用空气导管耳机减少对手机的接触

第七章

复发的教训

终于，我努力把精神集中在呼吸上，平复了混乱的心绪，开始与自己的内心对话，这最终成了某种形式的祷告："哦，我的身体、我的存在、我的生命力啊，和我说说话吧！让我了解你们正在经历什么，让我明白你们为什么应付不来吧。告诉我你们需要什么，告诉我什么能滋养你们，保护你们，使你们更加强大。告诉我该怎样与你们并肩作战，因为独自一人，只靠我的脑袋，我没能取胜，我不知还能怎么办了。"过了一会儿，我找到了力量，又振作起来，准备再次四处寻访医疗建议。

　　那是在我第一次手术几年之后，生活似乎就要恢复如常。一天下午，我和一位朋友一起喝茶，她是为数不多知道我患癌的朋友之一。我们谈及将来时，她支支吾吾地对我说："大卫，我得问你，你现在都在做些什么来调理你的'体势'（terrain）？"她知道我不像她那样对草药和顺势疗法充满热情。对我来说，这个我在医学院从没听说过的"体势"概念不属于科学医学的范畴。我对此丝毫不感兴趣。我告诉她自己得到了很好的治疗，现在除了希望肿瘤别复发，没什么可做。随后我便换了个话题。

　　我还记得自己那时的饮食情况。在医院为了节省时间，我养成了应付午餐的习惯，就在上大课时甚至在电梯里随便吃一口。我的午餐几乎每天都是香辣肉酱加一个原味贝果再加一罐可乐。回想起来，这份午餐混合了白面粉、糖，以及满是 ω-6 脂肪酸、激素和环境毒素的动物脂肪，简直像一颗向我袭来的炸弹。同大多数已拉响过第一次癌症警报并已渡过难关的人一样，我把自己的病当作一场肺炎或骨折来对待。我已经做了必须做的，癌症已成过去式。我忙于工作，又赶上孩子出生，身体锻炼大为减少，当初读卡尔·荣格时对冥想闪现的一时兴趣也没有了。我那时还从没考虑过这样的观点：我得了癌症，可能是因为我体势里的某些东西使其得以发展，而为降低复发的风险，我必须自我掌控。

数月之后，我陪一位病人去参加一个美洲原住民仪式，她的家人和挚友都来了。仪式上，一位"灵医"通过招魂帮她克服病魔。这位巫医特别仁慈、真诚、善解人意，令我印象深刻。他用极其简短的语言描述了仪式的每位参与者，让这位病人感到这些人对于激起她生的欲望进而恢复健康来说有多重要。我毫不怀疑，仅仅是这位巫医的存在，就有着不同凡响的疗效。

我被这位巫医拥有的神秘力量迷住了。仪式之后，我也请他来摸摸我的脑袋，说说能不能感觉到什么。巫医轻柔地把手放在我头顶，双眼紧闭了几秒钟，然后说："这里面可能有过什么东西，但现在没有了，一点都没有了。"他的这番话并未让我有多佩服，毕竟，我也知道自己脑袋里没东西了，因为我今年的年度体检结果再次显示一切正常。他大概也从我的态度里察觉到了这个秘密。不过他眼中闪过一丝顽皮，又补充道："你看，人们总是想找我看病，但这里真正的灵医是我妈妈。"

第二天我们去看了他妈妈，她 90 岁了，矮小瘦弱，头顶只到我下巴尖。她年事虽高，却出人意料地很有活力，独自住在一辆拖车里。她满脸皱纹，牙也几乎掉光，但一笑起来，锐利的眼神中就会闪起强烈的青春光芒。她先将手放在我头上，然后凝神静气了一会儿，最后笑着说："里面有东西不对劲。你出过很严重的问题，现在它又回来了。但不用担心，你会好的。"随后，她说自己累了，我们便结束了拜访。

我没把这次占卜太放心上，而是更倾向于相信 3 个月前的扫描结果。不过，她的警告一定触及了我心底的什么敏感之处，因为我没等到平常的时间间隔就又去做了检查，结果发现，老灵医说对了：我的癌症复发了，就在同样的部位。

发现自己得了癌症就像挨了一记重拳，你会觉得人生和身体都背叛了自己；而得知它复发则是被击倒在地，犹如猛然发现那头你以为已经远离的怪兽还在继续暗暗追踪着你，并最终再次把你攫住。这次是不是再没有喘息的机会了？那天我取消了下午的预约，独自出去走了走，头一直在嗡嗡作响。我至今还记得当时心乱如麻的滋味。我想向上帝倾诉，可我又不信他。终于，我努力把精神集中在呼吸上，平复了混乱的心绪，开始与自己的内心对话，这最终成了某种形式的祷告："哦，我的身体、我的存在、我的生命力啊，和我说说话吧！让我了解你们正在经历什么，让我明白你们为什么应付不来吧。告诉我你们需要什么，告诉我什么能滋养你们，保护你们，使你们更加强大。告诉我该怎样与你们并肩作战，因为独自一人，只靠我的脑袋，我没能取胜，我不知还能怎么办了。"过了一会儿，我找到了力量，又振作起来，准备再次四处寻访医疗建议。

咨询不同的医生可能会得到大相径庭的治疗建议，这常令病人感到诧异。但癌症的形态五花八门，因此医学也在竭力丰富打击癌症的角度。面对如此复杂的对象，每位医生都会依赖自己最擅长且长期信任的治疗方式。结果就是，我所认识的医生决不会把自己或家人托付给他们得到的第一套诊疗建议，而是会去征询至少两三位同行的意见。根据所属医学文化的不同，医生偏好的治疗方式会有本质的差异。例如，美国的医学界长期以来认为所有的乳腺癌都需要动一次大手术，要切除的不仅有整个乳房，还有受感染一侧的淋巴结甚至腋窝处的肌肉；这种做法被认为是防止复发所不可或缺的。而在同一时期，法国和意大利的外科医生则已经开始行乳房肿块切除术再配合放疗，用这种方法清除肿瘤，能保持乳房及身体其他部位的完好。[1]后来表明，对病人的身体和心理破坏小很多的欧洲方案，其长期疗效与美国的方案完全相同。[2]

事关癌症时往往就是如此：我咨询的外科医生都建议我最好动手术，放射科医生则说放疗是好办法，肿瘤科医生则建议我考虑化疗。我还可选择这些疗法的多种组合。但所有这些方法都有严重的缺点。

手术必须在健康组织上切开一道又宽又长的口子，以尽可能减少癌细胞残留，但脑瘤这种总还是会留下一些。采用脑部放疗则有在10—15年后失智的危险，风险虽小但不容忽视。当康复的机会相当渺茫时，病人通常会无奈接受这一选项。但我

宁愿指望更长的生存曲线。有一位我共事过的杰出神经科学家
也得了脑瘤，甚至不是恶性的，在做了放疗数年后，已经出现
了失智。失智的概率非常低，但他就是不走运。我不想落得和
他一样的结局。至于化疗，从定义上看那就是毒药。化疗会首
先杀死快速繁殖的细胞，即癌细胞，但也会杀死肠细胞、免疫
细胞以及毛囊，还会导致不孕不育。想到要身体带毒活好几个月，
我实在感受不到任何吸引力。更糟的是，化疗还无法保证成功，
因为脑瘤这东西会很快发展出对化疗药物的抵抗性。

　　自然，也有很多人建议我采用"替代"疗法，它们看起来
都太好了，好得都不真实。不过我明白了，如果有人说实现无
痛苦无副作用的完全治愈是可能的，你会多么愿意去相信。

谨防江湖骗子

　　有几条简单的规则可用以提防骗局和江湖郎中。避开有
以下行为的人：

- 拒绝同肿瘤医生合作，并建议停止常规治疗。
- 建议采用的疗法疗效未经证实，但风险已然证实。
- 建议疗法的预期收效不值那些花费。
- 许诺其方案一定有效，只要你真心想要痊愈。

　　同大多数病人一样，我得到的信息越多，就越感到困惑。

每位检查过我的医生，每篇我读过的科学文章，每个我浏览过的网站，都提供了严谨有力的论据来支持某种方案。我要如何选择？也许最后只能退回内心深处，"感受"哪一种或许正确。我决定不选那些让计算机指挥外科医生动作的所谓尖端技术。向我建议这些手段的外科医生只会谈技术，比起我的恐惧、怀疑和期待，他们似乎对自己的机器更感兴趣。我宁愿选择一位亲切热心、直接给予我关注的外科医生，甚至在他检查我之前就能感受到他的关怀。只需一个微笑、某种语调和几句话语。我希望他能对我这样说："你永远不知道会在自己体内发现什么，我也无法向你做任何承诺，我能保证的只有我会尽力而为。"我觉得这样就很真诚：他会竭尽全力。比起先进的机器，我更需要这样的信念。

最后，我决定在手术后做一年化疗，以尽可能清除癌细胞。我就是在这时去大肆查阅科学文献，一心要克服摆在我面前的统计难题的。这一次我学到的是：必须认真调理自身的"体势"。

第八章

抗癌食物

如果肿瘤所处环境中没有其生长必需的炎症因子，它就不能成功扩散。而事实是，这些炎症因子、癌症的养料，直接来自我们的饮食……相反，饮食也能提供反促进剂，如某些蔬菜或水果中所含的植化素，就能直接抗衡炎症机制。

食物：新型营养药

藏医的原则

我的医学观转变始于达兰萨拉的街头，我去那里是为了完成一项帮助藏族孤儿的人道主义任务。任务期间，我了解到达兰萨拉有两套医疗系统。第一套系统以达拉科（Dalac）医院为中心，这所现代西式医院有外科、常见的放射成像和超声检查设备以及常规药物。医院附近，到处是由在印度、英国和美国接受西方医学培训的医生开办的私人诊所。我与这些医生讨论时，提到的课本都是我在医学院用过的同一本。我们说着相同的语言，彼此能完美理解。

但就在同一座城市，还有一所教授传统藏族医学的医学院，一家藏药成药厂，以及一群用着与我所知截然不同的方法治疗病人的藏医，他们检查身体的方式一如我们料理园地的土壤：

不去找通常很明显的病状，而是探寻"体势"的失效之处，探寻人体捍卫自身、抵御疾病所需的东西。他们想弄明白要怎样强化这具身体、这片"土壤"，好让身体自己能应对各种使得病人前来求助的问题。

我从没有这样看待过疾病，这种方法让我大开眼界。为"强化"身体，我的藏族同行更是采用了在我看来很可能无效的秘方。他们聊针灸、冥想、草药浸泡，还有大量纠正饮食习惯的方法。以我的医学知识为参照系，这些疗法显然没有一个会真的有效，充其量就是给病人些许舒适感，让病人有事可做，哄他们自以为正在自助自救。

我不禁想，如果我自己是藏人，生病了会怎么做。这里有两套并行的医疗系统，我会选哪一种？在达兰萨拉时，我向每个一同工作的人和偶然碰到的人提这个问题。我问过邀请我来的卫生官员，招待我住在他家的当地头面人物，还有别人介绍给我的几位喇嘛名医。我步行于城市各处，与碰到的普通人聊这个话题。我以为自己在让他们做两难选择：是选现代而有效的西方医学，还是出于对传统的热爱选择自己的古老医学？

他们看我的表情像是我问了一个蠢问题。"很明显，"他们不约而同地回答，"如果是肺炎、梗死或阑尾炎一类的急病，就得去看西医，他们的治疗方法能快速有效地应对危机和意外。但如果是慢性病，那就该去看藏医，虽然治疗要较长时间才会见效，但他们是在深入治疗'体势'。长期来说，这是唯一真正有效的方法。"

那癌症呢？一个癌细胞要发展为危险的肿瘤，估计要花5—40年。它是急病还是慢病？在西方，我们该如何"治疗体势"？

"功效营养食品"和50名研究者

里夏尔·贝利沃博士是蒙特利尔大学的生物化学教授及研究员，管理着全球最大的分子医学实验室之一，专事癌症生物学研究。过去20年里，他与阿斯利康（AstraZeneca）、诺华（Novartis）、山德士（Sandoz）、惠氏（Wyeth）、默克（Merck）等著名制药集团都有合作，工作是确定抗癌药物的作用机制，而了解这些机制为的是研发出副作用更小的抗癌新药。贝利沃及其团队重点研究的生物化学问题与患者的日常关切相去甚远。有一天，他的实验室乔迁新址，搬进了蒙特利尔大学儿童医院之内，在那儿，一切都变了。

贝利沃的新邻居、血液肿瘤科的主任请他找一些能够为化疗和放疗降低毒性、改善效果的补充性方法。他对贝利沃说："你的无论什么发现，只要有助于我们照顾孩子，我都不排斥，哪怕不能与现有疗法相结合也没关系，哪怕涉及饮食习惯。"

饮食习惯？这对从事了20年医用药理学研究的贝利沃来说是个陌生概念。但自从搬来这里，他每天去实验室都要穿过护理白血病儿童的病房。走廊里的父母们经常拦住他问："我们还能为女儿做些什么？有什么新法子可以试吗？我们愿意为孩子做任何事情。"令他最感艰难的是，有时小患者也会拦住他问相同的问题。他被深深震撼，心神难安。有时候半夜里，他会带着脑袋里的新法子突然醒来，可待到完全清醒，他又意识到这个方法价值不大。第二天他会继续梳理科学文献，看是否有线索可循。就这样有一天，他偶然发现了一篇刊登在权威期刊《自然》上的革命性文章。

多年来，整个制药业一直在寻找新型的合成分子来阻止肿瘤生长所必需的新血管生成（见第四章"血管生成"内容）。这篇由斯德哥尔摩卡罗琳研究所的曹义海博士和曹仁海博士所撰写的文章，首次阐明了像茶这样普通的饮食（世界上消费第二广泛的饮料，仅次于水）就有阻碍血管生成的能力，其机制与现有药物相同。一天喝两三杯绿茶足矣。[1]

贝利沃发现这个绝妙的主意：对啊，应该在营养学领域找办法！所有流行病学的数据的确也都证实了这一点。患癌率最高与最低的人群，最主要的不同就在于食物。当亚洲人发展出乳腺癌或前列腺癌时，其肿瘤的侵袭性往往比西方人低得多。事实上，无论在哪里，只要这里的人常饮绿茶，此地人口的癌症发病率就相对较低。第一次，贝利沃开始琢磨，某些食物中含有的化学分子会不会就是强效抗癌物质。此外，人类超过5000年的实践也已证明，这些食物肯定无害。他最终找到了可以供孩子们使用且没有一丝风险的补充性方法：抗癌食物，或者按他的喜好，叫"功效营养食品"（neutraceutical）。

蒙特利尔圣贾斯汀儿童医院的分子医学实验室是设备最好的实验室之一，能分析各种分子对癌细胞的生长以及为此提供养分的血管生成产生什么影响。如果贝利沃现在决定让其50人的研究团队和价值2000万美元的设备转而寻找抗癌食物，很快就会取得实质性的进展。但这是个冒险的决定。鉴于食物不可能申请专利，因此不会有实际的经济回报，那么谁来为这些研究埋单？如果不能更为切实地证明这种方法的有效性，那么从经济上讲，冒这样的险就算不得明智。是生命本身让贝利沃跨出了这一步，去冒这世上还没有第二间实验室冒过的风险。

一场无病状的癌症

一个星期四的晚上，里夏尔·贝利沃接到了住在纽约的朋友伦尼打来的电话，他得了严重的胰腺癌，非常绝望。美国主要的癌症中心之一，纪念斯隆-凯特琳医院的医生说他只能再活几个月。实际上，胰腺癌是最凶险的癌症之一。

伦尼就像个小说里的人物：他身材高大，会纵声狂笑也会暴跳如雷，还总喜欢玩扑克赌博。这次他抓的"牌"很差，但还是想碰碰运气，坚持到底。贝利沃会有什么建议？伦尼愿意参与这位朋友可能推荐的任何实验计划，哪怕去到天涯海角。

电话那头，伦尼的妻子几乎说不出话，只喃喃地说他们已经共度 32 年，从未分开。她无法想象一切会这样结束，还如此突然。她祈求能再多有一点时间。

贝利沃收到了他们传真过来的病历档案，第二天早上就去各种国际数据库中搜索了最近的研究试验。但关于胰腺癌的研究相当少，所涉被试也都不是伦尼这样的晚期患者。怀着沉重的心情，贝利沃当晚就给伦尼妻子回了电话，宣告自己的失败。这位妻子失声痛哭，她说自己听说过贝利沃对食物和癌症间关系的关注，说自己会照顾伦尼，"照顾他每个方面、每一天，直到最后"，说伦尼一切都会听她的，如果贝利沃有什么建议，他们都愿意尝试，他们已再无可失。

确实已经再无可失。如果贝利沃的观点是对的，现在正可以给这些观点一个帮助人的机会。整个周末，贝利沃都在查阅医学文献数据库 Medline。他广泛收集关于已知具有抗癌效果的食物的文章，计算从通常烹饪量中可获取的植化素的浓度，并评估了它们在肠道中的吸收情况以及在人体组织中的生物利用度。经过两天的紧张工作，贝利沃列出了第一份"抗癌食物"清单，他后来还以此为基础写了本书。[2, 3] 这份清单包括多种甘蓝（如包菜、白菜、大头菜、小青菜等等）、西蓝花、蒜、大豆、绿茶、姜黄、覆盆子、蓝莓、黑巧克力等。这周日晚，贝利沃打电话给伦尼妻子，给了她这份清单，并重点叮嘱道："癌症就像糖尿病，必须每天小心留意。你们还有几个月，这段时间必须餐餐都吃这份清单上的食物，决不能有例外。这些食物不能只是偶尔吃吃。你们必须时刻遵循这份清单。"贝利沃还告诉她，在橄榄油、芥花油和亚麻籽油之外禁止食用任何油脂，以免摄入促炎的 ω-6 脂肪酸。他还推荐了一些他知道的并且格外喜欢的日本食谱。伦尼妻子将这些一一记下，保证会每天照此准备。这是她能攥住的唯一希望了。

刚开始时，伦尼的妻子经常打电话过来。她一丝不苟地按承诺的去做，但还是害怕。她还会在电话里哭着说："我不想失去他……不想失去他……"两周之后，她的音调变了，宣告说："4 个月来，他第一次起床了。今天他胃口很好。"日子一天天过去，伦尼的好转也千真万确："他感觉好些了……他正在散步……他出去了……"贝利沃简直不相信自己的耳朵。这可是胰腺癌，一种迅如闪电、最具侵袭性的癌症。但在伦尼精疲力竭的身体中，有些东西无疑在发生改变。

伦尼后来活了 4 年半，有很长一段时间，他的肿瘤一直保持稳定，甚至缩小了近 1/4。他拾回了往日的各种爱好，也重新开始旅行。他在纽约的肿瘤医生表示自己从没有见过这样的事。有一阵子，伦尼就像是个虽然患癌却没表现的没事人，尽管最后他的身体还是屈服了。谈起此事，贝利沃还会略显羞赧："这是我第一次给人这样的建议。这显然是个孤例，不可能得出任何结论，但尽管如此……假如那是有可能的，会怎么样呢？"

对于一位毕生致力于化疗生物学的研究者来说，这是一次震撼。但其实，有什么能阻止我们在化疗期间或化疗之后吃得更健康吗？这样吃并没有任何坏处。经过伦尼的事情后，贝利沃仍然会在半夜里醒来，反复思考："我该怎么对待这个发现？我有权忽视这样一个会为公众健康做出重要贡献的发现吗？不去系统、科学地探索饮食疗法，我会心安理得吗？"最终，他决定动用自己的实验室，启动有史以来最大规模的研究抗癌食物生化效用的项目。从那时起，结果就是，他们极大改变了人们对最佳癌症防御方法的观念。下面我们就来讲讲相关内容。

种子与土壤

科林·坎贝尔（T. Colin Campbell）博士是康奈尔大学的教授，也是一项范围最广的癌症与饮食关系研究的作者。坎贝尔的童年在农场里度过，也许是他对耕种的了解起了作用，他用了一种尤为引人入胜的方式来描述饮食与癌症发展间的关系。[4]他将肿瘤生长的三个阶段——启动（initiation）、促进（promotion）和进展（progression）——比作杂草的生长。启动阶段就相当于在泥土中放入了种子，促进期相当于种子长成了一株植物，进展期则是这株植物变成了杂草，生长失控，入侵了花圃和园中小径，直至长到院外的人行道上。不蔓生的植物就不叫杂草。*

---

* 肿瘤的情况也类似。例如，美人痣也是肿瘤。痣可以出现、生长、消失，但方式都是平静的，侵入周边组织的深度不会超过几毫米，也不会扩散到其他器官或身体其他部位。因此，痣不是"杂草"，有时还像花儿一样，有其审美价值。

启动期——播下有潜在危险的种子——主要取决于我们的基因和环境中的毒素（辐射、致癌化学物质等）。但种子的生长（促进期）则取决于是否有其存活所必需的条件：适宜的土壤、水分和阳光。

坎贝尔致力于实验研究营养因素对癌症的作用已有35年，他在集自己多年研究大成的著作中总结道："促进期是可逆的，这取决于癌细胞在生长早期是否拥有适宜的生长条件，这个时期饮食因素非常重要。有一类饮食因素叫'促进剂'，能为癌细胞生长提供养分。另一类饮食因素叫'反促进剂'，会延缓癌细胞的生长。当促进剂多于反促进剂时，癌细胞会长势迅猛；当反促进剂占上风时，癌细胞则会放缓或停止生长——一个拉锯过程。这种可逆性的深刻意义，怎么强调都不为过。"[5]

即使在促进作用最大的营养条件，如西方饮食条件下，据信也只有不到万分之一的癌变细胞会变成能侵犯身体组织的肿瘤。[6, 7]去改善播撒癌症种子的土壤，就可能大大降低癌症发展的机会。亚洲人很可能就是这种情况，他们体内的微肿瘤不比西方人少，但都不会发生具有侵袭性的致癌生长。就像面对一片有机园地时，我们可以学着借调控土壤的成分来控制杂草：少用会促生杂草的东西，而大量施用可阻止杂草生长的营养素，就是少用促进剂，多用反促进剂。

伟大的英国外科医生斯蒂芬·佩吉特（Stephen Paget）正是这样想的。1889年，他在《柳叶刀》上发文阐述了这个在120

年后仍被视为权威的假说。文章标题颇有伊索寓言的味道：《种子与土壤假说》。[8]

　　一个世纪之后，加州大学旧金山分校癌症研究所的研究人员在《自然》杂志上发表了类似观点，具体研究的就是极具侵袭性的癌细胞。如果肿瘤所处环境中没有其生长必需的炎症因子，它就不能成功扩散。[9]而事实是，这些炎症因子、癌症的养料，直接来自我们的饮食，其中主要的养料有精制糖，它会令能促进炎症的胰岛素和IGF抬升；ω-3脂肪酸不足以及相应的ω-6脂肪酸过量，后者会转化为炎性分子；还有生长激素（存在于肉类和非有机乳制品中）也会刺激IGF的分泌。相反，饮食也能提供反促进剂，如某些蔬菜或水果中所含的植化素，就能直接抗衡炎症机制（见后文）。

　　鉴于这些发现，贝利沃谈到西方饮食时不无忧虑："假如现在要我设计一套饮食来最大限度地促进癌症的发展，凭这些年的研究所学，我也对我们现在的饮食毫无改进策略！"

可做药用的食物

　　如果我们饮食中的某些食物能为肿瘤提供养料，那么相对的就会有另一些食物蕴含着宝贵的抗癌分子。正如最新发现所显示的，这些物质远不止常见的维生素、矿物质和抗氧化剂。

　　在自然界，植物在遭遇袭击时，既不能反抗也不能逃跑，为了生存，它们就必须用能够抵御细菌、昆虫和坏天气的强大分子来武装自己。这些分子就是植化素。这些化合物有抗细菌、抗真菌和杀虫的性质，可影响潜在入侵者的生理机制；它们还有抗氧化性，能保护植物细胞不受潮湿条件和太阳射线的侵害（在植物细胞的脆弱机制遭受氧腐蚀作用时防止细胞"生锈"）。

绿茶可阻止组织入侵和血管生成

就比如绿茶，它在极为潮湿的气候下生长，含有大量名为"儿茶素"的多酚物质。其中一种儿茶素叫"表没食子儿茶素没食子酸酯"（EGCG），是阻止癌细胞催生新血管最有效的营养分子之一。红茶在制作中需要发酵，会破坏 EGCG，而未经发酵、依然"绿色"的茶叶中则大量含有这种物质。喝两三杯绿茶，人体血液中就会含有丰富的 EGCG。这些 EGCG 会通过毛细血管扩散至全身，包围并滋养每个细胞。EGCG 会在每个细胞表面安营扎寨，把守关卡（受体），这些关卡有发出信号，允许非己细胞（如癌细胞）进入附近组织的功能。[10] EGCG 还能阻止受体发出制造新血管的命令。[11] 受体一旦被 EGCG 分子阻断，就不会再听从癌细胞借炎症因子发出的命令，于是癌细胞便不能入侵组织或制造肿瘤生长所需的新血管。

在蒙特利尔的分子医学实验室里，里夏尔·贝利沃及其团队从绿茶中分离出 EGCG，并用数种癌细胞系测试了其效果。

他们观察到这种物质能实质性延缓白血病、乳腺癌、前列腺癌、肾癌、皮肤癌和口腔癌的恶化。[12]

绿茶还有为人体解毒的作用。它能激活肝脏中的多种机制，从而更迅速地清除体内的癌性毒素。研究人员在小鼠体内发现，绿茶能阻碍与乳腺癌、肺癌、食道癌、胃癌和结肠癌等有关的化学致癌物的作用。[13]

最后，EGCG 在与亚洲饮食中其他常见食物如大豆的分子相结合时，功效会更为惊人。哈佛大学的代谢和营养学实验室撰文指出，将大豆和绿茶一起食用，其单独食用时所显现的抗癌效果都会得到加强，对乳腺癌和前列腺癌都是如此。[14, 15] 在文章的结论中，研究人员写道："我们的研究表明，大豆植化素加绿茶或可用作一种食疗方案，它或能有效地抑制雌激素依赖性乳腺癌的进展。"癌症科学文章一向以言辞极端谨慎为特点，加之哈佛研究人员的内敛风格，这样的话语显得意味深长。

每天应喝几杯绿茶

在日本这个喝绿茶的人随处可见的国家，有两项患者研究回答了这个问题。在一组长有乳腺癌肿瘤但未转移的日本女性中，研究者发现，那些每天喝 3 杯绿茶的女性，癌症的复发率比每天喝 1 杯绿茶的女性低 57%。[16] 而在前列腺癌患者当中，每天喝 5 杯绿茶能把癌症进展到晚期的风险降低

50%。[17] 绿茶的抗癌效果如此显著，为什么不去喝一喝？

橄榄油是地中海饮食中的绿茶吗？

每个人都听说过"地中海饮食"的益处。流行病学研究表明，尽管地中海饮食中存在着大量脂肪，但是平均看来，遵循地中海饮食习惯的人很少受到流行性疾病、心脏病和癌症的影响。[18-20] 长期以来，人们把这种饮食的益处归因于纤维、鱼类、水果和蔬菜等食物的结合，已经证实这样的食物组合可能含有抗氧化剂，并富含抗癌植物化学物质。最近，研究者又认识到，某些癌症病因不仅取决于消耗脂肪的量，还取决于所消耗脂肪的类型。现在，让我们进一步关注地中海食物烹调的关键原料：橄榄，还有从橄榄中提取的橄榄油。

海德堡德国癌症研究中心的罗伯特·欧文（Robert Owen）医生牵头的一项研究表明，橄榄富含抗氧化剂，如毛蕊花糖苷、羟基酪醇、酪醇和苯丙酸。[21] 这些分子的直接作用就是抑制癌症最初的滋生。

特别是初榨橄榄油，还含有裂环烯醚萜、木脂素这两种已知的抗氧化剂，它们能延缓癌症的进展。

这些化学物质都是脂溶性的，所以都能被脂肪组织吸收，随之就会起到防御乳腺癌、结肠癌和子宫癌的作用。[22-24]

在加泰罗尼亚肿瘤研究所，还有一组研究者分析了橄榄油中所含化学物质对某些基因的影响。[25, 26]这些西班牙研究者证明了，多酚和油酸能抑制人表皮生长因子受体-2（HER2）的基因表达，这种基因是近1/5的乳腺癌的病因。不过，研究人员强调，要获得这样的效果，我们必须摄入大量的橄榄油，正常消费很难达到这样的量。我不推荐用橄榄油代替可有效抑制HER2基因的药物赫赛汀（Herceptin®，通用名"曲妥珠单抗"）；但另一方面，我确实推荐将橄榄油作为日常饮食的一部分，因为经年累月地持续食用橄榄油可能会对HER2基因产生微小的日常影响。橄榄油与地中海饮食的其他食物协同作用，可能有助于延缓癌症的进展。食用橄榄油也可能增强赫赛汀对女性的药效。

大豆可阻止危险的激素

大豆也含有强效的植化分子，可对抗对癌症的存活及扩散至关重要的机制。这些分子就是大豆异黄酮，特别是染料木黄酮、大豆素（黄豆苷元）和黄豆黄素。因这些物质与女性雌激素非常相似，故称为"植物雌激素"。现在已经知道，乳腺癌在西方女性中流行的一个原因，就是她们体内大量含有天然及化学雌激素。[27]这也是为什么今日的医生要给绝经后女性采用激素替代疗法都会极其谨慎：这种疗法与乳腺癌风险升高相关。*大豆

* 最近，美国的乳腺癌发病率数年来首次下降，这就是紧接着前面3年激素疗法

植物雌激素的生物活性只有女性天然雌激素的百分之一，作用方式和他莫昔芬相同，而后者是一种通常用来防止乳腺癌复发的药物。血液中的植物雌激素可大幅降低雌激素对身体的过度刺激，从而有可能延缓雌激素依赖性肿瘤的生长。然而，大豆对乳腺癌的防御作用只在从青春期就开始吃它的女性身上得到了正式证明，在成年后才开始食用的人身上还未获证实。染料木黄酮是异黄酮的一种，与刺激前列腺癌生长的雄激素极为相似，因此，常吃大豆的男性体内也有相同的保护机制。

　　一些乳腺癌患者收到过别吃大豆制品的建议。其实，在科学文献中这一问题的共识是，大豆对乳腺癌没有危险的作用——除了在某些实验中，这些实验大剂量使用相关膳食补充剂，这并不可取。经常（每天）食用大豆，特别是日常饮食中还富含其他抗癌成分（绿茶、十字花科蔬菜等），且其中大豆含量正常时（别吃异黄酮补充剂），可减轻异雌激素的危险效果。虽然尚需更为具体的科学数据，但法国食品安全局（AFSSA）已建议乳腺癌患者将大豆摄入限制在适度水平（每天不超过 1 杯酸豆奶或豆奶）。[29]另一方面，市面上有些异黄酮浓缩提取物作为膳食补充剂在售，科学家怀疑更年期使用此类补充剂可能加速肿瘤生长，应予避免。

的使用急剧减少而出现的。[28]

此外，同绿茶中的 EGCG 一样，大豆异黄酮也能阻碍血管生成。因此，除去乳腺癌和前列腺癌，大豆在与其他多种癌症的斗争中也能扮演重要角色，而不同形式的大豆食品（如豆腐、天贝、味噌、纳豆等）也很可能是抗癌食谱中很有用的一部分。

姜黄：强效抗炎食品

亚洲饮食中还有一种值得关注的特效食材，一种具有惊人特性的香料：姜黄。

印度人平均每天食用 1.5—2 克（1/4—1/2 茶匙）姜黄。由姜黄根磨制的黄色粉末是黄咖喱中的主要香料。因其抗炎的性质，姜黄也是阿育吠陀医学中最常用的药材之一。在各种食物成分中，姜黄的抗炎效果无出其右，而这一效果的最主要原因就是姜黄素分子。在实验室条件下，姜黄素能抑制多种癌细胞的生长，如结肠癌、前列腺癌、肺癌、肝癌、胃癌、乳腺癌、卵巢癌、脑癌、白血病等；它还能抑制血管生成，并通过名为"凋亡"的生理过程强制癌细胞自行死亡。在小鼠体内，姜黄素可阻止数种由化学致癌物引发的肿瘤的生长，[30] 此外还能抑制一些移植到小鼠身上的人类肿瘤的生长。

也许正因如此，无怪乎印度人的肺癌患病率只有西方同龄人的 1/8，结肠癌是西方同龄人的 1/9，乳腺癌是 1/5，肾癌是1/10，前列腺癌是 1/15 了。[31] 这还是在印度人受环境致癌物的侵害程度往往高于西方人的情况下。

休斯敦 MD 安德森癌症中心的巴拉特·布尚·阿格瓦尔（Bharat Bhushan Aggarwal）教授是一位敢于突破桎梏的杰出学者。他是世界上获引用最多的癌症研究者之一，[32] 在该中心研究实验性癌症疗法的实验室任某部门主管。同蒙特利尔的贝利沃一样，阿格瓦尔在生物化学和药理学方面的杰出才能并没有阻碍他对任何有利于抗癌的事物保持开放的心态。阿格瓦尔小时候生活在旁遮普的巴塔拉（Batala）。用他的话说，阿育吠陀草药是"那时我们仅有的药"，他也永远忘不了这些草药是多么有效。

在获得加州大学伯克利分校的博士学位后，阿格瓦尔成为著名基因工程企业基因泰克（Genentech）雇用的首批生物学家之一，为癌症寻找新的分子疗法。20 世纪 80 年代，他发现了炎症因子在肿瘤生长中的重要作用，而这些炎症因子则来自恶名昭著的核因子 -kB 的活化。后来他撰文指出，控制癌症中核因子 -kB 的有害影响是"一个事关生死的问题"。[33] 从那时起，他便一直在寻找方法来对抗自己发现的这一致癌机制。

姜黄出现在印度、中国和阿拉伯国家的医药典籍中已有超过 2000 年的历史。阿格瓦尔记得在印度时，母亲的厨房里总少不了这种黄色粉末。姜黄粉可以减少炎症，且无副作用或副作用很少，作为科研人员，他觉得姜黄粉的这种性能或许有益于控制肿瘤的生长。他继续研究这种古老的黄色粉末，怀着科学家的好奇心和严谨，与他在研究制药业生产的新分子时练就的精神别无二致。

　　阿格瓦尔首先证明，姜黄素对抗培养中的癌细胞时活性很强。[34] 随后，在 2005 年，他证明姜黄素对移植到小鼠身上、对使用紫杉醇*的化疗已无反应的乳腺癌肿瘤也有作用。

　　给这些小鼠施用饮食剂量的姜黄素，可显著降低转移癌的扩散。微肿瘤仍可见于小鼠肺中，但大多数情况下再不会生长，也不会有明显威胁。[35]

　　对极为正统的 MD 安德森癌症中心来说，这些基于传统民间疗法的"半吊子"实验并不值得肿瘤学家太过关注。于是当阿格瓦尔走近这些肿瘤学家，兴奋地给他们展示自己的发现时，很快就大失所望：他只要一提自己在研究印度的传统阿育吠陀医学，就发现对方开始心不在焉。他要把结果告诉别人的时候，一开始的三个人都婉拒了他，他甚至都没有机会拿出数据来证明姜黄对癌症的细胞生物机制有何深远影响。随后，阿格瓦尔改变了策略，他走进 MD 安德森癌症中心临床研究主任的办公室，宣布："我在研究一种新的化合药物，它有我以前从没见过的性质。"这引起了主任的注意。接着他向主任展示了一系列他对这种新化合物所做的实验室检测，以及观察到的众多抗癌效果。主任已经变得相当兴奋，说："我们得立即对这种药物进行临床试验，巴拉特！"然而，当得知这种药物是一种印度传统

---

* 紫杉醇仍被认为是能有效防止乳腺癌转移的少数几种药物之一，但其有效率也不足 50%。

草药时，主任的兴趣迅速消退。直到出现了一次意外的转折。

几个月后，MD 安德森癌症中心的主席、美国最有影响力的肿瘤学家之一约翰·门德尔松（John Mendelsohn）医学博士与阿格瓦尔参加了同一场大会，并在会上听了阿格瓦尔的发言。令人惊讶的是，门德尔松在会后立即对阿格瓦尔说："我没想到你这些结果背后有这么坚实的科学基础。"在返回休斯敦的路上，门德尔松就决定针对姜黄素开展多项临床试验。第一项试验关注的是最常见的血癌之一，多发性骨髓瘤；第二项涉及最难治疗的一种癌症，胰腺癌；第三项研究高风险被试防御肺癌的潜力；第四项则有关一个让结肠癌对放疗反应更佳的计划。为了支持姜黄素用于妇科癌症、乳腺癌、膀胱癌的临床研究，以及姜黄素与化疗相结合的胰腺癌临床研究，阿格瓦尔已经积累了大量的动物实验结果。相关的人类研究目前还在进行当中，所有结果尚不知晓。

到 2008 年，即阿格瓦尔的观点首次发表几年之后，《美国国家癌症研究所期刊》刊发了一篇题为"用于抗癌临床的咖喱食材"的社论，强调了姜黄已进入癌症研究，并称截至当时，已有 20 多项此类临床试验在进行当中。[36]

姜黄还向人们深刻揭示了伟大的烹饪传统相比于服用单一种物质而言的益处。中国台湾地区的研究者试图用姜黄胶囊来治疗癌性肿瘤，却发现很难被消化系统吸收。[37]事实上，姜黄若不与胡椒或姜粉混合，会很难穿越肠黏膜屏障，而咖喱则总是把这些粉末搅在一起。胡椒可将人体对姜黄的吸收提高 20 倍。[38]
在发现食物间的自然亲和力上，印度式智慧远胜于现代科学。

　　我在研究自己所患癌症的有关信息时，也惊奇地发现，如果在化疗的同时使用姜黄素，即使是胶质母细胞瘤那样高度恶性的脑瘤，也能对化疗更为敏感。[39]

　　据休斯敦的阿格瓦尔团队称，姜黄素的非凡功效很大程度上源自它能够直接干涉核因子-kB，这个我们在第四章已经见识过的"癌症黑骑士"，它能保护癌细胞免受身体防御机制的攻击；整个制药业都在寻找无毒的新分子来对抗这种促癌机制。现在已经知道，姜黄素是一种强力的核因子-kB拮抗剂，而印度人将其用于日常烹调的 2000 多年实践已经证明，这种分子完全无害。姜黄也可与大豆制品同食，后者能代替动物蛋白，还含有上文提过的染料木黄酮，这种物质又有解毒及抑制血管生成的作用。再加上一杯绿茶，你可以想象，这将产生多么强大的鸡尾酒效应，又无副作用，还能同时抑制 3 种主要的癌症生长机制。

刺激免疫系统的蘑菇

　　香菇、灰树花（舞茸）、白桦茸和金针菇在日本是主要的蘑菇食材，如今医院也拿它们给化疗期间的病人食用。这些蘑菇含有一种名为"香菇多糖"的分子，它与蘑菇所含的大量其他多糖分子一起，能直接刺激免疫系统。[40-42] 例如，大量食用这些蘑菇的日本农民，胃癌患病率就比其他农民低 50%。[43] 日本的大学研究发现，食用蘑菇提取物的病人，其体内免疫细胞的数量和活性都显著增加，甚至在肿瘤内部，免疫细胞的活性也有增加。[44-48] 日本九州大学的研究者指出，化疗期间或之后常吃这些蘑菇的结肠癌患者能活更久。[49] 这很可能是由于他们的免疫系统得到激活，从而延缓了肿瘤的生长。

贝利沃的实验室曾检测过各种蘑菇对抗乳腺癌细胞的效果。有用的不只是亚洲蘑菇。有些蘑菇，比如平菇，能使培养中的癌细胞几乎完全停止生长。

浆果：黑莓、覆盆子、草莓、蓝莓……

制药业在其抗癌斗争中也在积极寻找抗血管生成类药物。

自 20 世纪 90 年代中期起，里夏尔·贝利沃也在研究抗血管生成类药物，制药企业也请他在实验室对这些药物进行检测。他的工作包括在试管里培养用化学物质刺激、"促生"的血管细胞，就像癌性肿瘤制造血管细胞那样；然后用微量吸管给这些受促生的细胞滴上微量的受测药物，以测量该药物阻止新血管生成的能力，通常要过好些天才能检测到一点细微的效果。

贝利沃记得那些天早上，他一到实验室就迫不及待地去看是否有新分子通过检测。只要观察到有希望的效果，他就激动万分地打电话给药企，得意地宣布："我们得了一分！"这些可喜的成果能刺激药企向研究投更多的钱，而很快贝利沃医生就发现他已经领导了一个庞大的研究项目。然而，始终有一层阴影笼罩着乐观的图景：在这类研究中，95% 前景看好的合成分子最终无法通过动物体进而人体评估。它们尽管能在试管中有效地对抗癌细胞，但往往毒性太大，不能给人使用。但现下，在圣贾斯汀儿童医院的分子医学实验室里，情况已不再相同。

贝利沃最近决定，不再测评新的化学分子，而改为检测覆盆子提取物的抗血管生成潜力。覆盆子和草莓大量含有一种叫"鞣花酸"的多酚物质（也存在于榛子和核桃中）。研究表明，在正常食量下，对于暴露在侵袭性致癌物之下的小鼠，覆盆子或草莓中所含的鞣花酸能显著延缓其体内肿瘤的生长。

经过与其他所有药物一样严格的检测，贝利沃发现，覆盆子所含鞣花酸，或与一种效力已获证明的药物一样有着延缓血管生长的效果。事实上，鞣花酸可妨碍两种最常见的血管生长刺激机制（血管内皮生长因子和血小板衍生生长因子）。[50] 贝利沃明白这个发现有多重要。这要是一种药物分子，他的传真机会整天闲不着，研究资金会蜂拥而至，尤其是该分子日后还不会有因毒性太大而不能用于人类的风险：毕竟从史前时代开始，原始人就在吃覆盆子了。但他该给谁打电话呢？覆盆子可不存在什么专利问题；因此，没人会在电话那端分享他此时此刻的兴奋，也不会有什么研究资金。

不过，像草莓和覆盆子这样的小水果（以及核桃、榛子、碧根果这样的坚果）还是更有前景。和典型的抗血管生成药不同，这些水果的作用不局限于这一种机制。鞣花酸还能为细胞解毒：它能阻碍环境致癌物转化为有毒物质，并促进清除毒素。[51] 我们这里谈到的毒素很危险，因为它们会与 DNA 相互作用，引发可能危及生命的基因突变。因此，鞣花酸是一种战斗在多条战线上的超级分子，而且没有副作用。

还有一种天然抗癌食物是樱桃，樱桃中含葡萄糖二酸，这种物质能帮助身体清除来自环境化学物质的异雌激素，从而为身体解毒。[52] 蓝莓含有花青素和原花青素，这些分子能迫使癌细胞自杀（凋亡）。[53] 在实验室条件下，这些分子可作用于数种癌细胞系，抗结肠癌尤其有效。还有一些食物也富含原花青素，如蔓越莓、肉桂和黑巧克力。[54]

最近的动物研究已经证实了这些实验室结果。俄亥俄州立大学的研究者发现，大鼠食用加拿大黑覆盆子可对食管癌、口腔癌和结肠癌产生抑制效果。加里·斯托纳（Gary Stoner）教授领导的研究团队用覆盆子粉也得到了相同的结果，这种粉末含有高浓度的花青素。在两项研究中，食用浆果的那一组大鼠，长肿瘤的比率都比对照组低 50%。[55] 这种神奇小果子也已经在一小群病人身上证明了其功效，这组病人因基因遗传会长一种特殊的息肉，这种息肉已知会增加病人患乳腺癌的风险；而服用黑覆盆子提取物的病人，长这种危险息肉的比率比安慰剂组低 59%。[56]

梅子、桃子和油桃：核果时代的到来

最近，浆果有了一些竞争对手：梅子、桃子、油桃等，统称"核果"，其抗癌的品质以前还不为人所知。据得克萨斯一个检测过100多种水果的研究组称，这些水果，尤其是梅子（西梅、青梅、李子等），所含抗癌物质至少和小浆果一样丰富。在这个经济衰退的年代，得知一颗小梅子含有的抗氧化成分和一把浆果一样多，花费还少得多，真是不赖。在实验室检测中，核果还表现出了抵御乳腺癌细胞和降低胆固醇的效果。[57]

香料和香草：作用机制和药物相同

2001年，美国食药监局以创纪录的速度批准了一种抗癌新药"格列卫"（Gleevec®，通用名"伊马替尼"）。该药物可有效治疗普通白血病，以及一种非常罕见、往往致命的肠癌。美国临床肿瘤学会前主席、纪念斯隆-凯特琳医院的主要肿瘤学家之一拉里·诺顿（Larry Norton）医生在接受《纽约时报》的热心采访时毫不掩饰地表示：格列卫的效果堪称"奇迹"。[58]

确实，对肿瘤医生来说，格列卫开创了一种治疗癌症的全新方法，它不像化疗那样设法毒杀癌细胞，而是阻断日复一日刺激癌症发展的细胞机制。格列卫会对刺激癌细胞生长的某种基因起作用，但现在认为，该药的另一关键功能或许是阻住刺

激新血管生成的一道关卡（PDGF 受体）。每天服用格列卫可遏
制癌症发展，进而使其不再危险。用发现血管生成的犹大·福
克曼的话说，我们已然到达了"无病状癌症"的阶段。[59]

　　许多香草和香料的作用机制恰与格列卫相同。比如唇形科
植物，包括薄荷、百里香、马郁兰（甘牛至）、牛至、罗勒、
迷迭香等。这些植物富含萜烯类脂肪酸，因而格外芳香。研究
表明，萜烯对多种肿瘤均有效果，可减缓癌细胞扩散或促使其
死亡。

　　迷迭香中有一种萜烯物质"鼠尾草酚"，会影响癌细胞侵入
周围组织的能力。一旦无法扩散时，癌症就丧失了毒力。此外，
美国国家癌症研究所的研究人员发现，迷迭香提取物还有助于
化疗物质渗入癌细胞，并能在组织培养物中降低癌细胞对化疗
的抵抗力。[60]

　　里夏尔·贝利沃经过实验证明，欧芹和芹菜中富含芹菜素，
这种物质已证明能强力抑制肿瘤生长所需的血管生成机制，效
果堪比格列卫，即使浓度很低时——就比如食用欧芹后可在血
液中观测到的那种浓度——也有此作用。[61]

食物的协同效应

　　幸运的是，要给含有抗癌分子的食物开列清单，会比人们
通常认为的长得多。在本章后的附录中我会提供一份实用（当

然并无穷尽性）的清单。*

以下是对目前为止一些主要研究成果的快速总结：

1.某些食物是癌症促进剂，会为助力癌症发展的机制提供养料，在第六章我们已有过讨论。

2.还有一些食物是癌症的反促进剂，可抑制癌症发展所必需的机制，或迫使癌细胞自行死亡。

3.人每天都要吃三顿饭，因此食物对加速或延缓癌症发展的生理机制会有不容小觑的影响。

药物通常只对单独一种因素起作用。最新一代抗癌药物以提供"靶向"治疗为傲。这意味着这些药物会在某个特定的分子阶段发挥干预作用，从而限制药物的副作用（按设想该当如此）。相反，抗癌食物可同时作用于多种机制，且"药性"温和，不会引发任何副作用。而我们用餐时吃的食物都是"组合"，这还能让我们抵御更多的涉癌机制。这也是在实验室检测这些作用会如此复杂的原因：可能的食物组合数量是个天文数字。但正是因为数不胜数，这些食物组合才大有前途。

MD 安德森癌症中心的兽医学博士、癌症生物学主任以赛亚·费德勒（Isaiah Fidler）研究了在何种情况下，癌细胞能够或不能成功侵入其他组织。他向同事展示了一副显微镜下胰腺

---

* 里夏尔·贝利沃与生物化学家丹尼斯·金格拉斯（Denis Gingras）合作了20多年，他们共同出版了一本书，专门图文并茂地详细介绍了这些抗癌食物，我在此强烈推荐。[62]

癌细胞的画面。按生长因子的不同，他的团队成功地给癌细胞
染了色。生长因子即是癌细胞的养料，可使肿瘤扎根、生长、
抵挡所受的各种治疗。在该实验中，一颗胰肿瘤会呈现出多种
色彩：绿色、红色、黄色的是生长因子，蓝色的斑点是细胞核。
这表明大多数肿瘤细胞都可以利用数种不同的生长因子。"这意
味着什么？"费德勒用激光笔指着这张五颜六色的肿瘤幻灯片，
向听众发问，"对付红色的，绿色的会杀死你；对付绿色的，红
色的会要了你的命。唯一的答案就是全都对付。"[63]

新德里医科大学学院（UCMS）的研究者们无疑都受了伟
大的阿育吠陀医学传统的影响，他们揭示了某些食物组合的协
同效应能在多大程度上保护身体免受致癌物的侵害。[64] 将一批
雌性小鼠长期暴露在著名的致癌物二甲基苯蒽之下，百分之百
会引发乳腺癌——除非给这些小鼠施用一些健康食物中的常见
物质。受检测的营养物质有硒（主要存在于一些有机种植的谷
物和蔬菜，以及鱼类和贝类之中）、镁（存在于菠菜、榛子和扁
桃仁等坚果、全谷物和一些矿物质水中）、维生素 C（见于大多
数水果、蔬菜，尤其是柑橘类水果和绿色蔬菜以及甘蓝、草莓
中）、维生素 A（存在于所有色彩鲜艳的果蔬，以及蛋类之中）。
在只吃了其中 1 种成分的小鼠中，50% 长出了肿瘤；在同时吃
2 种成分的小鼠中，患癌率只有 1/3；如果吃 3 种成分的组合，
相应小鼠的患病率会降至 1/5；而如果吃全部 4 种成分，只有
1/10 的小鼠会患癌。正如统计数据所示，仅仅摄取普通食物成

分的组合，这些小鼠就避开了100%的患癌风险，迎来了90%的逃脱机会（图14）。[65] 而导致这一惊人区别的，极可能是各种可延缓或阻断促癌机制的营养成分一起产生的协同效应。这种协同联合的方式正是以赛亚·费德勒所建议的治疗方式。

2007年，约翰·厄尔德曼（John Erdman）教授发表了一项关于某些食物组合功效的有趣研究，[66] 他对协同效应也很感兴趣。"把西红柿和西蓝花放在一起吃，能看到一种累积效应，"他解释道，"这很可能是因为这两种食物都含有抗癌物质，但作用机制不同。"厄尔德曼教授与他在伊利诺伊大学的团队一起，研究了饮食中包含西红柿和西蓝花会对患前列腺癌的大鼠

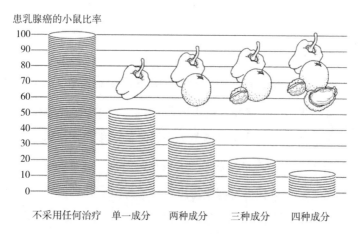

图14　食物成分的组合比单一食物成分抗癌效果更佳。任一成分单独作用时，可使暴露在强力致癌物下的小鼠的乳腺癌风险降低50%，4种成分一起施用则可降低90%的患癌风险。[67]

有何效果，其中西红柿和西蓝花的量即相当于人类的日常食用量。结果，饮食中富含西红柿和西蓝花混合粉的大鼠，其体内肿瘤的重量下降了 52%，比饮食中仅含有西红柿粉（下降 34%）或西蓝花粉（下降 42%）的大鼠下降得都要多。番茄红素被广泛认为是西红柿中所含的抗癌物质，但只摄入番茄红素的大鼠，肿瘤重量只下降了不到 18%。因此，"真实"的食物比补充剂更有效，而把这些食物组合起来食用，也会比分开吃更有效。

"西红柿含有一整套生物活性元素，如维生素 C、K 和 E；纤维；叶酸；槲皮素这样的多酚；类胡萝卜素，如八氢番茄红素和六氢番茄红素。这些物质都可能有抗癌的潜力。"研究人员解释说。西蓝花也是一样，其功效不可还原到其中的单一成分。吃一颗完整的食物，意味着我们吸收了数种植物营养素的组合，而吃一顿食材丰富的大餐则会进一步放大这种效果。

每次只单独研究某一种特定成分，希望能找到某一种具有抗癌活性的物质的做法，厄尔德曼教授称之为"还原主义"。他坚持认为我们需要就食物协同效应做更多的研究。迄今为止，还没有研究评估过，如果某种饮食能结合所有抗癌元素，会有何效果，这些抗癌元素包括绿茶、低血糖指数、富含 ω-3 而较少 ω-3 脂肪酸的油脂、姜黄、香草、西蓝花（每周吃 3 次）、橄榄油、蒜 / 洋葱 / 韭葱、浆果、核果等。此外，目前的研究表明，无须担心这些食物相互之间会产生任何不良反应，即吃这种食物会减弱那种食物的抗癌效果。因此我们可以合理地推断，一

种结合众多生物活性要素、汇集各种抗癌机制的饮食模式，极
有可能产生一种可对抗各类癌症生长因子的超强协同效应。

烹饪及冷冻对食物的抗癌功效有何影响？

烹饪会不会使香草和抗癌食物中宝贵的生物活性成分化
为乌有？一位来自英国金斯顿大学的科研人员正好研究了这
个问题。[68] 她的结论很清楚：大多数烹调方法能保留抗癌食
物的有益性质，至少会保留抗氧化性。以西红柿为例，为释
放出其中宝贵的抗癌植化素（如番茄红素），反而应该用油
烹饪。泡茶／浸泡、熬汤、制取高汤都是香草最有效的烹制
方法，尽管煎炸、烧烤食物会稍稍降低其营养，但大部分会
得到保存。不过，烹饪会破坏西蓝花和其他十字花科蔬菜中
的珍贵成分。至于食物储藏，即使冷冻至零下 20℃，食物
中抗癌物质的有益属性也会得到保留。但要注意一个例外：
富含 ω-3 脂肪酸的海鲜。烧烤、煎炸、冷冻鱼类或其他海鲜，
实际上会破坏其中约 30% 的 ω-3 脂肪酸。鱼类最适宜的烹
调方式是蒸，或用低温慢慢烘烤。吃海味，新鲜永远好过冷冻。

抵御癌症的混合蔬菜汤

如果贝利沃的假说正确，那每天吃各种抗癌食物，产生的

协同效应应该会大大延缓癌症的发展。因此，制作一种结合所有抗癌成分的混合蔬菜汤，会很有意义。

在圣贾斯汀儿童医院的实验室里，贝利沃的团队评估了混合蔬菜汤对重病小鼠的效果。这些小鼠由于基因缺陷，是没有免疫系统也没有毛发的"裸"鼠。它们对感染缺乏抵抗力，不排斥移植到身上的人类癌细胞。把人类肺癌细胞注射进其皮下后，这些小鼠长出的肿瘤可重达其体重的 5%，这相当于人类体内有一颗三四千克重的肿瘤。

贝利沃的同事还记得给小鼠炖混合蔬菜汤时，散发出的香气让人胃口大开，比通常充斥实验室的化学成分和清洁剂的气味令人愉悦得多。这种混合汤里有球芽甘蓝、西蓝花、蒜、葱、姜黄、黑胡椒、蔓越莓、葡萄柚，甚至还有一点绿茶。配比均经过计算，保证和人每天一般摄入的量一致：如 100 克包菜，50 克蓝莓，2 克茶叶等。

为防止这些脆弱的小鼠遭受感染，研究者需戴上无菌口罩和手套，每天用混合蔬菜汤喂食这些小鼠，并为它们称重。不到一周，未喂以蔬菜汤的小鼠皮下长出了畸形的肿瘤，而食用抗癌蔬菜汤的小鼠则要健康得多：更好动、更好奇、胃口也更好。最重要的是，尽管这些小鼠缺乏免疫系统，皮下还有癌细胞，但却用了更长时间才长出肿瘤，肿瘤长得也更慢。(图 15)

伦尼就是这样带着典型的侵袭性癌症多活了那么多年吗？是妻子为他特别准备的食物同时阻断了各种胰腺癌生长因子，

不进行治疗的老鼠 以抗癌蔬菜混合浆液治疗的老鼠

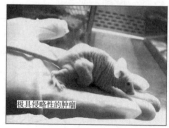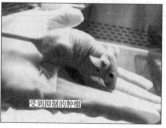

极具侵略性的肿瘤 受到抑制的肿瘤

图 15 丧失免疫系统的小鼠，若每天喂以抗癌混合蔬菜汤（及普通食物），健康状况会更好（右），长出的恶性肿瘤也远没有仅喂以常规饮食的小鼠（左）严重。[69]

从而抑制了癌症的发展吗？我们不能肯定，但可以肯定的是，施行这样的饮食方案，不可能危害他的健康。

每天，每餐，我们都可以选择食用那些能抵御癌症入侵身体的食物，这些食物通过以下的方式发挥抗癌作用：

- 清除致癌物质
- 支持人体免疫系统
- 阻断肿瘤生长所必需的血管生成
- 阻止肿瘤制造炎症来为其自身提供养料
- 阻断能使肿瘤入侵周边组织的机制
- 促进癌细胞的自行死亡

食物大于污染物

抗癌食物能清除多种致癌物，从而为身体解毒，这一点特别重要。因此，举例来说，即使某些非有机水果和蔬菜被杀虫剂污染，这些果蔬中抗癌分子的积极影响还是要大于致癌物的负面作用。正如科林·坎贝尔所指出的，就癌症而言，"食物每一次都战胜了污染物"。[70]

来点葡萄酒怎么样？

2009 年初，正值经济迅速衰退之时，英国牛津大学的一项重要研究及法国国家癌症研究所的一份报告均指出：酒精致癌，一杯小酒也会如此，哪怕这是一杯红葡萄酒。

这两篇文章发表几天之后，法国的一项历时 25 年、追踪近 10 万人的大型研究"洛林队列研究"（COhort LORrain，缩写为 Color）则作结指出：尽管酒精一般而言确实是多种癌症的风险因素，但适度饮用红酒其实能预防某些癌症。[71] 确实，无论是千百年来的世俗观念，还是大量的科学研究，都将适度饮用红酒和健康联系在一起。

我与同仁里夏尔·贝利沃教授和米歇尔·德·洛日里尔医生一起，决定评估一下这些相互矛盾的报告。[72] 我们发现，尽管现有的研究确实表明酒精会显著增加患癌风险，但并没有充分的数据说明这一结论也适用于用餐时适量饮用红酒。相反，众所周知，适量饮用红酒对心脏有益，而按照我们的看法这对防御癌症很可能也有类似的益处。

饮酒有风险还是有益处？眼前的这一迷惑，以及我们基于现有文献推荐适量饮用红酒的理由，都请容我作一解释。首先，过度饮酒确实会带来严重的健康风险，尤其是最危险的饮酒方式：酗酒。这一点是所有研究的共识。另外，我当然也不认为饮用葡萄酒是有效抗癌饮食的必要组成部分，也不想表现得像是要鼓励那些不饮酒的人养成喝葡萄酒的习惯。

然而，包含饮酒因素的整体饮食情况，显然会极大改变人体的反应。例如，文献载明，ω-3 脂肪酸不足和 ω-6 脂肪酸过量（这是当代英美人的一种典型饮食模式）可使饮酒产生的致癌自由基数量增至 5 到 10 倍。[73] 类似的，还有数项研究表明，只有饮食中绿色蔬菜较少（每日摄入叶酸少于 400 毫克）的女性才会因饮酒而面临乳腺癌风险的升高，饮食富含叶酸的女性就不会如此。[74-76]

据悉，红酒的保护性作用在某一情况下会得到显著增强：就餐时饮用，尤其是配合地中海饮食饮用。地中海饮食因包含大量蔬菜而富含多酚、黄酮类化合物、β-胡萝卜素、叶酸及其他有益健康的植化素，且 ω-3 和 ω-6 脂肪酸平衡得很好。

在英国，许多人蔬菜吃得不够，ω-6 脂肪酸的摄入量是 ω-3 的 15—30 倍，还疏于身体锻炼，体重超标。前面提到的那项牛津大学的研究，研究的正是这样一群人，或者说正是一群因生活方式而有较高患癌风险的女性。

2008 年发表的一项重要的美国研究表明，在不同的饮食背景下，各研究的结果可能完全不同。[77] 该研究分析了 84170 名加州男性后发现，常饮红酒的男性中患肺癌的人数要远远少于偏好喝啤酒或烈酒的男性。这种抗癌效果在吸烟者中甚至更为显著，这一情况也清楚地说明，我们还应进一步研究抵御烟草有害影响的方法。在加州，饮用葡萄酒也与更健康的生活方式有关：更少吸烟、吃肉，摄入更少油脂和更多的果蔬。

尽管这些研究都不容忽视，但只要简单地看一下数据，我们就能轻易抓住当下的关键：生活方式的一点改变，就能提升红酒的抗癌潜力（48%）；牛津大学的那项研究指出饮酒会使患癌风险提高 11%，但 48% 比 11% 还是要大多了。

为何常规癌症治疗中仍缺少营养建议

过去 5000 年来，所有伟大的医学传统都会用饮食来控制病情，我们的也不例外。公元前 5 世纪，希波克拉底就说："以食为药，亦药亦食。"[78] 2003 年，《自然》上发表了一篇长文，用更为现代的文风总结道："借助可食用植化素的化学预防法现在被认为是一种便宜合适、易得易用的癌症控制和管理方式。"[79]

不过，尽管食疗仍是阿育吠陀医学、中医和阿拉伯医学的支柱之一，但当下的西医实践中又有谁会提到饮食呢？

　　脑瘤复发后，我做了第二次手术。术后去看肿瘤医生时，我已经准备好了要开始做一年的化疗。我问他自己是否应该改变饮食来使治疗发挥最大效果，避免再次复发。尽管他照顾我一直全心全意，多年与慌乱病人打交道也使他总能保持耐心和友善，但这一次他的回答完全是老一套："随便吃。不会有多大区别。但无论吃什么，都要保持住体重。"

　　我看了一些肿瘤学教材，很多同事在接受培训时都以它们为基础，最好的一例就是《癌症：肿瘤学理论及实践》（*Cancer: Principles & Practice of Oncology*）。[80] 这是准肿瘤医生的必读书，由美国国家癌症研究所前所长、因发现霍奇金病的联合化学疗法而闻名的文森特·德维塔（Vincent T. DeVita）教授组织编写。这本不同凡响的书为全世界的肿瘤学奠定了基调，而该书最新一版，依然没有一章讲营养对治疗癌症、防止复发的作用。

　　在手术和化疗之后，体内仍不可避免会残留癌细胞，因此同每位癌症患者一样，我每半年都要做一次例行检查，以确认这些癌细胞依然受控。在我做后续检查的大型大学医疗中心，候诊室有各种医疗手册供患者取阅。最后一次检查时，我仔细读了一本名为"给患癌人士的营养建议：病人及家属指南"的小册子。[81] 从中我看到了不少好主意，比如多吃蔬菜、水果，"每周有几顿别吃肉"，还建议少吃油腻食物，少喝酒。但随后，我在"治疗后的营养建议"一节看到了一条泄气的声明："目前还很少有研究表明靠饮食就能阻止癌症复发。"[*]

我的肿瘤医生同事救了我的命，我也深深钦佩他们每天都为癌症患者尽心奉献，而癌症又是这么一种格外棘手的病。但我还是必须要问，为什么这些杰出的医生会一直鼓吹这样一个错误的观点？与其中一些我引以为友的医生讨论之后，我终于找到了问题的答案，事实上还是好几个答案。

"真要是这样，我们会知道"

同所有医生一样，肿瘤医生也在不断探寻各种可能帮到病人的科学进展。他们每年都参加学术会议，以保持对新疗法的了解；订阅登载最新研究的科学期刊，以及一些更具商业性、对当前医学观点给予新闻报道的行业刊物；每个月还与制药业的销售代表数次会面，后者会介绍市面上的最新药物。他们觉得在自己的领域内无所不知，而且一般而言也确实如此。

但在医学文化中，当且仅当某种疗法已被一系列"双盲"研究证明确实对人类有效，医生才能改换给病人的治疗建议。这种医学顺理成章地就叫"循证医学"。

---

[*] 在这本册子上，我还发现了一份"营养零食"清单，意在帮病人度过化疗的艰苦时期。这份清单推荐了曲奇、冰激凌、白面包、蝴蝶脆饼、玛芬、奶昔甚至还有蛋奶酒，换句话说，都是些高血糖指数、含大量不平衡动物脂肪的食物，会直接触发炎症过程。而在这本 37 页的小册子里，没有一页提到姜黄、绿茶、大豆、覆盆子或激发免疫系统的蘑菇。

比起针对人体的实验研究，流行病学则被视为不过是假说的发源地。同时，整天接触病人的肿瘤医生也不会考虑在实验室里拿癌细胞或老鼠做的研究。要到被大规模人体研究证实之后，这些研究才算得上"证据"，所以即使它们发表在《自然》或《科学》杂志上，肿瘤医生通常也不会发觉，因为他们没有时间去探索如此大量的实验室工作。除非是从自己的典型信源听说的成果，否则他们往往会想："这不是真的，否则我会知道。"

一种抗癌药物需充分通过人体实验阶段才可获批，实验花费在500万—10亿美元之间。当投资者想到，即便是紫杉醇这种相对次要的抗癌药物，每年都可为公司带来10亿美元的专利费时，这种实验投资就可算合理。而另一方面，投这么多钱去证明西蓝花、覆盆子或绿茶的抗癌作用，没有任何经济上的可行性，因为这些食物不能取得专利，销售这些东西绝不可能收回最初的投资。即便有一些关于食物抗癌功效的人体研究，其水准也根本无法与药物研究相提并论。更常见的是动物研究，经济上也可行，它们能帮我们指出正确的方向。可惜，针对老鼠的研究一般认为不能在人身上证明什么，而这种看法是对的。

这就是为什么鼓励公立机构、基金资助抗癌食物的人体研究是如此必要。不过我深信，不必等到有什么大型研究的结果再开始将抗癌食物纳入自己的饮食。事实已经清楚地表明，遵循本书推荐的、也是我自己采用的饮食模式，没有任何风险，

相反还有远超其抗癌作用的健康收益：仅举几例，比如这类饮食对关节炎、心血管病、阿尔茨海默病等也有疗效。[82-88]

"别老拿饮食这一套烦我们"

更严重的情况也许是，医学院很少教授营养学。多数院校只把营养学概念穿插在其他学科，如生物化学和流行病学之中。在去藏区之前，我知道的营养学知识比时尚杂志 *Cosmopolitan*（《放眼世界》）的普通读者还少得多。下面总结的就是我在医学院所学的营养学知识，没有多少夸张：

- 食物由碳水化合物、脂质、蛋白质、维生素和矿物质组成。
- 肥胖患者应减少热量摄入。
- 糖尿病患者必须少吃糖，高血压人士少吃盐，心血管病患者少摄入胆固醇。

对营养学的无知使我长期对食疗抱持轻视态度，也更偏好高贵的制药学分支所采用的疗法。我清楚记得，20 世纪 90 年代时，我曾应邀在一场为心内科医生举行的晚宴上就抑郁与心脏病之间的联系发言。为了打动忙碌的医生参加晚宴，组织晚宴的某制药公司请我们去了匹兹堡最好的一家牛排餐馆，这家餐馆专做美国牛肉。点单时，一位心内科医生拒绝了餐厅领班推荐的一款重达 700 克的夏多布里昂牛排。她礼貌地告诉领班，自己正在控制胆固醇，询问可否点鱼肉。同桌的其他医生立即取笑说：“吃你的立普妥*吧，别老拿饮食这一套烦我们。”

　　这些医生的反应当时甚至都没有让我吃惊。这件事完美地显示了我们医生的生活心态：有病吃药。即便是心内科医生，即便他们会欣然承认改变饮食习惯可降低患心血管病的风险，我们的医学文化还是鼓励忽略饮食的方法，用药物解决问题。

"专家没有共识"

　　1977 年，我随父亲在华盛顿的参议院拜访了参议员乔治·麦戈文（George McGovern），就在他的办公室。我记得，作为一名曾经的民主党美国总统竞选人，他的办公室在我看来太小了。我还记得他椅子后的墙上挂着一幅他所代表的南达科他州的地图，地图很是特别，是一大块近乎空白的长方形，里面有几个我从没听说过的小镇。麦戈文情绪低落，面带愁容。他正面临着一场政治反叛，其破坏力还要远甚于 1972 年尼克松对对手党派位于水门大厦的总部发动的攻击。“我刚犯了政治生涯中最大的错误。”他说。此前，他同意了主持负责起草营养公共卫生建议的国会委员会。做证的专家向委员会提交了简单明了的结果。他们报告称，自"二战"以来，美国的冠心病发病率急剧上升，而在饮食以蔬菜为主、动物源性食品为辅的国家，这种病几乎

---

*　立普妥（Lipitor®，通用名"阿托伐他汀"）是制药业最大的赚钱工具，销售最热时，每小时即可售出 100 万美元，全年每天如此（年销售 90 亿美元）。

不存在。流行病学家也在战争期间观察到了这个现象，那时肉制品和乳制品实行配给供应，美国的心血管病发病率明显下降。

为了造福于民，委员会发布了一篇应该说是基于共识的报告——《美国饮食目标》，天真地推荐美国人"减少对肉类及乳制品的消费"。

从那时起，麦戈文就卷入了一场他无法平息的政治风暴当中。他点燃了整个美国牛肉和乳牛产业的怒火。在南达科他州广袤空旷的大草原上，牛比居住人口还要多。那天在麦戈文的办公室，他表示有一些问题还是不要去管为好。

3年后，强大的养牛业将资金给了麦戈文的政治对手，结束了他的参议员生涯。麦戈文的悲伤举止已经表明他知道等待着自己的是什么。由养牛业资助的各路专家都断言，指责某一种食物不好是严重的错误，而且也不止肉类和乳制品含有报告中谴责的所谓"饱和脂肪"，鱼类中也有（确实如此，但含量低得多！）。养牛业就这样设法改变了国会的饮食建议，而从此也再无人明确建议减少具体某种食物的消费。但如此一来，公众却被委员会弄糊涂了，可能还要糊涂上好几十年。一条本应简单明了的信息就这样变得莫名其妙、含糊不清，最终全无效果。正如伯克利的新闻学教授迈克尔·波伦在《纽约时报杂志》上的一篇文章中所强调的：公众收到的唯一信息是当时不想有任何改变的养牛业发出的，即"专家没有共识"。[89]

同病人一样，医生也被两股强大的产业势力所裹挟。一边是制药业，其逻辑显然是要医生为病人提供简单的药物解决方案，而非鼓励病人靠自己解决问题；另一边是食品工业，他们唯恐自身利益受损，会阻止医生过于直白地宣扬食物与疾病的关联并给出相应的建议。制药业和食品工业有一个共同之处，就是都深深地希望别有任何改变。

对于像我这样想要防癌抗癌的人，继续做这些经济势力的被动受害者是不可接受的。除了用一切可能有助于控制癌症且对身体无害的方法来武装自己，我们别无选择。好消息是，已有充分的数据表明了食物的抗癌效果，每个人都可以自己开始施行这种疗法。

"人们不想改变"

我们真的准备好帮助自己了吗？我记得自己曾在某个会议上展示了一组反映"二战"以来西方饮食习惯逐渐恶化的数据，会议期间我与一位医生同行交流了意见，他说："你也许是对的，大卫，但人们不想改变，把这些告诉他们没用。他们只想吃药，然后把这些抛诸脑后。"

我不清楚他是不是对的，但我清楚自己不是这样，也宁愿相信自己不是唯一这样想的人。

可以肯定的是，研究机构发现改变的确很难。在大学癌症中心做完最后一次扫描后，我进了肿瘤大楼入口旁边一家恰好有着玻璃屋顶的餐厅，发现这里有 8 种不同的茶饮：大吉岭茶、伯爵茶、洋甘菊茶，还有几种果味香草茶。对于一处医院餐厅来说，茶的种类肯定是够多了，但没有一种是绿茶。

附录

日常饮食中的抗癌食物

一盘新的标准菜

　　抗癌饮食主要由蔬菜（及豆类）拌上橄榄油（或芥花油、亚麻籽油）或有机黄油、蒜、香草及香料组成。肉和蛋可有可无，不是一盘抗癌菜的主要成分，加肉和蛋主要是为调味。[*]这与一盘典型的西方菜（中间一大块肉，边上加点蔬菜）恰好相反。

推荐食物清单

绿茶

　　绿茶富含多酚，包括儿茶素（特别是 EGCG），可减少肿瘤生长及转移所必需的新血管生长，还是一种强效的抗氧化剂和解毒

---

[*]　世界癌症研究基金会 2007 年年度报告推荐每周食用红肉不超过 500 克。[90]

剂（可激活肝脏中能清除体内毒素的酶），并会促使癌细胞凋亡。在实验室条件下，多酚还可加强放疗对癌细胞的效果。

注意，红茶是发酵过的，这一过程会破坏大部分多酚物质。乌龙茶是半发酵，介于绿茶和红茶之间。去咖啡因的绿茶仍能保留全部的多酚。

日本绿茶（煎茶、玉露茶、抹茶等）中 EGCG 甚至比普通种类的中国绿茶还要丰富。

饮用绿茶前最少要浸泡 5—8 分钟，最好是 10 分钟，以释放其中的儿茶素。

推荐用法：用茶壶泡 2 克绿茶 10 分钟，1 小时内饮用，每天喝两三杯。不要重复用泡过的绿茶，因为浸泡一两小时后，绿茶就会失去其中有益的多酚。

此外还需注意：有些人对绿茶中的咖啡因很敏感，在下午 4 点后饮用可能导致失眠。这种情况请饮用去咖啡因绿茶。

橄榄和橄榄油

橄榄和橄榄油含有极高浓度的酚类抗氧化剂，是理想的健康食物。黑橄榄所含抗氧化剂似乎比绿橄榄更为丰富，尤其是未采用西班牙法盐浸的黑橄榄。类似的，冷压特级初榨橄榄油更好，比精制油含有浓度更高的生物活性成分。

每日推荐食用量为半汤匙到一汤匙，可用于烹煮食物（鱼、豆腐、肉类、蔬菜），制作沙拉酱汁，也可用作意大利面、米饭或藜麦的调料。

不过要注意，橄榄油虽然对健康十分有益，但毕竟是油，过度食用会使你增重。

姜黄和咖喱

姜黄（这种黄色粉末是黄咖喱的成分之一）是目前已确认的最强天然抗炎物质，也能刺激癌细胞凋亡，抑制血管生成；在实验室条件下还可增强化疗的效果，减缓肿瘤的生长。

注意事项：为使身体吸收，须将姜黄与黑胡椒（不是普通胡椒）混合食用；理论上还须把姜黄溶于油中（橄榄油、芥花油或亚麻籽油更佳）。商店售卖的混合咖喱中，姜黄只占总量的20%，因此直接获取姜黄粉更好。

推荐用法：将1/4茶匙姜黄粉、1/2汤匙橄榄油和一大撮黑胡椒混合，加入蔬菜、汤和沙拉酱汁之中。滴几滴龙舌兰花蜜可去除其轻微的苦味。

姜

生姜也是强效抗炎物质，并有抗氧化效果（效果优于维生素E）及保护性作用，可对抗癌细胞。此外，姜黄还有助于减少新血管的生成。姜茶可缓解化疗和放疗产生的恶心。[91-93]

推荐用法：用炒（煎）锅炒蔬菜时放入姜末。或用青柠汁和姜末腌制水果（喜欢吃甜的话可以放一点龙舌兰花蜜）。拿一小块姜（约 2.5 厘米大小），切片，放入沸水煮 10—15 分钟，姜茶就做好了，冷饮或热饮均可。

十字花科蔬菜

甘蓝（包括球芽甘蓝、小青菜、大白菜、西蓝花、花菜等）含有萝卜硫素和吲哚-3-甲醇（I3C），这些都是强效的抗癌分子。萝卜硫素和 I3C 可净化某些致癌物，阻止癌前细胞发展成恶性肿瘤，还能促使癌细胞自行死亡，阻止血管生成。[94-96] 2009 年，

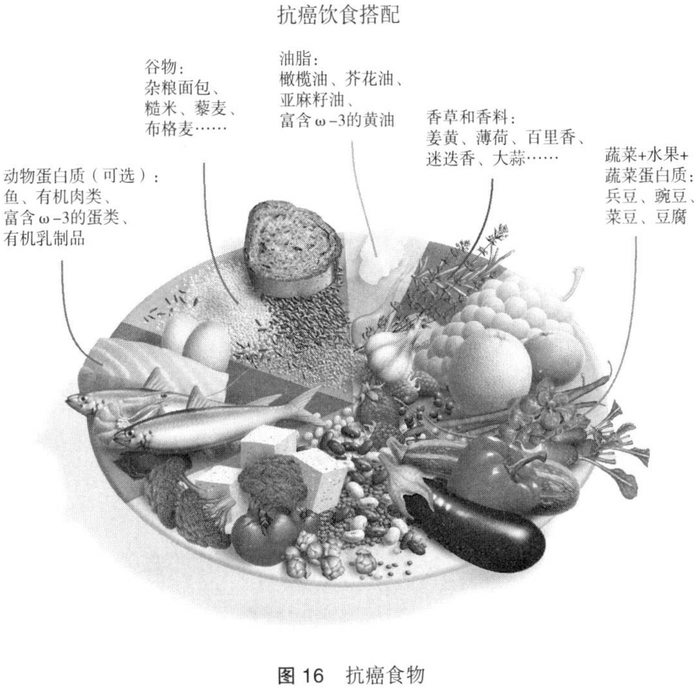

抗癌饮食搭配

谷物：
杂粮面包、糙米、藜麦、布格麦……

油脂：
橄榄油、芥花油、亚麻籽油、富含 ω-3 的黄油

香草和香料：
姜黄、薄荷、百里香、迷迭香、大蒜……

蔬菜+水果+蔬菜蛋白质：
兵豆、豌豆、菜豆、豆腐

动物蛋白质（可选）：
鱼、有机肉类、富含 ω-3 的蛋类、有机乳制品

图 16　抗癌食物

匹兹堡大学癌症研究中心的生物学家西文德拉·辛格（Shivendra Singh）博士及其团队用小鼠研究了萝卜硫素这种广泛存在于十字花科蔬菜中的抗氧化剂对前列腺癌有何影响。他们得到了两个崭新的发现：第一，每周摄入 3 次萝卜硫素可大大促进 NK 细胞对抗肿瘤的活动（效果超过 50%）；第二，研究表明，带肿瘤的大鼠摄入萝卜硫素后，其肿瘤转移的风险只相当于未摄入萝卜硫素的大鼠的一半。[97,*]

注意事项：包菜和西蓝花不要煮，煮可能会破坏萝卜硫素和 I3C。

推荐用法：加盖稍蒸一会儿，或在锅中放少许橄榄油迅速翻炒即可。

大蒜、洋葱、韭葱、火葱、香葱

蒜是最古老的药用香草之一（公元前 3000 年的苏美尔石碑上就刻有大蒜食疗方）。1858 年，路易·巴斯德发现了大蒜的抗菌特性。"一战"期间，大蒜被广泛用在绷带上以防止感染，

---

* 辛格医生团队使用的萝卜硫素浓缩提取物，相当于每周吃 3 次，每次吃 20 碗西蓝花的量，不可能通过日常饮食获得。不过如前所述，单独摄入一种营养成分没有吃完整的食物效果好。[98] 此外，我们也知道，将各种抗癌食物一起食用，效果会加倍。因此，情况很可能是，将西蓝花与其他抗癌食物如大蒜、洋葱、西红柿、橄榄油等一起食用，依然能有效地刺激免疫系统、抵御癌症转移，即使摄入的萝卜硫素的量只有辛格研究中的 1/20。只可惜，科学研究要求简单性和实验纯度，因此很少研究食物组合带来的好处；但研究过这种课题的项目几乎都发现：同生活方式一样，多种因素的组合，效果会远远优于单一因素。[99-107]

后来又在"二战"中被苏联士兵使用。抗生素短缺时，苏联士兵会大量用蒜，使大蒜有了"苏联青霉素"之名。

葱蒜类植物中的含硫化合物可降低由烤焦的肉或烟草燃烧所产生的亚硝胺及 N- 亚硝基化合物的致癌作用，还会促进结肠癌、乳腺癌、肺癌、前列腺癌及白血病的癌细胞凋亡。

流行病学研究表明，在吃蒜最多的人中，患肾癌和前列腺癌的情况较少。[108]

此外，葱蒜类植物都可调节血糖水平，从而减少胰岛素和 IGF 的分泌，进而遏制癌细胞的生长。

注意事项：将蒜瓣捣 / 压碎，可释放其中的活性分子；将蒜末溶于少许油中，会大大利于人体吸收这些活性分子。

推荐用法：可用少许橄榄油文火炒一下切好的蒜和洋葱，并将其拌入蒸过或炒过的蔬菜中，再加入咖喱或姜黄。葱蒜还可生吃，可拌入沙拉，也可夹在用杂粮面包与有机黄油（或橄榄油）做成的三明治中。

富含类胡萝卜素的蔬菜和水果

胡萝卜、山药、番薯、西葫芦、南瓜（包括一些品种的栗子瓜，又叫北海道南瓜）、西红柿、甜菜、柿子、杏，以及所有亮色（红橙黄绿）的蔬菜和水果，都含有维生素 A 和番茄红素，此类成分现已证明有抑制数种癌细胞系生长的能力，包括脑胶质瘤。

叶黄素、番茄红素、八氢番茄红素和角黄素可刺激免疫细胞生长，提高其攻击肿瘤细胞的能力，令 NK 细胞更强悍。

一项针对患乳腺癌的女性、为期 6 年的研究显示，多吃富含类胡萝卜素食物的患者要比少吃这些食物的患者活得更久。[109]

番茄和纯番茄酱

已有结论表明，番茄中的番茄红素可令前列腺癌患者存活更久——研究中的患者每周至少两餐会吃纯番茄酱（tomato sauce，指捣碎的纯番茄，可配少许调味，而非深加工的番茄味酱料 ketchup）。[110] 番茄还含有一整套抗癌营养素，这些物质的联合作用比单独的番茄红素效果更好。[111]

注意事项：番茄须经烹煮才能释放出其中的营养素，且橄榄油能增进人体对这些营养的吸收。

推荐用法：可使用罐装橄榄油浸无糖纯番茄酱，也可自制——在煎锅中用少许橄榄油小火炒制番茄，放入洋葱、大蒜、豆腐或富含 ω-3 脂肪酸的鸡蛋，外加孜然、姜黄、胡椒即其他佐料。如果你用罐装纯番茄酱，注意不要用罐头有塑料内衬的品牌，这会产生双酚 A；安全起见，最好选购玻璃罐装番茄酱。

大豆

大豆异黄酮（包括染料木黄酮、大豆素、黄豆黄素）可阻断性激素（如雌激素和睾酮）对癌细胞的刺激，还可阻止血管生成。在自青春期起就食用大豆的亚洲女性中，乳腺癌病例显著偏低，即使得了乳腺癌，通常侵袭性也更低，患者存活率更高。

注意事项：异黄酮补充剂（药片）可能与某些乳腺癌的恶化有关，但食物中的大豆成分与此无关。

推荐用法：早餐可用豆奶或酸豆奶代替常规乳制品。还可食用豆腐、天贝和味噌。豆腐生吃熟食均可；烹煮豆腐时，放入洋葱、大蒜、咖喱或其他酱汁，可使豆腐带上这些食材或调料的味道。豆腐也可以方便地加到汤里。豆腐是完全蛋白质的优质来源，可作为肉的替代品。

大豆和紫杉醇的相互作用

染料木黄酮似乎会干扰紫杉醇的作用，尽管这种相互作用尚需人体研究的证实，但我们最好别在用紫杉醇做化疗期间吃大豆类食品。（治疗前几天就停止食用，治疗后几天再开始食用。）

蘑菇

香菇、灰树花、金针菇、白菇褐菇（双孢菇）、平菇、杏鲍菇等都含有多糖和香菇多糖，可刺激免疫细胞的活动和繁殖。这些蘑菇在日本常被用作支持免疫系统的化疗补充食品（灰树花对免疫系统的效果可能最为显著）。实验室条件下，侧耳属的蘑菇（平菇、杏鲍菇等）抗乳腺癌细胞的效果最佳。

澳大利亚的研究人员在一项 2009 年的研究中证明，每天食用 10 克蘑菇的中国女性，患乳腺癌的风险降低了 64%；如果她们再喝点绿茶（每天泡 1 克茶叶——这比按杯计算更精确），其乳腺癌的患病风险会陡降 89%。据我所知，还没有观察到别的饮食或生活方式因素能让患癌风险下降这么多。[112]

推荐用法：可用于炖汤、拌菜或制作鸡清汤，也可烘烤，或与其他蔬菜一起爆炒。

香草和香料

烹调用的香草，如迷迭香、百里香、牛至、罗勒、薄荷等，富含萜烯类精油，这也是其香气的来源。对癌细胞而言，萜烯可促进其凋亡，并阻遏其入侵附近组织所需的酶，从而减缓其扩散。迷迭香所含的鼠尾草酚是一种强效的抗氧化剂和抗炎物质，其增强某些化疗效果的作用已获证明。

欧芹和芹菜中含有芹菜素，这是一种可促进癌细胞凋亡、阻止血管生成的抗炎物质。

海藻

亚洲人常吃的几种海藻中都含有可减缓癌细胞，尤其是乳腺癌、前列腺癌、皮肤癌和结肠癌细胞生长的分子。褐藻因其抗雌激素效应，可延长月经周期。海带和裙带菜中所含的岩藻多糖可促使癌细胞凋亡，还可刺激免疫细胞包括 NK 细胞来杀死癌细胞。[113, 114] 某些海藻含有岩藻黄质，并因此呈现褐色，这种物质是一种类胡萝卜素，其对前列腺癌细胞生长的抑制作用比同属类胡萝卜素的番茄红素更强。

主要的食用海藻有紫菜、海带、裙带菜、鹅掌菜、掌形藻等。

紫菜是一种极其罕见的含长链 ω-3 脂肪酸的素菜，这种脂肪酸抗炎最是有效，对于神经元的正常运作也不可或缺。

推荐用法：海藻可用于做汤、拌沙拉，也可和豆子如菜豆、兵豆同食（特别是我们普遍知道海带可缩短豆类的烹煮时间，并可使其更易消化）。

浆果

草莓、覆盆子、蓝莓、黑莓和蔓越莓均含有鞣花酸和大量其他多酚。这些物质能激发身体清除致癌物的机制，并抑制血管生成，其中的花青素和原花青素还可促进癌细胞的凋亡。

推荐用法：吃早餐时，将这些水果与豆奶和杂粮谷物混合食用；相较标准的早餐谷物如玉米片而言，杂粮谷物不会提高血糖、胰岛素和 IGF 的水平（最好的谷物是什锦麦片，即燕麦、麦麸、亚麻籽、黑麦、大麦、斯佩尔特小麦等的混合物）。

在正餐间隙吃水果沙拉或零食时，配以浆果，可提供清新甜美的风味，且不会造成血糖高峰。冷冻不会破坏浆果内的抗癌分子，因此冬天可用冷冻浆果代替新鲜浆果。

梅子、桃子和油桃

研究人员最近发现，桃子、油桃和其他核果，特别是梅（李）子，含有同浆果一样多的抗癌物质，且花费远低于浆果。特别是得克萨斯大学的一项研究发现，梅李提取物对防治乳腺癌有很好的效果。[115]

柑橘类水果

橙、橘子、柠檬和葡萄柚都含有能够抗炎的黄酮类化合物。这种物质也能激发人体肝脏对致癌物的解毒作用。

甚至有研究表明，橘皮内含有的黄酮类物质，即橘皮素和川陈皮素，可进入脑癌细胞之内，加速其凋亡，并降低其侵入周边组织的能力（若使用橘皮，请务必选择有机柑橘）。[116, 117]

推荐用法：可将柑橘类水果的皮碾碎，撒进沙拉酱汁或早餐谷物中食用。也可用茶水或热水泡柑橘皮饮用。

石榴汁

石榴汁在波斯医学中已施用数千年，其抗炎、抗氧化性质已获证实，同时还有实质性减缓前列腺癌等癌症发展的能力，即使是这些癌症最具侵袭性的形式。人体研究表明，每天饮用石榴汁可使既有前列腺癌的扩散速度降低67%。[118]

推荐用法：每天早餐喝一杯（225毫升）石榴汁。

红葡萄酒

红酒中含有多种多酚，包括著名的白藜芦醇。发酵可提取出多酚，因此，红酒的多酚浓度要大大高于葡萄汁。因为多酚来自葡萄皮和葡萄籽，所以白葡萄酒的多酚含量不及红酒。葡萄酒需隔氧储存，这样白藜芦醇就不会迅速氧化，而葡萄汁和葡萄干则会因氧化而丧失大部分多酚物质。

白藜芦醇会影响与 sirtuin 家族的去乙酰化酶有关的基因，这些基因已知有利于健康细胞抗老化，并能借阻断核因子-kB 的作用延缓癌症的启动、促进和进展全部三个阶段。[119, 120]

因为白藜芦醇还有抗血管生成作用，所以能像沙利度胺那样干扰胎儿发育，这是孕妇不宜饮酒（即便是红酒）的又一原因。此外孕妇也应避免服用白藜芦醇补充剂。

推荐用法：以上结果中的白藜芦醇的浓度，大致就相当于人每天喝一杯红酒所获得的白藜芦醇的量（每天饮红酒不可超过一杯，否则可导致患癌风险升高）。产自勃艮第潮湿气候下的黑比诺（pinot noir）红酒，尤其富含白藜芦醇。

黑巧克力

黑巧克力（可可含量超过 70%）含有一系列抗氧化物、原花青素及多种其他多酚物质（一方格黑巧克力所含多酚是一杯红酒的 2 倍，和一杯适当泡制的绿茶差不多）。这些分子能延缓癌细胞生长并限制血管生成。

每天食用 20 克黑巧克力（1/5 板）所摄入的热量在可接受范围内。黑巧克力通常能带来比糖果、甜点更强的满足感，还能更有效地平息食欲，血糖指数（食物导致血糖上升、刺激产生有害的胰岛素高峰及 IGF 的能力）也适中，明显低于白面包。

注意事项：将乳制品与巧克力同食，会抵消可可分子的有益效果。不要吃牛奶巧克力。

推荐用法：饭后吃几小方格黑巧克力代替甜点，并配以绿茶。或者将黑巧克力隔水加热至融化，然后浇在梨子或任何混合水果上。拌上姜末或橘皮末也非常好吃。

维生素 D

皮肤细胞受阳光直接照射时会生成维生素 D，因此住地远离赤道的人生成维生素 D 较少，有时还会缺乏。这就是为什么长期以来，北半球高纬度地区都推荐孩子每天吃一勺鳕鱼肝油，以预防佝偻病。克雷顿（Creighton）大学 2007 年公布的一项研究发现，充分摄入维生素 D 可大大降低数种癌症的患病风险（每天摄入 1000 国际单位 [IU] 的 25-羟基维生素 D 可使癌症发病率降低 75% 以上）。[121] 在加拿大的一项针对 15 名前列腺癌患者的先导性研究中，研究人员报告称，这 15 名患者每天只摄入 2000 IU 的维生素 D3，持续时间的中值为 8 个月以上（其中一位病人达到了 65 个月），就有 14 位患者减缓了 PSA（前列腺癌最常见的标志物，用于长期监测前列腺癌的发展情况）水平的提升，并有 9 位患者的 PSA 水平比研究开始时有了显著下降。[122]

最近还有一些研究表明，维生素 D3 对乳腺癌、非小细胞肺癌、结肠癌和前列腺癌均有积极作用。很多研究者现在都认为维生素 D3 有助于延缓所有癌症的发展，至少在癌症的早期。此外，我们现在还知道维生素 D3 很可能有预防感冒和流感的作用，并能使人保持积极的精神面貌。这是一种降低能量消耗以对抗阴暗寒冷的冬天的宝贵手段。[123]

加拿大癌症学会（CCA）现已推荐大众在秋冬季节每天摄入 1000 IU 的维生素 D（因为加拿大日照有限），65 岁以上的老人以及受生活方式或宗教原因所限而极少接触阳光的人则需全年补充维生素 D。[124] 应先与医生讨论是否有必要测量自己血液中维生素 D3 的水平（有些医生会定期检测，有些不会）；若有必要，可在饮食中加一些补充剂。专家建议，既可每天摄入 1000—5000 IU 维生素 D3，也可每半个月一次性摄入 10 万 IU。注意：应避免摄入维生素 D2（麦角钙化醇），因为已有专家报告指出高血钙可能造成中毒。

记住，中午全身接受日光照射 20 分钟会产生 8000—10000 IU 的维生素 D3（但请注意，日照过度有风险，与皮肤癌明确相关；切不可晒伤皮肤）。

维生素 D 含量最高的食物是鳕鱼肝油（一汤匙 1460 IU）、三文鱼（100 克 360 IU）、鲭鱼（100 克 345 IU）、沙丁鱼（100 克 270 IU）、鳗鱼（100 克 200 IU）。富含维生素 D 的牛奶，一杯中也只含 98 IU；一只鸡蛋含 25 IU，100 克小牛肝含 20 IU。

不过，过度摄入维生素 D3 也可能有风险，尽管十分少见。比如可能因尿钙过高而形成肾结石，或导致高血钙，后者在某些极罕见的情况下可能对癌症患者是致命的。因此，在开始吃维生素 D 补充剂前，我推荐你去测一下血液中的维生素 D3 以及血钙和尿钙的水平，遵医嘱服用，此后每 3 个月左右测一次。

ω-3 脂肪酸

多脂鱼类（或高品质纯化鱼油补充剂）中含有的长链 ω-3 脂肪酸可减少炎症。在培养细胞中，长链 ω-3 脂肪酸可减缓多种癌细胞（肺癌、乳腺癌、结肠癌、前列腺癌、肾癌等）的生长，还可延缓肿瘤的转移。多项人体研究表明，每周至少吃两次鱼的人，数种癌症的患病风险均会显著降低。[125-132,*]

注意：鱼越大（如金枪鱼，不过角鲨、鲨鱼、剑鱼尤其突出），在食物链中的位置就越高，所含污染物也越多，如汞、多氯联苯、二噁英等能污染洋底的物质。最佳的多脂鱼类是小鱼，如整条凤尾鱼、小型鲭鱼和沙丁鱼（包括沙丁鱼罐头，但浸泡用油须是橄榄油，而非富含 ω-6 脂肪酸的葵花籽油）。三文鱼也是 ω-3

---

*　2006 年，有两篇重要的文章对食用大型鱼类会降低患癌风险提出了质疑，[133,134] 不过，两文的分析也有争议，主要是因为它们没有囊括最近的一些大型研究，如欧洲 EPIC 研究——这项纳入 475000 名参与者的研究大体证实了经常吃鱼有防癌作用，比如会使结肠癌的患病风险降低 54%。[135]

脂肪酸的优质来源，其受污染的程度尚可接受。鱼在冷冻保存的过程中，会逐渐损失一部分 ω-3 脂肪酸。（见附录末表 8）

亚麻籽富含短链植物 ω-3 脂肪酸，还有木脂素。这些植物雌激素可减弱激素促进癌细胞生长的不利效果，还与较低的胆固醇水平及血糖峰值有关。例如，50 克添加亚麻籽的面包造成的血糖增量要比等量的白面包低 30%。杜克大学最近的一项研究表明，每天摄入 30 克磨碎的亚麻籽，可使既有前列腺肿瘤的长速下降三四成。[136] 在法国，菲利普·布纽教授（专门研究 ω-3 脂肪酸的肿瘤学家）团队的研究人员指出，在患乳腺癌的女性中，组织样本含更多植物类 ω-3 脂肪酸（如亚麻籽、坚果、芥花油）的患者，其发展出转移性肿瘤的风险也显著更低。[137]

亚麻籽也可能导致与其他富含膳食纤维的食物类似的消化问题，尤其对肠道非常敏感的人而言。因此，每天食用亚麻籽的量应不超过 45 克。

推荐用法：用咖啡磨将亚麻籽研碎，将粉末掺入有机牛奶或豆奶（或有机豆奶、酸豆奶）；还可掺入早餐谷物。或者用来拌水果沙拉，使其增添一些类似于坚果的味道。可用亚麻籽油代替亚麻籽粉，毕竟油用起来更方便（尽管其木脂素的含量不及亚麻籽粉），不过一定要装在遮光的瓶子中放入冰箱保存，以防氧化（以及产生酸败味）。储存时间建议不超过 3 个月。

益生菌

肠道内通常含有一些"友好"的细菌，帮助消化，促进正常排便，还起着稳定免疫系统的重要作用。最常见的益生菌有嗜酸乳杆菌和双歧杆菌。

已有研究证明，这些益生菌可抑制结肠癌细胞的生长，而其利于排便的作用减少了肠道与食物中致癌物质的接触时间，从而也可降低结肠癌的发病风险。益生菌还有解毒作用。[138] 另外，据 2006 年韩国的一项研究，益生菌能改善免疫系统功能，并增加 NK 细胞的数量。[139]

有机酸奶和酸奶酒（kefir）都是益生菌的优质来源。酸豆奶通常也富含益生菌。德国酸菜、韩国泡菜里也含有这些宝贵的细菌。

最后，某些食物是益生元——含果糖聚合物，可刺激益生菌生长，如大蒜、洋葱、西红柿、芦笋、香蕉、小麦等。

富硒食物

硒是油品中的一种微量元素。有机种植的蔬菜和谷物中都含有大量的硒（由于集约型农业已经耗尽了农田中的硒，故如今的欧洲产蔬菜和谷物中已难觅硒元素）。[140] 鱼虾蟹贝、禽畜内脏中也含有硒这种矿物质。硒能激发免疫细胞，特别是 NK 细胞（据一项研究可使 NK 细胞增加多达 80%）；[141] 还可增强抗氧化机制对身体的作用。

表 8　鱼类等水产中的 ω-3 脂肪酸含量

水产及制品种类	获取 1 克 EPA 和 DHA*,142（每日推荐量）所需的量（水产 / 盎司，胶囊 / 克）
胶囊：　鳕鱼肝油	5.0
标准鱼油	3.0
浓缩 ω-3 脂肪酸	1.0—2.0
鲶鱼：　养殖	20.0
野生	15.0
蛤蚌	12.5
鳕鱼：　太平洋鳕鱼	23.0
大西洋鳕鱼	12.5
蟹、帝王蟹	8.5
比目鱼 / 鳎鱼	7.0
黑线鳕	15.0
大比目鱼（庸鲽）	3.0—7.5
鲱鱼：　太平洋鲱鱼	1.5
大西洋鲱鱼	2.0
龙虾	7.5—42.5
鲭鱼	2.0—8.5
三文鱼：　大马哈鱼	4.5
红大马哈鱼	4.5
粉红鲑	2.5
帝王鲑	2.0
养殖大西洋鲑	1.5—2.5
野生大西洋鲑	2.0—3.5
沙丁鱼	2.0—3.0
扇贝	17.5
各种虾类	11.0

续表

水产及制品种类	获取 1 克 EPA 和 DHA[*, 142]（每日推荐量）所需的量（水产 / 盎司，胶囊 / 克）
虹鳟：	
养殖	3.0
野生	3.5
金枪鱼：	
沥干的水浸淡金枪鱼	12.0
沥干的水浸白金枪鱼	4.0
鲜金枪鱼	2.5—12.0

* EPA= 二十碳五烯酸，DHA= 二十二碳六烯酸。鱼类等水产是长链 ω-3 脂肪酸（EPA 和 DHA）的主要来源，其含量会依水产的种类、产地、生长情况和捕捞季节而有不同。养殖三文鱼不如野生的活跃，会更肥一些，因而 ω-3 脂肪酸的含量也较高。

第九章

抗癌之心

我认识的大部分患者都记得自己在被诊断出癌症前有过一段持续数月经年的高压力期，这番磨难通常都带来了可怕的无助之感。我们很多人都遭遇过长期得不到解决的无望矛盾或是压得人喘不过气的责任；我要重申，这些情况并不会诱发癌症，但可能加速癌症的生长。促发癌症的因素多种多样，谁也不必为身患这种疾病感到自责……不过，所有被诊断出癌症的人都有机会去学习换一种活法，一种很可能有助于身体康复的活法。

心身结合

心与身的联系

20 世纪 80 年代，美国某大学医院的一群医生聚在一处，听一位杰出心理学家讲他关于癌症与压力的关系的研究。这位心理学家兴奋地说他最新的成果表明：心理因素毫无疑问会影响肿瘤的进展。不过他都还没来得及开始细说这个问题，坐在前排的一位暴躁的外科医生就冲口而出道："你不会真信这些鬼话吧？"外科医生的爆发很好地体现了当时的普遍态度。直到最近，人们才开始明白，纯心理因素也能对人体的生理层面产生细微的影响，进而影响疾病。

今天，在那次事件 20 多年后，仍有科学家质疑这种效果是否存在，其中包括一些专攻心理肿瘤学的精神病学家。对有些人来说，心灵能影响癌症的观点代表着一个希望、一点幻想，甚至一种神秘的信仰。这一脉络下的最近一份综述发现，心理疗法有利于改善病人的生活质量，但还是明确表示"现在还没有证据能证明心理过程、心理治疗和肿瘤进展间存在联系"。[1]

确实，虽然通常以合理的观察为基础，但心理与癌症间的关系一直还是更多地靠直觉而非严格的证明来解释。2000 多年前，希腊医生盖伦就发现，沮丧低落之人特别容易生病。1759 年，一位英国外科医生写道，癌症的出现会伴随着"生活中的灾难，带来许多困扰和悲痛"。[2] 1846 年英国医学权威认为："精神的痛苦、命运的突然转变、长期阴郁的性情……是这一疾病最强大的成因。"对此，该文的作者，伟大的外科医生及 19 世纪中叶最杰出的癌症专家沃尔特·海尔·沃尔什（Walter Hayle Walshe）还加了个人的评注："我自己就遇到过此种联系特别鲜明的病例，鲜明到让我觉得质疑其真实性无异于对抗理性。"[3]

研究表明，大部分身患乳腺癌的女性都认为自己的病是源自巨大的生活压力，如堕胎、离婚、子女患病或者丢掉了非常在意的工作。[4] 我们该相信什么？无法逃避的生活剧变与疾病来袭有因果关系吗？我们真的能"让自己得癌症"吗？

我反复思考过这个问题，一定程度上还参照了自己的癌症。经过大量的思考、阅读以及与专家的讨论后，我得出了结论，并愿在这里与你们分享，因为我相信它们能帮助我们所有人预防癌症，或是更好地武装自己以应对癌症。

首先应注意的是，以细胞异常的形式存在的癌症"种子"，通常要花上 5—40 年才会演变成可检测到的癌性肿瘤。在此期间，原本健康的细胞会由于基因异常，或者更常见的由于受辐射、环境毒素及其他致癌物（如香烟烟雾中的苯并芘）的侵害而功能严重失调。有一点我必须重申：目前还没有确认任何心理因素本身就能生出那罪恶的"种子"，换句话说，我们绝不能把癌症仅仅归因于心灵创伤。

然而，正如营养、身体锻炼，以及空气和水的质量一样，某些心理状态还是能对"种子"生长的"土壤"造成深刻的影响。我认识的大部分患者都记得自己在被诊断出癌症前有过一段持续数月经年的高压力期，这番磨难通常都带来了可怕的无助之感。我们很多人都遭遇过长期得不到解决的无望矛盾或是压得人喘不过气的责任；我要重申，这些情况并不会诱发癌症，但正如 2006 年《自然评论·癌症》杂志刊载的某篇文章所言，我们现在知道的是，这些情况可能加速癌症的生长。[5] 促发癌症的因素多种多样，谁也不必为身患这种疾病感到自责。如果你的猫得了癌症，你绝不会说这是猫的错，想都不会想。不过，所有被诊断出癌症的人都有机会去学习换一种活法，一种很可能有助于身体康复的活法。这也正是我不得不做的。

压抑的情感

我是家族的长子长孙。刚一出生，我就离开了母亲的怀抱，因为他们认为母亲能力不足。我被送到育婴室，交给护士助理，喝婴儿配方奶粉：他们认为这种方法"更现代"，能更有效地保护我这个未来要继承家族血脉的孩子。我老是哭，现在想来，部分原因大概是我想同其他婴儿一样待在妈妈怀里，而不是什么装着隔音玻璃的保育箱里吧。母亲生我时只有22岁，抛开她的智慧和性格不谈，与她那位掌管着法国最富盛名的新闻杂志的37岁丈夫相比，她还只是个孩子。很快，我的祖母便认定母亲不足以胜任照顾她孙儿的职责，于是我被托付给了一名住家保姆。这种分离极大地折磨着母亲，她至今记得在不准她接近我的夜晚，她的双乳会渗出乳汁。后来的岁月里，我们再也没能修复彼此间的关系：痛苦和剥夺，太多太多了。

我很快就有了3个弟弟，母亲把心都放在了他们身上。我的整个童年都缺乏母爱。直到今天，听到有人满怀感情地讲起他母亲对他的各种意义，我都知道自己是无法完全理解的，我的身体还留存着婴儿时期缺乏母爱的痛苦记忆。长大后，我开始找到了情感的平衡，这很大程度上要归功于从我3个月大起就照顾我的保姆。她的爱尽管有时带点尴尬（毕竟她只有18岁！），却持久而真挚，用氧气填补了充斥于我心中的情感真空。但我永远不会忘记，她为了让我听话，经常提醒我说：如果我不乖，她就要走。这样的恫吓使我陷入无助、绝望的糟糕状态。很快，我就学会了如何顺从家人对我这个长子的期望。我不急不躁、自律端庄。我觉得这个角色我演得不错，藏住情感、待对位置。

直到 30 年后遇到安娜时，我都还一直无法彻底信任一位女性，当然也不信她能包容我的缺点而不以离开相威胁。然而安娜知道我得了可能致命的疾病后并没有离开我。从她那平静、美丽的脸庞上，我找到了自己从不知道的母爱，那是一种全身心、无条件的爱。她成了我青年生活的基石，当我独自一人，闭上双眼，她的形象就会浮现在我的脑海，我就能感觉到她的存在，她的一部分已经进入了我，活在我体内。亚马孙地区的亚诺玛米（Yanomami）印第安人会用"我已经被你的存在感染了"（Ya pihi irakema）来表达"我爱你"，意思就是你的一部分已经进入了我，存活并生长。这正是我对安娜的感觉。她的某些部分就活在我的内部。从第一次手术中勉强恢复过来后，带着光头上醒目刺眼的 L 形宽疤，我怯生生地问她：愿不愿意嫁给我。她答得直接、坚定、直击内心，那是我生命中最美妙的一刻。我的理智怎么也弄不明白，这个如此优秀、坚强、充满生命活力的女性怎么会同意与此时脆弱且无甚魅力的我结下连理。但我的心知道，她是全身心地愿意：有种比死亡更强大的东西将我们牵绊在了一起，这就是爱，是我们的爱扫除了所有恐惧。

我还记得我俩驾江轮在恐惧角（Cape Fear）河口度蜜月的情景，我不是个技术高超的舵手。在那段不长的日子里，有好些时候我们缺水断电，燃料不足。但是安娜依然兴致勃勃，我们深陷爱河，这种种不如意的情况倒让我们有机会一起欢笑、做饭、恩爱缠绵。有时船遇搁浅，我们还在远离尘嚣的地方一同仰望星空，一边等着第二天才会来的援助。这种无忧无虑似乎也启迪了我们此后的全部人生。我们的"蜜月"整整持续了2年，我感到战无不胜，只要我们在一起，一切都能应对。我第一次觉得自己在过好日子。后来，安娜想要个孩子。我可从不敢提。我不想让她落得独自抚养孩子，也不想让孩子的成长只有对父亲的空洞认知相伴。但安娜说她已经准备好了，她不怕，无论发生什么，她都想为我生个孩子，这深深打动了我。安娜不是个冲动的人，我知道她经过了深思熟虑，也知道她有能力独自抚养一个孩子。很快她就怀孕了。儿子的诞生是我生命中又一个最美妙的时刻。安娜想尽可能顺产，我目睹了全过程，就像看一名奥运会田径选手赢下了马拉松，她全身心地投入到创造生命这一艰巨而荣耀的任务中。有时，在用力收缩的间隙，她会看我一眼或是抓住我的手。萨夏就出生在那个早春之夜，正是匹兹堡沿街的梨树绽放出第一茬白花的时候。安娜整夜把宝宝抱在胸前。我那时还不知道，这份如此美好的母爱竟宣告了我俩爱情的终结。

萨夏睡眠很差。晚上，安娜坚持让他和我们睡一张床；白日里，他也只会在安娜的怀里打盹。安娜拒绝请临时保姆来照看他。5年来，我和安娜都没有单独过上一个周末。我一方面很钦佩安娜难以置信地奉献着她的母爱，但另一方面又受不了这种高强度的新关系将我和她分开。很快，我就发现自己变得和遇到她之前一样孤独了。她累了一天后，晚上会等我回家分担一点家务；但她还叫我多关心一下萨夏，即使我已有心无力。我觉得自己已经和她远离，爱情带给我的活力也已消逝。我的研究工作也已经落后很多。我越来越频繁地一个人睡办公室，与狗相伴。这在以前是不可能的。我正在失去给我的生命赋予意义的一切：事业成就、妻子的爱和与儿子的牵绊。有好几年，我都在强迫自己去实现别人对我的期望，尽管我再未从中获得过任何满足。我失去了修复夫妻感情的一切希望。某种意义上，我的生活回到了熟悉的童年模式：只得到仅够维生的关爱，却要竭尽全力履行责任、撑住门面。终于，我决定离家出走，逃离这段已经破裂的婚姻，而就在两周之后，在我再也撑不下去的那一刻，我得知自己癌症复发。这几乎没让我感到意外。

易患癌症的性格？

加州大学旧金山分校心理学系的莉迪亚·提摩肖（Lydia Temoshok）和安德鲁·尼尔（Andrew Kneier）两位博士比较了癌症患者和心脏病患者的情绪反应。他们让患者接受轻微的电击并测量其生理反应，随后要两组患者说说实验期间有何感觉。根据生理测量，癌症患者对电击的反应强于心脏病患者；但在随后回答研究人员的问题时，癌症患者倾向于最低限度地表达其不适感。[6] 提摩肖提出了"C 型性格"的概念，认为癌症患者多属此类（相反，缺乏耐心、咄咄逼人的"A 型性格"则多见于心血管病患者之中）。[7] 多数心理治疗师都曾在接待过的癌症患者身上观察到类似于 C 型性格的心理特点。[8-10]

展现出 C 型性格的人，且不论对错与否，一般在童年时期都自感不是特别受欢迎。他们的父母可能粗暴易怒，或者干脆冷漠疏离、过于严苛。这些孩子往往很少得到父母的鼓励，于是发展出了脆弱无力的感受。以后，为了确保自己得到关爱，他们会竭尽所能去满足别人对自己的期待，而不是依自己的愿望行事。成年后，他们会变成极少生气（有人甚至从不生气！）的"特别好"的人，"总是乐于助人"，"圣人一般"。他们回避冲突，搁置自己的需求和志向，有时甚至终生如此。为守护自己极为珍视的心理安全感，他们会过度投入生活的某一方面，如事业、婚姻或是子女，当此番投入突然受到威胁或无法继续时，比如事业受挫、婚姻终结、退休或仅仅是孩子离家自立，童年时的悲伤就会回来，而这时破坏性往往更强，因为这让他们感到自己无论做什么，都摆脱不了情感上的痛苦。

C 型性格的概念看似诱人，但其实在科学意义上缺乏严谨性，今天已被弃用。我在这里介绍这个概念，是为了让人注意一个癌症发展过程中的重要因素，那就是无助感，这个因素已经引起了人们极大的兴趣，是众多科学研究的课题。

无论哪类性格，都可能经历某些犹如"二次创伤"的磨难，它们会再度揭开愈合不佳的疮疤，激起人的无助、绝望、自暴自弃之感。今天，我们知道这些感受，尤其是无助感，会给心理和生理的平衡增加极大的负担。我的一位治疗师同事借鉴儿童海战棋（Battleship）游戏，称之为"击沉"现象。童年留在心中的第一道伤口虽然难治，但尚可控制；而当第二击正中同一个位置之时，整副心灵甚至身体就可能崩溃。[*]亚特兰大埃默里大学查尔斯·内梅洛夫（Charles B.Nemeroff）博士的实验室最近发表了一项研究，即与"击沉"模式相符。在曾于幼年遭受过精神创伤的成年抑郁患者身上，炎症因子对实验室诱导产生的压力反应特别强烈，而炎症因子有助于癌症的发展。[12]而斯坦福大学史皮格尔教授的研究团队也发现，在患晚期乳腺癌的女性中，自诉曾经历严重精神创伤的患者对其癌症的抵抗力较低，表现就是她们在治疗后无病生存时间较短。[13]

无助感是癌症的食粮

有无助感的人从不表达个人情感，也几乎从不能在内心深处享受平静。要研究人类的无助感是否会影响肿瘤生长或化疗的效果，并不是一件直截了当的事，我们显然不能用置病人于险地的方式来检查其对癌症产生的影响。不过，我们可以观察实验动物的生理机能对无助处境有何反应。有一项巧妙的实验

---

[*] 弗洛伊德这位先驱也描述过一种与精神创伤有关的类似现象，他称之为"事后冲击"（nachträglich）现象。[11]

通过实验操作使大鼠产生了无助感，并精确测量出了这种无助感在多大程度上改变了癌症的生长和扩散。

在宾夕法尼亚大学马丁·塞利格曼（Martin Seligman）博士的实验室里，研究人员向大鼠体内移植了特定量的癌细胞，正好能使50%的大鼠长出致命肿瘤。该实验把大鼠分成3组，第一组是对照组，这组大鼠接受移植后，还像往常一样在笼子里生活；第二组大鼠则会遭受随机的小幅电击，且对此毫无控制能力；第三组大鼠也会遭受随机电击，但它们有一根控制杆，很快就能学会踩控制杆即可避免再受电击。

研究已发表于《科学》杂志，结果非常清晰。移植一个月后，对照组的大鼠有54%成功排斥了肿瘤。无法逃避电击的大鼠则变得非常消沉，笼子里来了入侵者也不反抗，也丧失了食欲和性欲；这一组中只有23%成功克服了癌症。最有趣的是第三组，虽然相同频率的电击也给了这组大鼠不小的压力，但它们学会了踩控制杆来避免受到更多的电击，也并未消沉，在面临入侵时依然烦躁，进食情况良好，交配也同正常环境下的大鼠一样频繁；这组有63%成功排斥了肿瘤，比放任不管的第一组还高。应该说，能加速肿瘤扩散的是无助感，而不是电击。[14]（图17）

这项研究给了我们至关重要的教益：压力本身（在该研究中就是避不可避的"电击"）不会促进癌症的发展，面对压力时可能产生的持久无助感才会影响身体对疾病的反应。*某些压力

---

* 后又有3项针对啮齿动物的研究证实了无法应对的压力——包括无助感——会

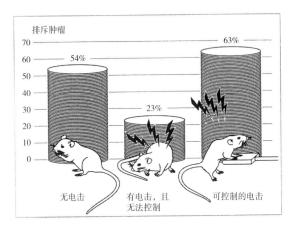

排斥肿瘤

无电击　　　　有电击，且　　　　可控制的电击
无法控制

图 17　遭受不可控电击的大鼠发展出了侵袭性肿瘤，而学会了如何摆脱电击的大鼠则很有效地排斥了肿瘤。[18]

甚至可能化为"动力"，激励我们向内心索取力量，从而或能促使我们的自然防御力更有效地工作。其实，很多人往往只是感到缺少这么一根可以用来重获一些控制感觉的控制杆，就算不能一直控制局势，至少能控制一下自己。本章余下的部分就要讲如何重获这种控制感。

心如止水的伊恩·高勒

如果说无助和绝望的体验会促进癌症发展，那么与之相反，宁静祥和的状态会延缓癌症的脚步吗？有些特殊的病例展示了

对免疫系统和肿瘤进展造成影响。[15-17]

这种可能性。在澳大利亚墨尔本，年轻的兽医伊恩·高勒（Ian Gawler）刚完成培训，就发现自己长了一颗危险的骨肉瘤（一种骨癌），累及一腿。经过一年的常规治疗后，他截了肢，但并没能阻止肿瘤的生长。肿瘤扩散至髋部和胸腔，造成了可见的畸形。伊恩的肿瘤医生预计他活不过几周，也许不到一个月。在妻子的全力支持下，伊恩投入到了密集的冥想练习中，反正已然山穷水尽。他想在练习瑜伽时发现的那片宁静中走完剩余的日子。伊恩的医生米尔斯（Meares）曾在印度遇到过一些大秘术师，跟他们学了冥想的方法。米尔斯对伊恩这位年轻病患所体验到的平静极其惊叹，他将其归结为人之将死时特有的宁静。但在练习冥想几周后，伊恩似乎有所好转，这惊到了所有人。又经过数个月高强度的冥想练习（一天3次，每次1小时！）和严格控制饮食后，伊恩重新获得了力量，胸部那明显且丑陋的骨骼畸形也开始消退，几个月后完全消失了。米尔斯医生问伊恩如何看待这不寻常的肿瘤退化。"我想是因为我们的生活方式、体验生命的方式。"伊恩答道，"我们"指他和妻子。米尔斯则表示，伊恩生命中的每时每刻都好像充满了他在高强度练习冥想的那段时间里所体验到的平和。[19] 今天，30年过去了，伊恩·高勒仍然活着。康复后，他将大部分时间都投入到带领癌症患者团体，帮他们将冥想和其他健康习惯融入生活当中。*

---

* 伊恩·高勒在一本非常美妙的书中讲述了自己非凡的康复历程，书名叫《你能够战胜癌症》（*You Can Conquer Cancer*）。他不仅练习冥想、遵循严格的自然饮食

心身联系的证据

怀疑者会反对说，伊恩·高勒的故事无论多么令人鼓舞，但也可能只是个例外，不能证明什么规律。只有我们在严谨、科学的框架下研究过心灵平静对癌症的效果之后，这些疑问才会烟消云散。不过，这种无可争议的证据正在逐渐显现。

事关最严重的癌症时，斯坦福大学的精神病学家、医学博士大卫·史皮格尔会近乎不顾一切地挑战各种阐述压力与存活率关系的传统观点。史皮格尔本科在耶鲁大学读哲学，指引他整个职业生涯的核心思想是：应尽量以诚待人，如此才能完满自我。我们要知道，在心灵的最深处，我们都固有着重塑自我、变革自我的自由，我们需要让其他人也获得这种强大的自由。

史皮格尔在哈佛大学学习了医学和精神病学之后，他的研究便致力于创造一种条件，使人们可以坦诚相待。同萨特一样，史皮格尔坚信在直面死亡恐惧时，人类有时能完全做回自己。当时在斯坦福大学，伟大的心理治疗师、医学博士欧文·亚隆正在检验这个观点，而年轻的精神病学家史皮格尔恰好有机会去他那里工作。他们一起为重病女性患者带领每周的支持团体活动。这些女性都患有乳腺癌转移，预期存活时间从几个月到几年。如果精神病学家的假说是对的，那么此刻正是她们去追

方案，还采用了很多不同的自然疗法，心理类、心理-灵性类（psychospiritual）的都有。不过，他把自己的康复主要归功于内心的平静。

求发扬自身全部潜能的吉时。

研究中，这些女患者以 8—10 人为一组，每组人每周都会见面。她们聊自己的恐惧、孤独、愤怒还有渴望，以及各自应对疾病的方法。她们很快学到了生命中最基本的一课：每个人多多少少都有伤痛，也都习得了羞于提及这些伤痛的心理。支持团体中的每个人都深受病痛困扰，没什么好隐瞒，她们彼此之间大可说出、共享内心最深处的想法。

其中一些人是平生第一次如此信任他人，并由此体味到那种抚慰人心的平和。随后，某些奇迹便水到渠成：这些会谈不再凄凄惨惨，而是时常充满欢笑和情谊。就好像在接受自身伤痛的过程中，他们开辟出了一条道路，这条路通向积极的情绪，通向快乐、对生存的渴望和相聚于此时此地的满足之感。

当然，有时，她们中会有人病逝。这时她们就会聊这位逝去的朋友，她们会想起她讲丈夫犯蠢时的爽朗笑声，她在聆听别人分享最近一次手术的困难时的专注目光，还有她即使在疼痛中依然保持的风度。她们让悲痛之情自由流淌，尽管这样的时刻非常艰难，但通过这些回忆，每个人都感到这位逝者会继续活在她们心中。她们也都心领神会：等轮到自己时，自己也会被这样回忆、追思，也会继续活在伙伴们的心中。

这些女性定期会面了一年，然后各奔东西。出于其研究的目的，史皮格尔首先比较了团体聚会的参与者与拥有相同诊断、接受相同治疗的非参与者的心理状态。那些因参加支持团体而

学会了直面恐惧、表达内心感受并体验了更为诚挚的友情的女性，更少遭受抑郁、焦虑甚至身体疼痛的折磨。[20, 21]

正如史皮格尔医生所料，她们的整个情绪状态都改善了。但史皮格尔此前从不敢去想这可能影响癌症的进程，遑论生存机会。恰恰相反，他确信病人的精神状态与癌症发展并无关联，并对那些将癌症归因于心理冲突的人极其不满，他觉得这种论调会让病人痛苦地感到，患癌一部分是因为他们自己的错。为了一劳永逸地证明这种假说是错的，史皮格尔想证明，那些参加了支持团体后精神状态明显改善的女性，并不比对照组活得更久。但在他继续研究时，等待他的是一个大大的惊喜。

首先，当史皮格尔往最初的支持团体成员家里打电话时，50 人中有 3 人亲自接了电话，这离她们发现得了癌症已有 10 年。鉴于她们的严重病情，这着实难以置信；对照组的 36 名女性已悉数去世。其次，咨询团体成员的家属后，史皮格尔发现，这些女性的平均生存时间是其他患者的 2 倍。甚至经常出席团体活动的女性与偶尔参加者也有区别：出席越频繁，活得也越久。[*] 这些结果在《柳叶刀》上发表后，震惊了全球医学界。[22] 由于此项研究，精神状态与疾病发展间的联系突然从略显轻率的"新纪元"观念变成了完全受人尊重的科学假说。[†]

---

[*] 必须强调，研究开始时，所有病人的诊断结果都类似，谁加入治疗组，谁加入对照组，选择完全随机。这保证了治疗组中的成员生存时间更长，不是因为有更好的起点健康条件或不同的心理倾向。

[†] 此后又有多项研究评估了这一假说，其中 4 项发现的结果与斯坦福大学的研究

什么是无助感？

自史皮格尔的研究发表后，研究者就一直在争取更精确地测量心理状况，特别是无助感对癌症造成的影响。2006 年，该领域最具有启发意义的一项研究发表了：加州大学伯克利分校的研究人员对一项纵向研究的各次结果做了分析，该研究是在芬兰某地开展的，当地有一个特别之处，较为年轻的男性死亡率奇高。在探索这一病况的心理原因时，研究人员发现，无助感不仅对心脏疾病，而且对一切死因，尤其是癌症，都有极为重要的影响。[34] 由于这是一项前瞻性研究——意思是研究针对的人群最开始是健康的——因此结果尤显震撼。

该研究的作者力图准确地评估无助感的强度。每位参与者都须对以下两条陈述给出是或否的答案：

1. 我想努力实现一些目标，但觉得不可能做到。

2. 依我看未来没什么希望，我不信情况会有好转。

6 年后，在其他因素相同的情况下，两句话都答"是"的人，全因死亡率比无助感水平最低的人（认为两句话都与自己不符）

相当；[23-26] 6 项未见任何效果，但其中 3 项的病人心理状态无改善，也就不能预期对生存时间的影响。因此，总计有 5 项研究观察到生存时间的延长，3 项无效果。[27-32] 史皮格尔近期又针对 125 名病人重复了该研究，发现参加团体的女患者生存时间增加了 2 倍，但仅涉及雌激素受体呈阴性的女性，[33] 在使用他莫昔芬或其他抗雌激素药物的参与者中则没有生存时间延长的迹象，这表明此类药物已经产生了本可由心理治疗产生的防护效果（研究发表于 1989 年，当时还没有雌激素受体拮抗剂）。

高 3 倍，患致命癌症的患者数量也比后者高 160%。

这组数据特别有意义，因为研究者单独测量出了无助感的影响，而剥离了其他变量，如生理状态、抽烟饮酒情况、社会经济地位、抑郁、社会孤立情况等。在震惊于如此强的相关性之余，研究者也指出，尽管他们给出了无助感对人体健康有重大影响的决定性证据，但世人仍需理解这种感受背后的个人、社会及环境条件，并找出反制它的最佳方法。

2008 年，伦敦大学学院的心理生物学家对 165 项研究进行了一次规模宏大的荟萃分析，证实了上述结果。[35] 荟萃分析的结论是，和压力有关的心理因素与健康人患癌风险的增加以及癌症患者存活率的降低具有相关性。他们将"心理压力（应激）"定义为一种混合范畴，既包括应激性事件，如至亲去世、离婚、榨干精力的工作等，又包括个人对这些事件的反应，尤其是无助感。研究的时间越长，心理因素对死亡率的影响就越明显，这意味着心理因素对癌症的影响虽慢，但会不断累积。

当然，心理因素对癌症死亡率的影响要远远小于烟草、肥胖这样的"重型"因素。但它并非微不足道，事实上，心理因素造成的风险与绝经后女性采用激素替代疗法大致相当。激素替代疗法的危险已广为人知，而长期的消极精神状态带给健康的后果同样危险，但医学权威却依然对此保持谨慎的沉默。这也许是因为他们不确定要如何去帮助在这些感受中挣扎的人。为解决这一问题，避免在绝望中沉沦，我将在本章后面的内容里详述一些我们每个人都能掌握的实用方法。

无助感的生理机制

是否存在一种可辨识的生理机制，可被消极的精神状态借以影响身体的运作方式，并助长癌症的滋生或进展？

消极情绪或许不会直接产生生理作用，但常与之紧密相伴的高风险行为却会。例如，一个灰心丧气的人很可能没有戒烟、健康饮食或定期锻炼身体所必需的意志力，还可能睡眠很差、罔顾体重、饮酒无度甚至忘记服药。

然而，伦敦大学学院的研究人员发现，一个人即使没有表现出上述行为，心理因素的影响依然存在。因此，符合逻辑的结论就是，能把身心直接联系起来的生理机制是存在的。今天，我们对压力的生理机制如何影响癌症发展已经有了更好的理解，知道了无助感会使身体分泌激素，激活体内的"急救"系统，比如可促进肿瘤生长和扩散的炎症反应。同时，压力还会延缓所有可被"暂停"的生理机能，如消化、组织修复和免疫功能。

过去20年，人们开辟了一个新的科学领域，坦率地研究心理因素和免疫系统活动之间的联系，叫"心理神经免疫学"。我简单地将这一进路分解为3个维度，即心理学、神经病学和免疫学。心理学面向涉及人对艰难生活经历的情绪反应。人在感到自己的人生再也无法掌控，或人生带来的痛苦会多过欢乐时（这是"心理"部分），就会对这些压力产生神经反应，释放压力激素，如肾上腺素和皮质醇，这些激素会进一步激活神经系统，使心跳加速、血压升高，肌肉收缩，准备好努力应对压力或避开攻击（"神经"部分），这种神经反应俗称"或战或逃"反应。但我们今天知道，或战或逃反应的影响非常广泛，这些能激起神经和内脏的应激反射的化学物质，也会作用于免疫细胞。白细胞表面带有受体，可探测到压力激素，再根据血流中这些激素的含量波动做出反应，有些白细胞的反应就是释放炎症细胞因子和趋化因子。NK 细胞则会受到去甲肾上腺素和皮质醇的阻碍，被牢牢粘在血管壁上，无法攻击病毒或异常的前体癌细胞。

免疫细胞和生存愿望

在第四章我们看到过，能够充分调动免疫细胞的小鼠（"大力鼠"的后代）对癌症具有"抗性"，甚至在注射了大量极具侵袭性的癌细胞后依然如此。按同样的思路，医学博士罗恩·赫贝曼（Ron Herberman，现任匹兹堡大学癌症研究所主任）在美国国家癌症研究所对刚接受过乳腺癌手术的女性的 NK 细胞进行了研究，并指出，在术后的几周里 NK 细胞越活跃的女性，长期生存的机会越大。[36, 37]

赫贝曼教授还证明，心理上能更好地面对乳腺癌的女性，其 NK 细胞要比沉浸在抑郁和无助中的女性活跃得多。[38] 2005

年，爱荷华大学的苏珊·卢特根多夫（Susan Lutgendorf）博士
在卵巢癌患者身上证实了这一结果。那些感受到关爱与支持并
始终保持斗志的女性，与感到孤独无助、忧心忡忡的女性相比，
其 NK 细胞更为善战。[39]

一切都在表明，免疫系统的白细胞（NK 细胞、T 淋巴细胞、
B 淋巴细胞等）对无助感（深信自己的病已无可救药）和可能
随之而来的生存愿望丧失都极其敏感。马丁·塞利格曼研究的
那些大鼠在经受无法逃避的电击时，其无助的表现和遭受创伤
的人类非常相似。这些大鼠的行为表明它们对自己的能力完全
丧失了信心，它们会消极顺从地面对竞争，受到攻击时也不再
还击。正是在这种情况下，大鼠的免疫系统也选择了放弃，就
好像从外部的个体行为中观察到的情绪状态也反映在了内部的
免疫细胞行为上。当大鼠——或人——选择放弃，感到活着不
再值得时，免疫系统也会缴械投降。

相反，一旦重获生存愿望，病情常会发生决定性的转折。

海伦在 52 岁上发现自己长了一个侵袭性很强的淋巴瘤。前
6 轮化疗都没有效果，再加 2 轮也只会徒增癌症的毒力。她唯
一的希望系于一种非常危险的疗法：自体骨髓移植。这种操作
要求病人使用毒性极大的药物完全破坏掉免疫系统。接受移植
后，海伦必须在隔离仓里躺 3 周，进病房看她的人都要接受严
格的消毒，穿上太空服一般的全套服装；海伦有种不快的感觉，
觉得自己和这些陌生来客好像并不生活在同一星球，而且可能

再也回不了家了。

　　3 周后，海伦病情恶化，不能离开隔离仓了。来看她的人发现她骨瘦如柴、虚弱不堪，都怀疑自己是不是最后一次见她。他们既不能抱她，也不能握她的手，甚至连笑都不能，因为被无菌口罩遮住了脸。海伦命悬一线，还感到身体好像也在放弃努力，但她紧紧抓住了一个一直忠诚、深情地陪着她的伙伴：胸腔中呼吸的感觉。每努力呼吸一下，她都能和心底最深处生存愿望产生联结。这股内在的力量似乎还将她与周遭的所有鲜活事物相连：窗外枝繁叶茂的树木，走廊中回荡的孩童的哭笑，有时还有夜幕降临后的繁星。她体验到了一种异样的平和之感。意识到从她体内流逝的生命会继续留存在外面的世界中，她感到十分欣慰。

　　今天，癌症患者的心理治疗医师都懂得，激发病人的生存愿望非常重要。有很多种方法可培养这种力量，这团生命之火就一直闪烁在我们的心底。无论作为治疗者还是病人，我都曾体验过这种令我敬重又感激的生命之力，我要告诉你们这些我认为最重要的东西。（参见图 18、19）

重获生命之力

　　当面对日常生活中的危机，面对其复杂的日程安排和偶发

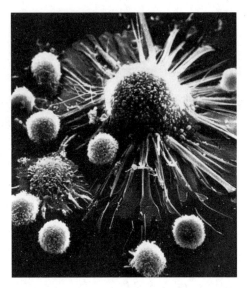

图 18　免疫系统的白细胞正在攻击一颗癌细胞（较大），白细胞会接收"情绪脑"发来的信号，并向脑部回复信号。因此这些细胞可说是参与组成了坎德斯·帕特（Candace Pert）博士所谓的"移动脑"。

的可怕事件时，我们常会任由无助感和恐惧感淹没自己，这很可理解，往往也不可避免。然而，如果这些感受成为惯常心态，生理状况也会随之变化，从而可能破坏身体的癌症防御力。不惜一切代价逃避压力是不可能的，可行的是定期释放压力。借助经验，人可以让压力悄然滑落，就像传说中的鸭背不沾水珠那样，至少暂得一时喘息。

得知自己肿瘤复发，还就在同样的位置，一开始那几分钟我感到难以承受。但很快，我的身体就惊惶地开始反叛。焦虑

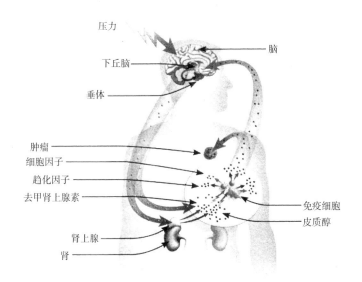

图19 癌症和无助感之间的关系。心理压力引发去甲肾上腺素和皮质醇的分泌，这些激素会扰乱免疫细胞的平衡，导致促炎的细胞因子、趋化因子过度增殖，并抑制身体对异常细胞的正常反应。接下来，免疫细胞释放的细胞因子和趋化因子还会影响到脑，进而影响行为。

总是有其特殊的办法从内里把我攫住，让我心跳加速，胸口发闷，喉咙发紧，呼吸困难。我开始在心里排演起一切后果：我能看到混乱的治疗过程又重来了一遍，觉得自己没有能力再来一次；我刚刚离开妻儿家庭，得不到任何支持；我看到自己又剃了光头，憔悴、疲惫、孤独。我盯着电脑屏幕上刚从医院信息系统调出的神经放射科医师报告，觉得好像已经控制不了身体，甚至要昏厥过去。这时，我想起了一些简单的放松练习，是我在一次特别愉快的瑜伽课上学到的。我有时会在家做这些练习，之后总会感觉好一点。我想现在正是时候来看看在真正需要时这些练习能否奏效。

我坐直身体，深吸了几口气，集中精力感觉空气在胸腔中平滑地流动。我向自己的内心保证，我会充分专注于当前的情况并去寻求所需的一切帮助，但是现在，去把所有最坏的结果都想象一番，于事无补。渐渐地，我的身体平静了下来，心智也慢慢恢复了正常状态。大概15分钟之内，我就感到自己的心跳在变正常，脸上也重现血色。我顺从原计划，去给住院医生们上了一堂课，因为我知道他们真的很期待这堂课。这奏效了，这堂课实在是个好机会，让我感到自己还有用，也帮我分散了心思。至少在那一刻，无助感松开了对我的束缚。

专注于当下的自我

我们都能学会培养内心的力量。过去5000年来，东方所有伟大的医学和精神传统，像是瑜伽、冥想、太极、气功等，均教导我们，任何人都可以驾驭自己的内心和身体功能。这只需将心思集中到呼吸上就能实现。经过大量的研究，现在我们知道，这种驾驭属于一种减轻压力影响的最佳方法，[*]也是重建人体生

---

[*]　我在前作《自愈的本能》（*The Instinct to Heal*）中细聊过这个话题。[40, 41]

理和谐，从而提振身体自然防御力的最佳方法之一。

在所有驾驭生理机能的过程中，第一步都是学会集中精神、向内观照。我们大部分人都没做过多少这样的练习——甚至这么说都不够。常规生活中的一切让我们远离了自己的内心。

乔尔的"心猿"

初识乔尔时，他留给我的印象是我无法成功认识他。他来我们匹兹堡整合医学中心是为了对他的前列腺癌转移做补充治疗，癌症已扩散到了脊柱。他身材修长，举止对于问诊而言显得有点过于优雅，说起话来滔滔不绝，我几乎无法问话。交谈时他很难专注于同一个话题，而是眼花缭乱地切来换去。作为一名洛杉矶的电影制片人，他的生活似乎也和我们的谈话一样混乱无序。他没有和我讨论他的癌症，反而说起了他是如何用通信技术来减压。他凭着黑莓手机（他那部是市售第一批）实现了"超连通"，"哪里都能工作"。最让他高兴的是，他可在收到来电或邮件时宣称自己在办公室，但实际上已经回家了。他可以一边和儿子下棋一边看短信，在逼得儿子需要长时间思考时就趁机回短信。我很纳闷他到底在哪儿：他似乎既不在办公室也不在家；心既没全在电话、电邮联系人身上，也没全在儿子身上。既然他没有真正把关注投给任何人，那么如此热闹欢脱地行事，一定有着类似于身处无人区的空空如也之感。每个人都在这种无人区中花费了大量时间。东方传统称之为"心猿"，这种状态下的人四下驰骋思绪，宛如躁动的猴子在笼中乱窜。

后来，我和一位认识乔尔的同事谈起乔尔在问诊期间表现出的这些问题，他笑着说："我知道。我们要想帮到他，他得先花两周时间一个人坐在沙漠的石头上，学学重新集中注意力，至少两周……"他可没全在开玩笑。同乔尔一样，我们很多人也变成了自己内心世界的陌生人，迷失在一件件看似更紧急、更重要的事物之中，而它们不过是电话、电邮、电视节目。同乔尔一样，我们很多人都要从接触自己的内心开始。*

积极的关注对任何受关注对象而言都是一股有益的力量。孩子、猫狗通常比我们更清楚这一点。他们会来给我们展示自己画的一幅画、找到的一根骨头或是在园子里抓到的一只老鼠，没有特殊目的，或者有时只是为了一个拥抱或是让人挠挠下巴。我们明白这对他们有多重要，于是欣然给予。但我们几时对自己展现过这种仁慈的关注？

癌症复发后我住在公益中心，现在，在大部分为患癌居民组织的训练班上，患者要学的第一件事就是：坚持一周基本不碰电话、不看电邮和电视，而代之以每天做 2 次瑜伽或冥想练习，每次时长 1 小时。曾任职于麻省理工学院的生物学家乔恩·卡

---

* 乔恩·卡巴金（Jon Kabat-Zinn）在其最新著作《恢复理智》（*Coming to Our Senses*）中表示，我们与外界联系得越多（手机、电邮、网络），就会越少接触内在的自我。[42]

巴金博士 30 年来一直在教病人做冥想练习。他的方案现已为美国、加拿大的 250 多家医院采用，其中包括杜克大学、斯坦福大学、匹兹堡大学、加州大学旧金山分校、华盛顿大学、威斯康辛大学、多伦多大学等大学的大型医学中心及斯隆-凯特琳；欧洲也在采用他的方案。*

卡巴金始终认为，每天花点时间与自己独处，是一种"彻底的爱的行动"。古老的巫医传统中一直有净化的仪式，需要一人独自施行；与此相似，卡巴金的孤独内省，也是协调身体的内在疗愈之力的基本先决条件。

呼吸：连通生理的门径

在瑜伽、冥想、气功及现代西方方法中，呼吸都是通向内在自我的门径。

先舒服地坐下，后背挺直，也就是藏族上师索甲仁波切所说的"庄严"（dignified）姿态。[43] 这能让空气沿着鼻孔—咽喉—支气管的线路充分自由地滑动，最终流入肺部深处，然后再沿相反路径呼出。集中精神，慢慢地深呼吸 2 次，让人放松下来。这时你的胸部和肩部会涌出一种舒服、轻盈、安泰的感觉。重复练习，你要试着让呼吸受精神的引导，也让集中起来的精神

---

* 德国、荷兰、瑞典、挪威、英国、比利时、瑞士有些医院在"正念减压"的范畴下提供这一课程。

随呼吸游走。放松之后，你会感到心灵就像漂在水上的一片叶子，正在随波浮沉，你的精神会感觉到每一次吸气，感觉到空气随着长长的吐气轻柔、缓慢、优雅地离开身体，直到只剩微弱一丝，几不可察。然后停顿一下，你要试着去沉入这停顿之中，越沉越深。正是在这停顿中短暂休息时，你往往能感受到与身体的最亲密接触。经过练习，你能感受到自己的心跳，多年来一直是这颗心在不知疲倦地维系着生命。然后，在停顿的尾声，你会觉察到一小点闪光兀自亮起，启动了新一轮呼吸。你所感到的正是生命之光，它一直存在于我们之内，但可能是在这番专注再放松的过程中才被你首次发现。

　　几分钟后，你必然会分心于外物，比如放不下的过去或是将来要尽的责任。这种"彻底的爱的行动"的核心艺术是，你要像是在为一个需要被全情关注的孩子做事。你认识到其他一些想法也很重要，你也向这些想法保证，时间合适的时候会去管它们，但此刻你要把它们放在一边，让心思回到那个真正需要你的人这里，这人就是你自己。将这种练习简单、无雕饰地传授给一组病人，往往就会看到有人脸上淌下了泪水，好像是头一次体验到这样的仁慈和平静。他们发现了一种巨大的纯然幸福的感觉，这种感觉已经缺席了他们的日常生活。后来，练习过冥想的人会发现，他们可以在任何时候进入冥想，稍加练习，就能在超市里排队时、堵车时或受到职场同事的辱骂时寻得那份平和喜乐。他们只需将精神集中于一次长呼气以及此后的停顿之上，就能重抵内心的平静之源。

呼吸是唯一这样一种内脏功能：它完全自主活动，不依靠意识（一如消化和心跳，即使我们不去想呼吸，它也在不断进行），但又很容易受意志的调控。呼吸的控制中心位于脑底，对所有在情绪脑和身体器官（包括免疫系统）之间不断交换的分子都很敏感。将精神集中在呼吸上，能让人更切近地感受身体种种生命过程的脉动，并将它们与有意识思维联系起来。所幸你不一定要"信"这一点才能见证它的发生并从中获益，有一种非常客观的方法能测量瑜伽、冥想等练习与身体变化间的关系。

《圣母经》和心咒

过去 15 年来，意大利帕维亚大学的哲学博士、医学博士卢西亚诺·贝尔纳蒂（Luciano Bernardi）一直关心作为生理机能之基石的自主身体节律，即心率、血压、呼吸等的变化情况。贝尔纳蒂探索的是这些节律在一天当中如何随时段的不同而波动。他认为这种种身体节律之间应该有某种健全的平衡，这种平衡或可最精准地指示出健康的状况；通过测量这种平衡，有些研究曾精确地预测出研究对象还能再活 40 年。[44, 45]

贝尔纳蒂博士追踪了可能使这些节律暂时紊乱的各种条件，并研究了身体随后恢复平衡的方式。为此，他让被试做一些练习，如心算或放声朗读，同时始终测量他们的心率、血压、脑血流量和呼吸模式的微小变化，因此得以发现：精神性练习的压力无论多么轻微，都会立即影响身体节律，令其出现去适应压力的反应。但是大惊喜则出自所谓的"对照"条件。

为测量精神练习引起的生理变化，就必须将练习条件和所谓"中性条件"下的情况作比，在中性条件下，被试也放声说话，但精神上全不付出努力或经受压力，在贝尔纳蒂博士的实验中就是让被试背诵一段已然牢记的文本，无须特别集中精神。因为被试都是意大利伦巴第人，深受天主教的影响，于是贝尔纳蒂很自然地想到让他们念诵《圣母经》（又名《玫瑰经》）。

当被试开始诵出一串拉丁语的"万福玛利亚"时，实验仪器记录到了一个完全出乎意料的现象：所有受测的生物节律产生了共振，它们一个接一个地整齐排列，相互放大，形成了一种平滑而和谐的形状。这是个奇迹吗？不一定。贝尔纳蒂很快意识到，理由其实很简单。在意大利，教众会与神父轮流朗诵《圣母经》，教众在呼气时诵经，接下来吸气时由神父朗诵。[*]而在实验中，被试也很自然地用这个节奏念诵祷文。这样一来，他们就机械地且潜意识地将呼吸频率调整成了每分钟 6 次，这正好是贝尔纳蒂所测量的其他生理机能（心率、血压、脑血流量）的自然波动节律。同步的结果就是各种机能的节律彼此共振，

---

[*] 拉丁语的《圣母经》是这样朗诵的：神父说"万福玛利亚，你充满圣宠！主与你同在。你在妇女中受赞颂，你的亲子耶稣同受赞颂"，然后教众答道"天主圣母玛利亚，求你现在和我们临终时，为我们罪人祈求天主。阿门"。

相互加强，就像是人坐着荡秋千时，在秋千上升的那一刻猛力蹬腿来加大幅度一样。

贝尔纳蒂博士燃起了好奇心，他推断如果《圣母经》的念诵节奏可以调节生理节律，那么其他的宗教实践或许也有类似的效果。贝尔纳蒂假设，在印度教、佛教等将身体觉知作为灵性练习核心的宗教中，此种效果会更强。为研究这一假说，他让一些从未践行过东方戒律的人学习了念诵一句最著名的佛教心咒："唵嘛呢叭咪吽"，在练习瑜伽时，这些被试要学着在呼气时用嗓音念出这句咒文的每个音，感受声音在喉咙里振动，接着继续吐气，吐到感觉必须再次吸气之时，然后再继续念诵。贝尔纳蒂看到了与念诵《圣母经》相同的结果。被试的呼吸频率自动调整为每分钟 6 次，与其他自主生理机能的节律和谐一致。这两种宗教实践相差甚远，却有着惊人的相似结果，贝尔纳蒂非常好奇两者是否可能有共同的根源。结果他找到了一条历史信源，表示《圣母经》是由十字军带回欧洲的，是他们从阿拉伯人那里学的；而阿拉伯人又是借鉴印度的喇嘛和瑜伽大师的做法，改编出的相关祷文。[46] 显然，人类在很久以前就发现一些行为能使生理机能的节律和谐一致，带给人安泰康健。

2006 年，俄亥俄州立大学的朱利安·赛耶（Julian Thayer）和美国国家卫生研究院的埃丝特·斯特恩伯格（Esther Stern-berg）在《纽约科学院年报》上发表了一篇综述，回顾了所有与生物节律的振幅与变化有关的研究，结论是，一切会增强节律变化幅度的事物，比如在贝尔纳蒂所述的共振（"相干"）状态下发生的情况，都与一系列健康益处有关，[47,]*特别是：

- 免疫系统运作得更好

- 减少炎症

- 更好地调节血糖水平

这正是对抗癌症发展的三大要素。

　　生物节律的振幅在出生时最大，临终时最小，在此期间，其变化幅度（术语叫"变异性"）会每年下降约3%。[48]这意味着身体会逐渐丧失适应性，即面对身体和情绪上的危害时越发难以维系平衡。身体机能平衡的减弱，与很多与衰老相关的健康问题有关，包括高血压、心功能不全、糖尿病并发症、梗死形成、猝死，当然还有癌症。而这种平衡恰又是对呼吸和专注训练响应最好的生理机能之一，也能借测量心率的变化幅度很容易地评估（见图20）。这正是贝尔纳蒂因研究念诵佛咒、《圣母经》等古老实践对身体的影响而发现的。[50]

　　自主节律是健康状况的核心，每个人都能像贝尔纳蒂博士的被试那样，学着影响它们的平衡。有的人会通过诵经祝祷来做到这一点，但大多数人只需将精神向内集中。

---

* 最常用作生物节律指标的参数是"心率变异性"，也是这篇文章的研究对象，还是以心律相干性为核心的"生物反馈法"所衡量的项目之一（见《自愈的本能》）。特别要注意，这里的"相干"状态意味着更大的心率变异性（变化幅度）。在相干状态下，变得更有规律的不是心跳本身，而是其变化模式。

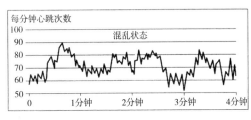

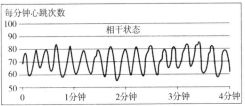

图 20 混乱和相干：在应激、焦虑、抑郁或愤怒状态下，心律（心脏节律）的自然变化会减弱并变得不太规则，或称"混乱"；在安泰、同情、感激或专注于呼吸时，心律变异性会增大，趋于"相干"，即心律的升降转化变得规则，且与其他生物节律相协调。念诵"唵嘛呢叭咪吽"或拉丁语的《圣母经》都能引发后一种状态。[49]（本图权利 © HeartMath，由"PC 端压力缓解系统"emWave® 绘制，开发方 Quantum Tech, Inc.，位于美国加州博尔德克里克）

实验室里的冥想

多年来，理查德·戴维森（Richard Davidson）博士一直在他威斯康辛大学的实验室里研究冥想练习者的脑活动变化。参与实验的有几位喇嘛，包括马蒂厄·里卡尔（Matthieu Ricard）博士，他曾是细胞生物学家，后来成为僧侣兼哲学家，正是他协助发起了这项实验。在冥想期间，仪器记录到练习者脑节律的振幅比非冥想状态下要大，此外还检测到不同脑区的活动开始和谐地振荡，这些脑区就是在"同步"。这一现象就相当于前面讲过的在人体内各生理过程之间建立相干性，不过是在脑的范围内。更妙的是，戴维森及其合作者发现，这种同步性甚至在冥想结束之后仍会持续。[51]

幸运的是，这种状态带来的健康益处在初学者身上也能逐渐累积下来。该实验室还以一家大型生物技术公司的高管为测试对象做了一个实验：把这些人分成两组，第一组的人不做任何生活习惯的改变，第二组则接受乔恩·卡巴金在医院推行的那种"正念冥想"培训。不到 8 周，已经有人习惯了每天都做一次短时冥想，而这些人的脑电活动在脑电图上已表现出显著变化：与积极乐观心境有关的左侧额叶区明显比以前的自己和对照组都活跃。而且受影响的不仅是被试的脑和情绪：他们的免疫系统对流感疫苗的反应也比对照组强烈。仅仅练习了两个月的冥想，就有了这些个变化。[52]

在加拿大卡尔加里（Calgary）大学的癌症中心，琳达·卡尔森（Linda Carlson）教授的研究团队让乳腺癌和前列腺癌患者也练习了同样的冥想课程，大概 8 周之后，患者表示自己睡得更香，压力感明显变小，并感觉生活更有意义了。冥想也让他们的免疫系统受益：白细胞包括 NK 细胞都恢复到了正常状态，大大有利于对抗癌症。*

---

* 这些结果与理查德·戴维森实验室的另一些研究结果相同。这些研究表明，

以教育委员会工作的鲍勃为例。1999 年时他 60 岁，发现自己患上了前列腺癌。对癌变区域进行放疗之后，他开始在卡尔加里医院参加正念冥想课程。起初，他每天只能做 5—10 分钟冥想，但数周之后，他找到了轻松冥想 30 分钟的诀窍。鲍勃说："冥想给了我前所未有的身心掌控力，让我足够平静，能客观地看待事物，看清自己周围和内心的状况。也许有点疯狂，但说实在的，我得承认我要感谢患癌经历，因为冥想让我走上了一条不同的人生道路。它大大改变了我与家人、与周围的人相处的方式，给了我从未有过的方向感。"

8 年后，鲍勃还过得好好的。作为研究的一部分，卡尔森在鲍勃参与为期 8 周的冥想入门课程之前、期间以及 12 个月后，分别检测了他的免疫应答情况，结果是大为改善（卡尔森发现炎症细胞因子、肿瘤坏死因子-α 和干扰素 γ 均有减少，而有抗炎作用的白介素-10 则有增加）。同时，鲍勃的皮质醇水平也下降了。显然，新的人生道路让他找到了身心的平静。

加州大学洛杉矶分校的一项新近研究证实，"正念冥想"对艾滋病患者的免疫系统有积极影响。[56] 研究中，50 名艾滋病毒

左脑越是活跃（如冥想练习后表现出的情况），NK 细胞也会更活跃，对疫苗的反应也更强烈。[53] 在伦敦帝国理工学院，约翰·格鲁泽利尔（John Gruzelier）教授在艾滋病患者身上得到了类似的结果：左脑更活跃（由冥想引发的那种）的患者斗志更高昂，对疾病扩散的抵抗力也更强。[54] 在俄亥俄州立大学，詹妮丝·吉科尔特-格拉瑟（Janice Kiecolt-Glaser）教授也在老年患者中发现，那些做了一个月放松练习的患者，免疫细胞（NK 细胞和 T 细胞）的活性有显著增加。[55]

抗体阳性的男性需参加一套为期8周、每周一次的"正念冥想"课，且每天要做30—35分钟的冥想练习；对照组（初始条件相同）则只参加一次单日训练课，接下来也不用每天做冥想练习。

8周后，对照组患者的CD4细胞水平下降了——CD4是一种免疫细胞，数量会在艾滋病毒扩散时减少。而那些每天冥想的人，其CD4细胞计数未低于初始水平，而且对课程投入越多，即参加训练的次数越多，研究结束时CD4细胞计数也越高。

具体是什么机制使冥想能强化免疫系统，还不得而知。最有可能的解释是，较为宁静的心态与肾上腺素及皮质醇减少分泌有关，这意味着免疫细胞能更好地实现其防御功能。

冥想带给鲍勃的好处显而易见，他也很乐意去施行；但让乔尔（介绍"心猿"概念时提到的人）练习冥想可绝非易事。

乔尔头一次静下了心

我们经测量发现，乔尔的生理节律俨然和他的心思一样混乱无序。他的心率变化完全杂乱无章、参差不齐。此外，他还非常难以把思绪转向内心。我怀疑他根本没有耐心静下来20分钟专注于呼吸，搞不好会找借口用电脑上的生物反馈软件去测自己内部机能的状态。在听我下指令时，他每两三分钟就会在椅子上扭来扭去，从他紧蹙的眉头上，我能看出他在努力跟上我的指导，但一如此类向内练习的典型情况，他越努力去理解，要求就变得越发难懂。他先得学会倾听，学会专注、耐心、抱持善意。卡巴金将这个停止活动的初始阶段与野生动物摄影师的处境作比：摄影师必须小心、安静、一动不动地待着，直到她想看的动物感到安全后现身。要是紧张兮兮、迫不及待地靠近，就没什么机会在大自然中一瞥这只动物的靓丽身影。

我们大多数人都习惯了苛待内在的自己。像乔尔一样，多年来我们已经练就了不去倾听自我的本领，而是将精力集中在具体的目标上：应付手头的危机，寻找人生伴侣，照顾孩子，不辜负父母、朋友、老板、同事的期望，等等。我们选择了扼杀心底那些深重却微弱的低声抱怨。

如果我们去倾听这些喃喃低语，很可能会听到："我感觉不太好。对我真正重要的东西被夺走了。我需要更多的诚信、美好、慷慨、快乐、温柔……这还不够……我还在失去一些根本的东西……"我们倾向于对这些充耳不闻，把时间花在又一通电话、一封电邮、一场电影、一根烟、一瓶酒、一块肉或别的麻木人心的东西上。我们害怕永远无法真正满足内心这头躁动不安的动物，于是只要不用把精神集中在它身上，怎样都行。一如乔尔在专注于呼吸之后觉得极不舒服，面对被忽视的内在之我会令人不快、心烦意乱："我到底在这儿干吗？肯定有超多更有趣的事等着我去做！"显然，这种烦躁情绪只会进一步唤起内心的不适感，让人更急于逃避，身边有什么能分心的事都想去做。

实现内心平静的初次尝试令乔尔感觉挫败，他放弃了努力。

但聪明的他注意到了测试仪的屏幕上显示的信息：他的生理机能有问题。他也注意到，自己在反观内心时的浮躁倾向和不适之感只会加剧这些问题。

就算乔尔不太相信冥想有用，他也好奇于此前听说过的种种，而现在，他看到了。虽然还是无甚热情，但出于他对新事物的典型好奇心和没试过就不排斥的决心（正是这两项品质让他成了一名成功的制片人），他接受了我的方案：每天静下心来两次，每次 10 分钟，倾听自己的呼吸，慢慢试着去驯服生命机能。

我参照伊恩·高勒的书指导乔尔，其中的方法曾帮助高勒自己应对癌症。乔尔唯一要付出的努力就是找时间练习，努力接受这 10 分钟的练习优先于一切。其他方面就不太是努力的问题了，而主要在于接纳和善意。"轻轻闭上双眼，把精神转向内心，记住，此刻你要专心寻找疗愈的力量。"[57] 每天两次每次 10 分钟看起来很少，但对乔尔来说已经是迈出了巨大的一步。

离开癌症中心后，乔尔去买了根蜡烛——我告诉他每天在做两次练习的时候点上，并视之为"神圣"。小小的烛火会提醒他，这一刻超脱常规时间，远离日常烦扰。在这 10 分钟里，他大可与世隔绝，不想过去和将来，过去已不可追，将来尚未可知。小小的烛火还象征着一件他要在内心中寻找的东西：那是一丝生命的微光，虽然一直在外物之风中摇曳，却倔强地从未熄灭。

第一次练习不像他预料的那么难，不久他就发现 10 分钟过得飞快。在冥想时，他发现了一个让他觉得好玩的现象：在行将为某个迫切的想法（比如"我一定要回电话给杰克，说说关于一部电影的新点子"）分心时，他只要在呼气时对自己说"现在不行，10分钟以后就可以想"，这个想法就会溜走。另一个想法常常又随之而来，比如"今天都还没有孩子们的消息"，但这个想法一样容易溜走，并随着呼气后的停顿消失。这些想法就像是肥皂泡一般，刚升到心灵表面，就会轻轻地破掉，无影无踪。此前，乔尔从没意识到，这些常常显得重要、紧迫的想法，只要他不去注意，就会这么轻易地消散。

　　不到两周，乔尔就开始自发地每天做两次15分钟的冥想。他越深入，就越认识到自己内心的紧张和不安。与此同时，在意识到这一点之后，他就对自己说，那并不代表全部的他。内观的全过程中，他都能感到自己在焦虑。"但我不是我的焦虑。"说也奇怪，他发现，这个新视角带来了些许平静。在乔尔回洛杉矶前，我们又检测了他的心律相干性。他没借助生物反馈软件，一个人就在酒店房间里开心地冥想了起来。这才过了10天，还没有软件辅助，根据电脑的检测，他就已经成功地把心率变异性中的混乱程度减少到了30%，实现了70%的相干性。

　　乔尔走后一直和我保持着联系，他告诉我，随着他从冥想中获得更多的体验，在一天中的其他时候，他的内心也和以往不再相同。他更容易感到活在当下，为周围的事物动容、欣喜，也感到更像是在活着了。他不再在同儿子下棋时回电子邮件，还取消了黑莓手机的新消息提示，改为定期自行查看邮箱。6

个月后，他已经相当热衷于在自己的生命中探寻这个新的内在维度，到了每天早上都会更早起来，做30分钟练习。这已经成了他一天中最重要的一段时间，在这留给自己的30分钟里，他集中精神，忘却烦恼，心无杂念，自由地单纯感受真实的自己。

两年后，他给我发了封电子邮件，告诉我冥想的所得对他来说有多重要。他的癌症停止了扩散，但与此同时，他也经历了一次人生巨变：他大力投资的一部电影遭遇惨败，于是晨间冥想成了他的救生筏。在冥想中，他直面自己的恐惧、愤怒和希望，将它们都接纳为自己的一部分。"如果不是这些次的练习让我接触到心底的力量，从而让我获得了内心的平和，我真不知该怎么办。"他写道，"我不知道以前自己是怎么过来的。谢谢你帮我在匹兹堡完成了那些次磨炼。"

终于，乔尔不用孤独地枯坐了。他只需要呼吸。

万念归一

瑜伽是最古老的自我意识训练。在梵文中，"瑜伽"指一套旨在融合身心以获得内心平静的修行方法，是通向每个人与生俱来的"超我"的途径。根据这一传统下的原则，达至"超我"的途径并不唯一，相反，每种文化和每一个人都必须找到最适合自己的方法。此类修行的核心共同点，是让注意力暂离外物，转而聚焦在选定的冥想对象之上。

不同派别的冥想对象也五花八门。比如专注于姿态和呼吸练习的哈他瑜伽（hatha yoga），其冥想对象是身体和身体的感觉。太极、气功、瑜伽休息术（yoga nidra）、静心学（sophrology）和心律相干法都是这种关注身体的一般性传统的不同实现方式。催眠术则用一种特别强烈的方式来集中精神，同时也调动身体深处的力量。专注的对象还可以是一团烛火、一个神圣形象、一个词语（常用词有"爱""平和""平安"[shalom]）、一段祝祷（《圣母经》、佛咒、苏菲派"迪克尔"[dhikr] 等）或是一处美景（湖光山色、绿树红花等）。

在乔恩·卡巴金传授的"正念冥想"中，只需反复把精神简单地集中到你此刻意识中的东西上，别长时间纠结于它，只留意着接下来会自然地浮现出什么就好。如果浮现的是某个想法，就给它贴个"想法"的标签，再看之后会出现什么；如果浮现的是某种情绪，那就叫它"情绪"，然后让注意力继续前行；如果浮现的是某种"感觉"，某种不适感或者想停下来的欲望，也同样如此。*

瑜伽传统还认为，带着对当下的认识研习经文，就和人道主义工作一样，是更高级的修行形式。控制精神是一切情况下的关键：严格运用注意力，你就有机会通过任一路径达到同样的内在相干状态，促进身体各生物节律整合及和谐运作。

---

* 卡巴金有一句简单清楚的教导，提醒我们要如何运用专注之力才能实现充分的觉知，那就是："集中精神并保持这种状态，集中、保持，集中、保持。"

最重要的并不是某种特定的技巧或应用。没有什么奥义或秘诀能治疗癌症。密宗瑜伽（tantric yoga）中也没有什么姿势能精准排布好身体的一切能量。要调动身体的力量，关键还是要带着诚挚、善意和平静之心，每天都与我们体内永动不息的生命力保持接触，并臣服于这种力量之下。

疗愈往昔伤痛

曾被生活严重伤害过的人，其旧日伤痛依然随时可能冒头。事实证明，在这种情况下，让他们把精神转向内心，是极为痛苦不安的。这些未愈的伤疤会极大地消耗能量，并妨碍身体的自我防御。一些强力的情绪已经在心灵中留下了持久的印记，它们的根源则是深埋于心底的创伤，这种情况下，我们必须找到这种创伤并治愈它。克服这些精神创伤有许多方法，我体验过一些，其中我认为最有效的是"眼动脱敏与再加工疗法"（EMDR）。

自暴自弃的玛丽

在发现自己的乳腺癌标志物水平正在上升时，玛丽并未感到意外。数月以来，她总是感到抑郁、绝望，甚至想过自杀。任由身体杀死自己、死于癌症，倒也没什么两样。玛丽那时55岁，刚和一个比自己小 20 岁的男人经历了一场最美妙的爱情。这个名叫保罗的男人一次次地对玛丽说她是他一生的挚爱，他已无法想象还能再与谁相处哪怕片刻，她令他脱胎换骨、完满充实，为他开启了新的人生。这份坚定的感情虽然不太寻常，但是玛丽还是相信了它的真诚。她平生第一次置身于这种爱情的温柔呵护中。在与保罗相处的 6 年里，玛丽切断了与外界的一切联系。然后有一天，他离开了。在感谢玛丽为他做了那么多，帮他了解了自己之余，他说他想要孩子，而且已经找到了另一名女性来一起追逐他这个新梦想。玛丽大为崩溃，全然无力面对。在她童年时，父亲就抛弃了家庭，再没关照过她；后来，她年轻时的丈夫出轨别的女人，两人最终离婚。就像马丁·塞利格曼使用的那些遭受电击又无法逃脱的大鼠，玛丽从这些经历中"习得"，努力保护自己并没有用。无助感、宿命感让她产生了自杀意念。这些感受或许也促进了她体内肿瘤标志物水平的上升。

芬兰赫尔辛基大学的医学博士、哲学博士柯西·利尔贝格（Kirsi Lillberg）研究了 1 万多名女性后发现，失去生活中重要的感情关系会使乳腺癌的患病风险翻倍。痛苦的分手、离婚与癌症的关联甚至比丧偶更为直接。[58] 失去所爱会让许多人产生强烈的无助感，或许是因为它戳到了很多人在童年遭遇拒绝或批评后留下的心灵伤口。

无助感能将一次痛苦事件充分转化为创伤，经历过战争的士兵都熟悉这一点。最痛苦的记忆并不来自在战斗中冲杀或在行动中被俘，而是战友受伤时自己却无能为力，或是被无休止的火力逼入困境、无力还击。

并且像玛丽这种情况，她的朋友圈已变得很小，因此没人能来帮助她渡过难关，这时如果创伤特别严重，生病的风险就会增加。有一项研究指出，在面对这类情感或心理困难时，感觉孤独的人患乳腺癌的风险可能比普通人高 9 倍。[59] 因此，在防治癌症的战斗中，抗击无助的心理状态极为重要。*

无助感会造成创伤

"（精神）创伤"指一次（或一系列）会在遭受者的脑中留下痛苦而深刻印记的打击。正常生活中遇到的小问题、小挫折可能会使人困扰好几天，但人脑有"愈合"的能力，就像身上的小口子会很快自动愈合不留疤痕那样，脑也有愈合情感伤口的自然机制。这些伤口不会留下持久的疤痕，还往往是个人成长、成熟的动力。

在另一些情况下，某些事件则令人非常痛苦，痛苦到会撕裂一个人的自我形象或对周围世界的信任。有些特别令人不安

---

* 一般而言，悲痛状态和创伤后应激与免疫系统的恶化、白细胞特别是 NK 细胞活性的降低明确相关。[60-62] 精神创伤还更为显著地与多种医学问题有关，[63,64] 如人在接受心脏移植后生存时间大大缩短，[65] 特别还有癌症发病率的增加。[66] 幸运的是，简单的方法即可治疗创伤，如认知行为疗法或 EMDR。[67-69]

的事就是如此，比如强奸、骇人的或危及生命的事故，甚至还有某些失恋。童年时缺乏或失去关爱，或是反复遭遇欺侮，也会造成这种情况，因为孩子的情感和心理最为脆弱。这些伤痛往往会变成某种心理"脓肿"，脑会尽可能地隔离它们，不去直接触及；人的意识甚至会"否认"相关事件。但一如挤压脓肿就会发现依然感觉不对，生活也能残忍地唤醒某人的创伤性过去，使他清醒地意识到自己的精神伤口依然脆弱。

昔日的创伤被重新激活后，就可能接管个人的一切心理和生理机能。对玛丽来说，在保罗离开的那一刻，50年前父亲的弃家而去和20年前丈夫的移情别恋留给她的创伤性回忆又变成了冷酷的现实。她觉得自己不配被爱，一无是处，注定是个失败者。等着她的是和当年一样的悲伤，一样的泪水，一样的胃痉挛，甚至连疼的姿势都一样：她还是像小时候那样埋头蜷缩，双手抱膝。

情感创伤还会向内影响深层的生命过程。一如皮肤上的病变会激活身体的修复机制，精神创伤也会触发身体的应激反应：释放皮质醇、肾上腺素和炎症因子，为免疫系统减速。《自然评论·癌症》《柳叶刀》等刊物上的文章已经表明，这种生理应激机制有助于癌症的发展和扩散。[70, 71]

然而，未愈的精神创伤让人重新体味到的旧日无助感只是一种假象。彼时他们也许确实全然无力，但现在绝非如此。让病人意识到这个错觉，是治疗的关键。

在玛丽的病例中，医生找到了一种简单直接的方法，重新点燃了她内心的力量。鉴于玛丽是一名记者兼作家，医生鼓励她把自己的情感经历和惨痛教训写出来。尽管意志消沉，玛丽还是觉得这个主意挺有意思。随着故事从她敲打键盘的指尖慢慢流淌出来，玛丽感到自己又渐渐恢复了活力。新书出版后，她又去看了那位医生。她不但甩掉了自杀意念，体内的肿瘤标志物也完全恢复了正常水平。专注于一个力所能及的目标给了玛丽力量，让她驱散了无助的错觉，恢复了生存愿望，身体也起了反应，重获健康并控制住了潜在的癌症。*对玛丽而言，投身写作给了她一个重要的生命力来源。对于其他人，起类似作用的也许是规划一次期待已久的旅行，盖一幢梦寐以求的房子或仅仅是与亲朋增进关系。要做的事关键是要对病人富有意义，而且能让他们更亲密地接触到自己的生命力。

有些人，像我第五章提到的米什，是靠至亲的关爱才经受住了生活的考验。在每个阶段都执你之手、让疲惫的你依偎他们肩头的配偶、子女，是能帮你克服无助感的人。不过，最近的研究表明，朋友圈子有时也能扮演同样重要的角色，他们既有助于治病，也能让患者比统计上的预期寿命活得更久。

杰弗里·札斯洛（Jeffrey Zaslow）在自己 2009 年出版的一

---

* 相似的，新西兰奥克兰大学的基思·皮特里（Keith Petrie）医生及其同事发现，只是连续 4 天让病人写下自己生活中最艰难的事情，就可以增加他们的免疫系统响应肝炎疫苗产生抗体的能力。[72]

本书中讲了一群儿时好友的故事。[73] 这 11 个女孩高中毕业后各奔东西，分散到美国各地；但此后近 40 年，无论生活是起是落——学业、婚姻的成败、育儿的艰辛等，这份友谊一直延续。2007 年 9 月，其中一位名叫凯莉的女士得知自己得了乳腺癌，医生让她寻求家人的支持。凯莉没有找自己的家人，反而通过电子邮件向那些远在天边的高中姐妹透露了这个秘密，一时间，她好像是引发了一场"爱的及时雨"，淹没在汹涌而来的电邮、电话、信函、卡片、包裹当中。化疗让她患上了口腔溃疡，疼痛难耐；得知这个消息后，一位姐妹送来了一台奶昔机，让奶昔帮她软化口腔黏膜。另一位女儿死于白血病的朋友，给她织了一顶毛线帽，以防她头发掉光后感冒。还有一位给她做了一套特殊布料的睡衣，让她夜间出汗时能好受一点。凯莉常常发现，比起医生，她更易于向姐妹们倾诉现况。"我们认识这么久了，什么事都可以说。"她高兴地说。[74]

研究证实了朋友圈子的重要性。美国那项大规模的"护士健康研究"就发现，在患乳腺癌的女性中，能说出 10 个朋友名字的患者，存活率比说不够的患者高 4 倍。朋友离得近不近并不重要，因为抗癌作用仅仅来自病人与他人相连的感觉。[75] 在男性群体中，友谊也扮演着重要角色：瑞典的一项研究调查了 736 名男性后发现，友谊有着与婚姻一样强的健康功效。[76] 另一方面，该研究还发现，孤独、隔绝之感带来的负面影响，只有吸烟可与之相提并论。

迈克尔的微笑

我这一次的人际支持，始于某位朋友的一次注视。在癌症复发和随后一整年的化疗后，我又开始失去生活的立足点。我已经被迫停止工作，因为我已经没有体力在大学管理精神科和整合医学中心，甚至继续看病人也不行了。至于我的私人生活，安娜和我在任何育儿问题上都再也达不成一致，这分歧让我们闹得很僵，最后她都同意去接受伴侣心理治疗了。我们努力拯救这段婚姻，但还是失败了，这可能或多或少是因为我的病带来的压力，它让我们很难相互迁就。我即将一股脑地失去妻子、家庭和健康，甚至能感到生命正从我手中溜走。我害怕这破碎的生活带来的压力会让一切疗效都打折扣。正是那时，我遇到了迈克尔·勒纳。

迈克尔不是医生，而是一名社会学家兼心理治疗师，管理着几个民间组织，曾于耶鲁大学任社会学教授，后创立加州公益中心，还写了一本介绍用各种方法治疗癌症的重要著作。他是美国的一位大思想家，一直在探寻现代世界中医学与个人之间的联系。[77]他在自己的静修所接待了成百上千的病人，也从自己的经历中获得了广博的学识。

他见到我后，问了几个关键的问题。他没去关注我的生活出了什么问题，而是引导我讲一讲最让我满足的是什么，比如我想随着哪首"此生最爱的音乐"起舞，又有哪首歌对于我个人独一无二，这辈子一定要至少唱上一次。这些直接又非常得体的问题令我有点心跳加速，我略带犹豫地回答着，讲了我正在考虑的一个项目——当然还有我的惧怕，怕这些只不过是我的黄粱美梦。有时，我想把自己作为一个神经科学家学到的治疗抑郁和焦虑的自然方法写成一本书。但我还从没写过书，这个设想看起来遥不可及，尤其是在我目前这种疲惫状态下。我抬起眼来，见他正注视着我，神情喜悦。他已经找到了他要找的东西。他对我说："大卫，我不知道你还应该在一生中做些什么，但我知道你必须去写那本书。"迈克尔的话语和微笑鼓舞了我，不久，我就开始写作《自愈的本能》。同玛丽一样，我也找到了重振之路。迈克尔就像一个萨满，成功引燃了我心中那一小团生命之火，几个月前它已经开始摇曳欲熄。

治愈无助感

同所有精神科医生一样，我对创伤后应激综合征这个问题既熟悉又担忧，因为大多数治疗都没什么效果。即使是药物，也必须长期服用才有可能起效，而且一般也只能将症状减轻 1/3 到 1/2。[78-81] 因此，每每听说某种非药物疗法保证能在几周之内让大部分病患摆脱与某些极痛苦的生活经历有关的症状时，我都极度怀疑；有的研究甚至汇报了 80% 的正向反应率（相当于用抗生素为住院患者治疗肺炎的正向反应率）。[82-85]

我完成心理创伤治疗培训后不久，就开始把这种方法系统地应用到癌症患者身上。*我让他们列出 10 件一生中最痛苦的事。假如有那么一块钢板在碾碎患者的生存愿望，那我就把这些事件看作固定这块钢板的螺钉；要是能把这些螺钉一颗颗拧出来，病人往往就会领悟到一种完全不同的生活方式。一旦卸掉这些如影随形的重担，他们就能以不同的眼光看待一切。尽管替病人消除精神伤痛并不是在治疗癌症，但这经常能恢复病人的自然防御力，从而帮助病人对抗癌症。

莉莲克服了恐惧

莉莲是一名演员，在一个极受好评的大学项目中任教，到过世界各地登台演出。恐惧感常与她相伴，她也了解自控所需的一切。但她现在还是坐进了我的办公室，因为她的宿敌——恐惧——又攫住了她。几年前，她曾动手术切除了一个极其危险的肌肉瘤，恢复得很好。但就在前不久，她发现肿瘤复发了，她很可能只有几个月可活。她怕极了，怕到讲自己的病情时上气不接下气，话都说不完。我尽力帮她恢复平静，但完全无效。她一边抽泣，一边反复念叨："你怎么都不会懂的。没人能懂。我要死了，谁也没辙。"那时我也复发不久，刚开始做为期一

---

* 我发现最有用也最能为患者接受的疗法是 EMDR，这种疗法中的眼动与快速眼动睡眠中自发产生的眼动相当。[86]

年的化疗。莉莲的话让我想起了自己也经历过的恐惧。尽管我已经立了规矩，不和病人聊自己的病，但那一次，唯有那一次，我破了例。我通常会给治疗过程录像，用来指导学生和住院医生。但此刻，我摘下麦克风，起身凑近她耳语道："你看，莉莲，我从来不说这事：我也有癌症，也很害怕。我唯一能说的是，一个人是能够从内心找到平静与力量的。要给你自己最大的康复机会，这很关键，也正是我想帮你去做的。"她几乎立刻就停止了啜泣，望着我，感到了一丝宽慰：她不再是孤独一人。我们拥抱了一会儿，然后便开始了治疗。*

我了解到她曾被自己的父亲强暴数次，很可能是这番童年经历唤起了她现在面对疾病时的无助感。她记得那一天的每一个细节，那时她 6 岁，有一天被院子门划伤了大腿内侧，父亲带她去看了医生，还坐在一旁看她缝针，一直缝到了耻骨，连麻药都没用。回家后，父亲把她放倒，胸腹朝下，手压着她的后脖颈，第一次强暴了她。

一开始，莉莲告诉我，她曾接受长达数年的常规谈话治疗，大量讲过这些乱伦的事以及她和父亲的关系，她觉得再揭开这些尘封的记忆未必有用。"我真的已经走出来了。"她说。但在我看来，那糅合了病痛、无力、恐惧等主题的童年情景，与她现下面对癌症时体味到的焦虑有极强的联系，断不能置之不理。

---

* 我在前作中写过莉莲的病例，但未提及这里与我相关的场景。

最终，她同意再次回忆那些往事，配合我基于此展开治疗。

莉莲一开始回想往事，身体就又体验到了那些童年恐惧。当年的一个想法再次回到她的脑海："那会不会是我的错？不是我摔在院子里，然后我爸在医生那儿看到了我的生殖器，才让他对我干出这种事来吗？"同几乎所有性虐待的受害者一样，莉莲觉得自己也该为这样的暴行承担一部分责任。随着治疗的进行，在某一刻，她突然意识到了，这些都不是她的错。她那时只是个幼童，她父亲本应照顾她、保护她，这对现在的她来说不言自明；她也没做任何或可招致此种侵犯的事，她只不过是摔了一跤，对一个活泼好动、喜欢冒险的小女孩来说，这再普通不过了。这个旧日孩子气的曲解留在了莉莲精神创伤的伤疤里，而随着我的观察，这一曲解与她成年后的立场之间的联系开始清晰起来。

渐渐地，莉莲的情绪发生了变化，恐惧变成了合理的愤怒："他怎么能对我做出那种事？我妈妈怎么能纵容他这么多年？"她的身体感受也变了，似乎也有很多话要说。再回味那时后脖颈的压迫和心中的恐惧时，她会感到胸口和下巴绷得紧紧的，这就是愤怒应有的身体反应。不少精神治疗学派认为，治疗强奸受害者的目标就是要将他们引导至恐惧与无助刚好转变为合理的愤怒的心理节点。然而，在我看来，只要病人注意到了自己内心在发生变化，其实就应该按这样的模式继续治疗；如果病人可以摆脱负面感受，无论是愤怒还是悲伤，就不该让他们带着这些情绪离开。

随着治疗的继续，莉莲将自己看作一个孤单寂寞的小女孩，情感无人呵护，身体遭受侵犯。这时她又体验到了深深的悲伤，同时还伴有对这个可怜孩子的巨大同情。此时愤怒已经转变成了悲伤，一如伊丽莎白·屈布勒-罗斯（Elisabeth Kübler-Ross）在"哀伤五阶段"中的刻画。[87] 随后，她意识到自己已经是一个有能力的大人，可以照顾这个小孩了。难道她不应该如她自己所说，"像一头母狮"那般凶猛地保护自己的孩子吗？最后，她又说回了她父亲：他是"二战"期间荷兰抵抗组织的早期成员，曾被拘捕并遭受酷刑。莉莲总是听母亲和祖父母说，从那以后，父亲就变了个样。忆起这些，她心中会泛起一波怜悯，此时，她把父亲看作一个需要巨大关爱和同情的男人，而他那严肃冷漠的妻子从没有给过。他的父母也没有给过：他们受文化传统的束缚，对情感关爱并不重视。这个困惑、迷失的灵魂曾有过如此严酷的人生经历，用莉莲的话说是"足以让任何人发疯"。而父亲现在在她眼中的样子是："一个可怜的老头，虚弱得连走路都困难。他这一生真是艰难。我为他难过。"

在短暂的治疗期间，莉莲的情感从一个被强暴的小女孩所感受到的恐惧，变成了对侵犯者的接纳和同情——这是我们所能想象的最为成熟的观点。这次治疗没有遗漏常规疗法所描述的任何一个哀伤阶段，就好像原本要耗时数月经年的常规精神治疗都浓缩进了这次短短的治疗当中。她已经理顺了往事与其成年后的观点之间一些必要线索；一旦建立这些关联，那些创伤性记忆就能得到消化（用生物学家的话说是"代谢"），再也不能引发排山倒海而来的情绪了。莉莲甚至能谈及初次遭遇强暴的记忆并毫不费力地面对它："就好像我只是一个旁观者，远远地看着。那只是一段记忆，一幅图像。"

　　一旦剥离了情感负荷，创伤性记忆就失去了毒力，对人的钳制也即弱化。这是很重要的第一步，但解决创伤问题不仅能消除对往事的记忆中包含的痛苦，它还会为经历创伤的人开辟一条人生新路。一旦化解了那可怕的童年创伤，莉莲就会发现一股自己从未怀疑过的内心力量。那时，她就能以大为宁静的心态面对自己的癌症及死亡前景。经过这次治疗，莉莲重新发现了内在的生命能量，并获得了某种光辉，这光辉深深感染着每个接近她的人。*

　　无论巫医还是对创伤的心理治疗，都无法治愈癌症。但巫医有时能治愈无助之感，而好的心理治疗则几乎总能做到这点。†

　　说没有足够的证据证明心身方法有其影响或功效，对于这一论点，我们再也不能回避了。我在本章中列出的研究特别是

---

*　即将完成本书之际，我收到了莉莲的噩耗。几个月前我才和她谈过话。得知癌症复发后的这 7 年，她一直在不断充实自己的人生。

†　写作本书期间，将 EDMR 用作短期心理疗法治疗精神创伤的有效性，已为 18 项对照研究、6 份荟萃分析和 1 份权威的考科蓝系统评价大体证实。[88] 另一方面，通过将注意力集中到眼动上（或 EDMR 采用的其他一些技巧）从而快速疗愈创伤性记忆的机制目前还不是十分清楚，不过神经科学界已经在积极探索好几种假说。[89,90]

近期研究都表明，事实恰恰相反。下面还有一项最新研究，它发表于本书初版的两年后，可能是最具震撼力的一项研究。

俄亥俄州立大学的心理学教授芭芭拉·安德森（Barbara Andersen）指导了一项极具启发性的前瞻性长期研究，研究的是癌症患者接受治疗后的生存情况。研究纳入了 227 位乳腺癌已扩散至淋巴结（二期或三期）且接受了所有常规治疗的女性，并对她们进行了超过 11 年的观察。一部分患者在治疗后又参与了一项为期 1 年的练习课，目标是掌握类似于本书中所讲的那些生活技巧和知识。该课程包括营养知识，指出身体锻炼的重要性，并着重训练压力管理技巧，比如受瑜伽启发而来的一个非常简单的方法"渐进式肌肉放松"（PMR）。另一个对照组的患者则仅接受了常规治疗及后续各次心理评估。结果非常惊人：11 年下来，那些学习了如何改变生活方式的患者，死亡率要低 56%。她们学会了边听录音边做这种基本放松练习，每周做 3 次，每次 20 分钟。几个月后，她们就能仅用 2 分钟便进入放松状态。数据表明，她们练习得越多，越能减轻生活中的无助感，免疫系统也越强大。[91-93]

这要是使用一种新药取得的结果，世上所有的肿瘤医生都会觉得必须把这种药写进处方。

不管是学习放松和更好地控制心神，还是摄入更好的营养，抑或有规律地锻炼身体，秘诀其实都只是一个：必须找到一种可以引导生活的方式，而不是在无助和苦恼中屈从于生活。

第十章

驱除死亡恐惧

与出生一样，死亡也是生命的一部分，自然也是我生命的一部分。我并不例外。那我怕什么呢？在后来的岁月中，我的病人教会了我如何去认识进而掌控对死亡的恐惧。借助他们的经验，我开始懂得，死亡恐惧不只是一种恐惧，而是许多种。一旦一一审视这许多恐惧，它们便不再那么不可抗拒。

　　"癌症"二字一出口，就足以唤起人们对死亡的恐惧。恐惧导致麻痹，这是它的本质。一只羚羊察觉到附近有狮子时，它的神经系统会发出一个信号，让它一动不动。演化已经为羚羊做好了安排，令其在极端环境下也能有很小的生存机会：通过完全保持静止，羚羊更不易被肉食动物发现，也许狮子会从旁经过而注意不到它。

　　我们发现自己的生命受到严重威胁时，身心通常也会经历这种奇怪的麻痹。但癌症可不会放过我们。恐惧只会在我们最需要的时候抑制我们的生命力。

　　学习如何抗癌，就要学习滋养我们内在的生命力。但是做这样的学徒不一定是要与死亡抗争，而是要去接触生命的本质，去寻找使生命更加美丽的那份完满与平和。死亡可能也是成功实现这一目标的一部分。有的人活着，却从未领悟过生命的真谛；有的人死了，却仿佛还过着丰富且有尊严的生活，宛如他们的一项特殊成就，赋予他们经历过的一切以意义。而在准备这样迎接死亡的过程中，我们有时会释放出活着所需的能量。

开往奥马哈的列车

我在发现自己得了癌症后，接下来的几周都在疯狂地看医生，结束一场问诊就又冲去下一场。一天傍晚，天下着雨，我在位于 15 层的候诊室里等医生。我站在平板玻璃窗前，俯瞰街上如蚂蚁般熙熙攘攘的人群。我不再属于他们的世界：他们是如此鲜活，有事可忙，有未来需要规划；至于我，死亡就是我的未来。把视线从这群路人身上移开后，我感到了恐惧。我想起了精神病学家斯科特·派克（Scott Peck）引用过的一首诗：《特快列车》（"Limited"）。[1]

这首诗的作者写的是一列火车在无边无际的北美大平原上极速飞驰。他知道这条钢铁巨龙最终将去往何地——废料山堆；也明白在车厢中嬉笑的男女的命运——归于尘土。他问一位同乘者对方要去哪里，那人回答："奥马哈。"

尽管奔忙的人群并不知晓，但我们终究都要去同一个地方。不是奥马哈，而是归于尘土，这是每个人生命的最后一站。唯一不同的是，别人没在想这个问题，而我正在想。

与出生一样，死亡也是生命的一部分，自然也是我生命的一部分。我并不例外。那我怕什么呢？在后来的岁月中，我的病人教会了我如何去认识进而掌控对死亡的恐惧。借助他们的经验，我开始懂得，死亡恐惧不只是一种恐惧，而是许多种。一旦一一审视这许多恐惧，它们便不再那么不可抗拒。

对痛苦的恐惧，对虚无的恐惧

我结识丹尼斯时，他只有 32 岁，却即将不久于人世。我们年纪相仿，而且和我一样，他也是一名医生。他已经被淋巴瘤折磨了好多个月，治疗也不再起效。他不知道我此时的境况，肯定以为我会被他的焦虑所打动，于是要求定期来看我。他说尽管自己很害怕，甚至要直面虚空，但他还是想弄个明白，想保持完全的清醒。大部分时候都是他在说，我在听。老实说，他似乎比我明白的要多得多。

"首先帮到我的是，一天早上我意识到，我不是这世上唯一会死的人。虽然我会死得很早，但我突然发现，大家都在同一条船上：街上所有的人、电视新闻主播、总统，甚至还有你。"他说这番话时没有看我，"你也会死。这听起来很疯狂，但想想这个我就很欣慰。这份我们共同的命运意味着我完完全全是个人，联结着你们所有人、我们的所有祖先和所有后代。我没有丢掉我的人籍。"

丹尼斯经常梦见自己被一众吸血鬼追赶，这显然象征着他正被死亡追赶。他总是在被抓到之前醒来，但有一天，他的梦出现了一个不同的结局。众吸血鬼抓住了他，用尖牙利爪撕咬他的血肉。丹尼斯大叫着醒了过来，惊出一身冷汗。直到现在，他才想通自己从中领悟到了什么："我现在意识到，自己不只害怕死亡，还害怕那会很痛苦。"

作为年轻医生，我俩都觉得自己还不够了解死亡。我们甚至都不知道死亡是不是真的很痛苦。我们读医学院时，没人认为教这个有用。因此我俩一起读了些细述人死之际身心感受的书。[2,3] 令我们宽慰的是，死亡本身并不痛苦。在最后的时日里，将死之人不再有吃喝的欲望；身体会逐渐脱水，没有分泌物，也没有屎尿，肺中的痰也会减少，肚子不怎么痛，也更少感到恶心，再也不会咳嗽或呕吐；整个身体的反应都会慢下来；嘴里一般是干的，但吮一小块冰或湿布就能轻松缓解；乏力感开始袭来，心思离得越来越远，通常还带有一种舒服的感觉，有时甚至是轻度的欣快。将死之人说话的意愿也在变低，只会抓着某人的手，或是看向窗外的阳光，要么倾听鸟鸣或特别美妙的音乐。在弥留之际，人有时会发出一种不同的呼吸声，叫"死前喉鸣"（death rattle），往往还有最后几下不完整的呼吸（"最后一口气"），身体和面部会不自主地收缩，好像是在对生命力的逝去做最后一搏。这些并不是痛苦的迹象，只是组织缺氧的表现。随后，肌肉松弛下来，一切归零。

但丹尼斯担心自己长的多颗肿瘤不会让他死得那么平静。之前有一次，肿瘤压迫了他的神经，令他痛不可当。直到我和他的肿瘤医生一起制订出一份详细的计划后，他才放下了心。

必要时，他希望能被给予足够剂量的止痛药来阻断所有痛感。他知道大剂量的止痛剂带来的平静感可能会让他停止呼吸。但与确保自己不受痛苦相比，冒险少活那么点时间不是那么重要。

后来丹尼斯又栩栩如生地讲了另一个梦："那是世界末日，我被困在一个封顶的体育场里。我的一些中学老友也在，周围人山人海。大家都知道只剩几个小时了，也许是一个晚上。人们急得团团转，疯狂喊叫。有的人在自杀，有的人在杀人，有的人在淫乱，散发出的焦虑感让人无法忍受。就在我的头快要炸开的时候，我突然醒了。我几乎无法呼吸，从没有如此害怕过。不过，这个梦改变了一切。因为那景象比我想到我自己的死糟糕得多。对，我要死了，但是……这不是世界末日！"

丹尼斯笃信无神论，于是上述安慰给他带来了困扰。他一直认为自己的意识一旦消失，世界也将随自己消失。"就算世界在我死后依然运转，那又怎么样？"他问道，"为什么这对我产生了意想不到的安慰作用？"

我们一起读了精神病学家维克托·弗兰克尔（Viktor Frankl）的书，他是维也纳人，师从弗洛伊德和阿德勒（Alfred Adler），曾被关押在奥斯维辛和达豪集中营。重获自由后，他创立了一种新的精神疗法——意义疗法（logotherapy，"logo"代表"意义"），这种疗法会帮助人在自己的生命中发现更多的意义，哪怕是在濒死之际，以此来缓解焦虑。[4]我记得书中有一段，讲的是一位垂死妇女，在棚屋里望向小窗外一根指向天空、

随风摇摆的树枝。她对同伴说："看到那片树叶了吗？没什么大
不了的，生命还会继续。"仅仅是一片树叶，连人都不是。这就
是弗兰克尔所指的那种与生命相连的感觉，它会延伸很远，超
出人类世界，联结大自然的一切。很多人在临死之时和丹尼斯
一样发现了生存的普遍性，这给了他们深深的慰藉，即使他们
以前从没从这个角度看待过世界。

丹尼斯发现，他生命中的每一次选择、每一个行为都会产
生无穷无尽的反响，因而会被永远地镌刻在世界的命运之中，
丹尼斯后来把这称为自己的"灵魂"。他开始意识到，自己的每
个想法、说的每一个字都很重要，就如同混沌理论中那只尽人
皆知的蝴蝶，在中国（编按：原表达为巴西）扇一扇翅膀就能影响
美国的飓风。而向他人甚或地球展现关爱就更为重要，丹尼斯
现在觉得，这些关爱就像特殊的种子，会带来无穷无尽的收获。
他头一次有了那种活在当下的感觉。他赞美阳光轻抚他的肌肤，
也赞美水滋润他的咽喉。同样是这颗太阳，也曾赐予恐龙生命；
同样是这些水，也曾为恐龙解渴，在又一次化作云彩、归于海
洋之前，也曾是恐龙细胞的一部分。"作为一个将死之人，我内
心的这种感激之情从何而来？"他问道。对，他也赞美风，拂
过他面庞的风。"很快我就会化作风、水和阳光。而最重要的是，
我会化作某个人眼中的光芒，因为我诊治过他的母亲或是救过
他的孩子。你瞧，这就是我的灵魂。我用我自己塑造的一切，
早已遍及各处，并将一直存活下去。"

后来丹尼斯开始变得非常虚弱，渐渐只得卧床，居家接受临终关怀。他的姊妹和一些朋友经常去看他。他们齐心协力，确保丹尼斯能更舒服一些：替他展平床单，帮他擦洗身体，在房间里摆上鲜花，放他爱听的音乐。进入这间屋时，我带着的是进入圣殿的心情。他脸上挂着微笑，宛如一份祝福。

在最后的日子里，他想谈谈自己死后会发生什么。我俩都不是信教之人。但我们都碰到过宣布"临床死亡"后又活过来的病人，他们描述的经历令我们十分震惊。没人真的知道要如何解释这种所谓的"濒死体验"。我们发现，古旧的绘画以及中世纪的壁画中都记载着这种经历的典型特征；还发现不管文化、宗教信仰、历史背景有何差异，人们对濒死体验的描述都惊人地相似。而各种临床研究以及《柳叶刀》上的一篇著名文章也指出：濒死体验非常普遍（在心脏已停跳一阵，后又经医治救活的人中，近1/5有此体验）。[5,6] 在索甲仁波切所著的《西藏生死书》中，我们找到了一段指导人迎接死亡的内容。他提到了一束令人舒适的白光，并建议人只需转向这道光；其他一切自会各得其所。[7]

丹尼斯发现这些说法很有安慰作用。他始终与理论上的"来世"保持着距离，从未成为一名信徒。但他再也不会认为死亡仅仅是虚无主义者那伟大的"无"的确证。对他来说，死亡变成了"一个谜"，某种更加开放的概念：一如复归最初那个谜一般的状态，那时他都还没有成为母亲腹中的胚胎。

最后几天，丹尼斯几乎不再开口说话。一天深夜，他死了，当时他的一个朋友正在给他揉脚。第二天早上我在桌上发现了助理写的小纸条："丹尼斯·M：C. T. B.。"这是医院里对"停止呼吸"的简写。但我觉得，他也许才刚刚开始。

对孤独的恐惧

在害怕死亡带来的痛苦和虚无之余，我们也常常忧虑自己会孤独地面对《伊凡·伊里奇之死》中所谓的"死这样一种令人敬畏的庄严行为"：面对如此可怕的环境，我们会害怕临终时没有人来安慰自己。这种孤独感常比身体上的疼痛更折磨人。

有一天，医院让我和一位病人的妻子谈谈，因为她"很烦躁"，并且正在扰乱科室的正常工作。她不断向护士和实习医生问问题，还指挥他们对自己的丈夫该做什么、不该做什么。她扯着嗓子在走廊里大喊，很打扰其他病人。这位叫黛博拉的女士和她丈夫今年都是42岁，曾同为一所顶尖商学院的优等生，后来又都成了颇有雄心的贸易商。但是去年，丈夫保罗罹患了严重的肝炎。但他们是"斗士"。二人尝试了一切现有的治疗手段，施行各种最艰苦的治疗方案，但全不奏效，医生告诉黛博拉已无希望。她坚决反对把这个消息告诉保罗。脸色苍白、举止生硬的她向我解释说，最新的疗法依然可能有效，应该让她丈夫保持积极的态度。任何情况下都不能让他想到自己可能会死。

当我走进保罗的病房时，他看起来很可怜，黄疸使他深陷的双颊更显虚弱。在我们互相介绍时，他的手紧张地把床单搓起来，再展平。遵照黛博拉的指示，我问他对现在的病情怎么看，病情可能如何发展。他认为自己能够康复：抱持希望，直到最后，这对他俩都非常重要。但他有没有偶尔担心过结果也许会不像他所希望的那样？他沉默了半晌，然后说，他经常这样想，但是从来没有说过，因为他妻子会受不了。

我为保罗和黛博拉感到深深的悲伤。他们那么用心地保护对方，结果最终阻止了对方谈论最令他俩害怕的事。他们俩是在经历着一种多么可怕的孤独啊！我和保罗谈到了他俩的初识，他们在一起时最幸福的回忆，还有犹豫很久之后想要一个孩子的愿望。在谈话即将结束时，我问保罗，如果把他俩的角色调换，他会怎么想：如果得病的是黛博拉，而她认为自己也许快要死了，却选择不和他谈论这个；如果某天早上，黛博拉悄然离世，没有给他一个向她诉说二人种种经历和感情的机会，他会怎么说。保罗答应我会想一想这些。

数日后我再来看望保罗时，黛博拉变了，她在走廊里和蔼地同我打招呼；她脸色更好了，看起来睡得也不错。她对我说保罗同她谈过了，保罗告诉她，他怕是可能再无希望，自己病得这么厉害，让她失望了，他感到非常内疚；他还恨自己不能与她共享他们一起计划好的未来。黛博拉则对他说，在她的一生中，没有什么能比得上他俩的爱情。接下来的日子里，他们一起回忆往昔，保罗向黛博拉讲了所有对他而言最重要的事，很多是她以前没有注意到的细节。黛博拉则告诉保罗，如果他走了，她会多么害怕、多么想他。然后，她鼓起勇气对他说："我想让你知道，如果你真的觉得时候到了，你就可以走。"这实在太过伤感，他们都哭了。但是他们俩再次联结在了一起。几周后，保罗去世了，死时握着黛博拉的手。他差一点孤独地死去，幸而终究还是没有。

大卫·史皮格尔医生 30 年来一直在带领重病患者支持团体，他坚信幽默和乐观对刺激身体自然防御力的重要性。但他也经常提醒病人，别把自己困在他所谓的"积极思维的牢笼"里。我们有充分的理由相信，当病人不愿说出他们对死亡的恐惧，这种由重病强加给他们的孤独会让病情恶化。

事实上，研究表明，社会孤立与死亡率之间的关联，密切程度不亚于烟草或胆固醇与死亡率之间的关联。[8-12] 任何阻止我们与他人建立真诚联结的事物，本身都是向死亡跨出的一步。

史皮格尔有一句反复向病人念叨的咒语，依我看总归比他那些天真的"积极思维"戒律更合理、更有用。这是现实主义者的信条：最重要的是，时刻抱最好的希望，做最坏的准备。

对拖累别人的恐惧

我们通常更习惯于照顾人而非被照顾，也都非常重视自主性。慢慢衰弱直至死亡之所以令人害怕，还因为这会使我们不得不极度依赖他人，而同时又再也不能为他人付出。

然而在最后的日子里，我们还得去完成一项人生中最伟大的传达任务。我们每个人对死亡的认识通常都来自自己亲见过的例子，如祖父母、父母的死，兄弟姐妹或好友的死，等等；等轮到自己时，那些场景就成了我们的指引。如果他们让我们看到该如何迎接死亡、告别人生，如何涵养一份平静，我们就会感到对自己人生的这一最终阶段有了准备。待到自己濒死之时，我们也并非"无用"，而是也轮到自己要成为身边人的先驱和导师了。

在哈佛医学院，相关的教导已经超出了家庭范围。现在，学院会邀请弥留之际的病人给一年级的学生讲一讲他们此时的体验。有一位患有烈性白血病的退休中学教师在即将离世之际同意见一些学生。其间她丈夫进来了，她望向他，双眼噙着泪，说："亲爱的，我讲了最后一堂课。"[13]

我也有幸有过这样一位重要的导师：我的祖母。她为人内敛，很少自我表露，但在那对我而言颇为艰难的童年，每个阶段都始终有她的身影。等我长大后再去看她，她已躺在临终卧榻之上——我和她都知道这一点。她穿着一件洁白无瑕的睡裙，美丽而安详，我不禁握起她的手，告诉她，她对我这个已长大成人的孩子有多重要。当然，我哭了，泪水肆意流淌。她用手指沾了一滴我的泪水给我看，温柔地笑着说："你瞧，对我来说，你的话、你的眼泪，可都是金豆子，我都会带上的。"我至今仍记得她最后几天的样子，尽管她已经不能自理，身体不听使唤，但她把自己最后仅有的东西——爱——赠予了子孙。

对丢下孩子的恐惧

　　在所有的死亡恐惧中，我常常觉得最可怕的是一位母亲或父亲对无法将孩子抚养成人的恐惧。45 岁的莱丝莉有两个正处在青春期的孩子，一个 12 岁，一个 13 岁。她的卵巢癌已经转移，第二次化疗没有起到效果，医生说她还有 6 个月可活。她最忧虑的就是丢下两个孩子。在某次我帮她应对这种恐惧的治疗期间，她具体描述了想象中自己死后孩子们最糟糕的情况。首先她把自己看作一个幽灵，能看到孩子的生活，但触摸不到他们也不能和他们说话。孩子们伤心失落，她却无能为力，这感觉令她心碎。一想到这些场景，莱丝莉就会感到胸口大受压迫，以致呼吸困难。我建议停止这次治疗，但她还想继续。然后，她看到女儿正准备登台呈现她的大提琴音乐会；以前，这种情况总有莱丝莉相陪，现在，小索菲只得独自上前，完全不知所措。一坐到台上，她就耷拉下了肩膀，眼神空洞。想到此情此景，莱丝莉的表情更加扭曲，我开始怀疑这次治疗会不会弊大于利。但就在我准备中止时，她看见女儿笑了。她好像听到了女儿的心思："妈妈不在这儿，但我还清楚地记得她总是在这里陪我的情景……我脑子里听得到她的话，她的鼓励。我能感到她在背后支持我，我心里能感受到她的爱。就好像现在她无处不在地陪着我。"然后莱丝莉看到女儿深沉而成熟地演奏起来，全然不同以往。这时，泪水又流过了莱丝莉的脸颊，但这是信心之泪。在生命的最深处，她的某个部分意识到了她已经给孩子们留下了什么，于是她感到可以平静地离开。两年后，我收到了莱丝莉的信，她还活着，还在接受抗癌治疗。她回忆说那次心理治疗是她经历过的最艰难的时刻之一，但她也因而得以驱走恐惧，收获了信心，让她能够继续与疾病抗争。

对未尽之事的恐惧

死亡即永诀。为了走得祥和，我们须得与一切告别。事实上，要舍弃未能实现的抱负、旅行梦想或是一度珍视却很快破裂的爱情，都并不容易。最好的告别方式往往是去做最后的尝试。写下自己一直想写的诗句，来一次一生都在梦寐以求的旅行——趁一切还有可能。因为是最后的尝试，所以即使全部失败，那我们也会接受这些遗憾。但最难释怀的，往往是那些深深刻在我们生命中的痛苦情感。

36岁的珍妮弗得了一种侵袭性极强的乳腺癌，任何治疗都不再有效，她也即将离开人世。她6岁时，父亲抛下她和11岁的哥哥移居墨西哥，再也没来看过他们。在给他写信之前，珍妮弗犹豫了很久：他会有什么反应？离开30年后，他会不会不予回信？是羞愧得不敢？还是因为漠不关心？如果是后一种情况，她会不会崩溃？但死亡的庄严时刻常会叩开最冷酷的心门。珍妮弗的父亲来了，虽然害怕且羞愧，但他还是来了。这是珍妮弗成人后与父亲的唯一一次谈话，她终于可以告诉父亲自己希望能了解他，希望父亲能保护她，把他的生活经验教给她。她给父亲看了自己的照片，是她患病前的照片，依然光彩照人；还有她儿子的照片。面对她憔悴的身体和面庞，他无心为自己辩解，只是听着，最后对她说了对不起。他说那时他还年轻，不免焦虑，在那种情况下，他做了他能做的，若是今天，他大概不会如此行事，但一切已然太迟。他祈求她的原谅。不久，珍妮弗病逝，死时多了一丝平静。

如何开始讨论死亡的可能

不要和还没有准备好聊这个话题的人强行讨论死亡的可能性。发现对方还没做好准备很重要，可以后面再委婉地回到这个话题。

与还不知道自己的病情有多严重的人谈话时，你可以简单地问几个问题来试探他们想讨论什么，比如："从医生的话中你了解到了什么？你有没有怀疑过他们是不是忽略了什么？"如果第一次回答"没有"，你后面仍然有机会和当事人回到这个话题。

与熟悉自己的诊断但不愿意聊那种可能性的病人谈话时，你可以用一个温和而开放的问题来开头，比如："你有没有想过如果目前的治疗没有用，可能会怎么样？"如果对方回答："你为什么问我这个？"你可以回答："因为我有时会想这个问题，我就突然觉得你会不会在想。"这样往往就足以开启一段谈话，且谈话会变得越发坦率；与病人谈话时重要的是听，而不是说。

活 着

我们常听人说被突发性心脏病带走是"一种不错的死法"，不过，这种结局没给我们任何准备的机会，我们不能与人交流，不能传达面对死亡的心情，也没有机会去结束一段残缺的感情。这不是我想要的死法。

今天，"癌症"再也不是死亡的同义词，但癌症背后还是隐藏着死亡的阴影。对很多病人来说，包括我在内，这阴影是一个契机，它促使我们去思考自己的人生，思考如何应对这一危机。这契机也能促使人换一种活法，使我们能在临走那天，带着尊严和真诚回首往事，使我们能在那一天平静祥和地与世界告别。我发现，几乎所有寿命超出统计预期的人都有一种现实主义态度："对，我也许会比预计的更早去世，但我也有可能比这活得

更久。无论发生什么，我都要从现在起尽可能地好好活着。无
论发生什么，这都是最好的准备。"

第十一章

抗癌身体密码

要表达对自己身体的重视、关爱和尊重，并让身体感受到它自己的生存欲望，有多种不同的方式。最好的办法就是让身体去做它本该做的事：活动和锻炼。已有研究证明，锻炼能直接刺激身体中有助于抗癌的管控和防御机制。

像母亲对孩子那样触摸

琳达来加州公益中心准备进行7天静修的时候，已经是无计可施了。她做了好几次手术外加后续的化疗和放疗，觉得自己已经体无完肤。"刀切、服毒、灼烧，我样样都来。"她说。癌症治疗已将印记烙进了她的血肉，因此她才做了如此残酷的表达。她再也没照过镜子。双乳变成了疮疤，四肢只剩下皮包骨头，肤色灰暗，这副可怕的样子让她意志消沉。

按摩是这次治疗的一部分，但就要开始时，琳达不愿脱衣服。她不是已经病得不堪入目了吗？谁会想碰她？但在斑驳朦胧的光线和精油散发出的纯净芳香之下，再加上米雪那令人平静的甜美笑容和细心解释，琳达同意了，她躺上了按摩床，身上盖了张薄单子，只露出后背。米雪先把手放在她头部，轻轻按摩太阳穴和头皮。琳达放松了下来，一点点地恢复了自信，于是翻过身来，露出了躯干。这时，米雪把一只手温柔、有力、饱含慰藉地放在了琳达的心口，这里是左乳切除后留下的疤痕。米雪就这样把手放在这里好几分钟，一动不动，单纯而专注。琳达感受着这只充满抚慰的手，内心的某处被打动了。她先是微微地抽泣，接着越来越强烈，最后放声大哭起来。随后，琳达紧紧抓着米雪的手，就像一个不愿离开妈妈的孩子。

在数月经年的抗癌治疗中，琳达一直被孤独包围着，此时，她再次意识到了自己那长期压抑着的恐惧，但这恐惧如今已经添入了一份对她身体的巨大关爱，这瘦骨嶙峋、伤痕累累的身体还在勇敢地坚持。米雪既没有动也没有说话，而琳达的抽泣来得奇怪，去得也一样神秘。此时此地，琳达感到格外平静，胸口暖暖的，那感觉舒服得就像暴风雨过后的阳光洒在身上。米雪几乎不开口，只会说："你的脸色好多了，脸颊红红的。"这次治疗结束时，两个女人相拥了一分钟，然后互道珍重。

迈克尔·勒纳和蕾切尔·雷门医生共同管理着公益中心，他们非常重视按摩，并将其完全整合进治疗方案之中。"触摸，"雷门医生解释说，"是一种非常古老的疗愈之法，要像母亲对孩子那样触摸。因为母亲通过触摸表达的是'生'的信息。触摸包含着一些东西，能强化人的生存愿望，而疗愈正是要唤起他人的生存愿望。要达到这种效果，不用做什么，只需让当事人认识到，自己的疼痛、苦难和恐惧都很重要，特别重要。"

20 世纪 80 年代，早产婴儿加护病房会用触摸来激发早产婴儿的生命力，作用相当明显。[1] 尽管加护病房的物理条件相当理想——可控的温度、紫外线光照、完美的湿度和供氧、精确到毫克的饮食以及无菌环境——但这些脆弱的小生命还是经常不能发育。那时，人类之间的身体接触还不是治疗方案的一部分，这主要是因为指导意见要求护士和父母别碰婴儿。不过这一切被一位夜班护士改变了。这位护士实在受不了这些婴儿孤单的啼哭，于是用手温柔地摩挲他们的背部，结果发现这些小病号们都平静了下来。而且，被她摸过的婴儿都开始发育了，尽管起初没人知道原因。

杜克大学的医学博士、哲学博士索尔·尚伯格（Saul Schanberg）及其团队用一出生即离开母鼠的大鼠幼崽做了一系列实验，阐明了上述现象的生物基础。他们证明，在缺失身体接触的情况下，幼崽的体细胞几乎不会分裂、增长，每个细胞中负责制造生长所需的酶的那部分基因组都不再表达，因此，整个机体会进入某种休眠状态。另一方面，研究人员用湿毛刷轻抚幼鼠的背部，以此模仿母鼠在幼鼠啼哭时所做的反应，这个行为立即触发了酶的制造，在酶的作用下，幼鼠开始发育。[2] 从这个实验我们可以推断，细致的身体接触，比如带着善意的按摩，极有可能不仅从精神上，还会在细胞内部这一生物层面，激发出成年人类的生命力。

就琳达的情况而言，触摸还表达了对一个人身体的接纳，即使这副身体已伤痕累累。触摸暗暗地向身体发出了这样的信息：你"很重要"，你是被接纳的，你仍然在人类中占有一席之地。

身体则会以它自己的方式对这样的信息做出反应。迈阿密大学
医学院的蒂芬妮·菲尔德（Tiffany Field）博士管理着一间按摩
研究所，她的团队与索尔·尚伯格医生的实验室合作，证明每
周 1 次、每次 30 分钟、为期 3 周的按摩疗程能为患乳腺癌的女
性减缓压力激素的分泌，同时增加其 NK 细胞的数量。[3,4] 而且，
仅仅在第一次治疗之后，这些女性的心绪就变得更加宁静，身体
的疼痛感也减少了，这是按摩众所周知的效果。[5]

运动的身体

要表达对自己身体的重视、关爱和尊重，并让身体感受到
它自己的生存欲望，有多种不同的方式。最好的办法就是让身
体去做它本该做的事：活动和锻炼。已有研究证明，锻炼能直
接刺激身体中有助于抗癌的管控和防御机制。

雅克利娜在 54 岁上发现自己得了一种罕见的输卵管癌。她
的直系亲属中有好几个人都死于癌症，她也一直觉得有一天会
轮到自己。医生直言相告她生存的机会很小，但他们会尝试每
一种可能的疗法。手术之后，雅克利娜开始了为期 6 个月的化
疗，以降低转移的风险。而她的肿瘤医生蒂埃里·布耶（Thierry
Bouillet）也有了些新的想法，没有就此止步。

医学博士蒂埃里·布耶是巴黎大学阿维森（Avicenne）医学
中心放疗研究所的医学主管，还是一位空手道黑带高手，曾经

做过法国空手道国家队的队医。近来有很多研究表明身体活动多的人较少患癌，且在身体活动最多的患癌被试中，癌症复发的病例也大大少于其他癌症患者。作为一名运动医学专家，布耶自然对此感到好奇。[6-20]

布耶医生自己就治过一些病人，他们经常性的身体锻炼应该说对治疗起了重大作用。其中有一位 39 岁的飞行员，他记得特别清楚，这位飞行员以前跑马拉松，得的是转移性肺癌。尽管医生预计他最多只能活两年，但他想把自己的体型保持到最后一刻。切除右肺之后，他又接受了残酷的化疗，治疗之后，他刚一能跑，便又跑了起来。起初他最多只能跑 200 米，但到最后，他成功地增加了剩下的左肺的肺活量，可以再跑个半程马拉松。更为震撼的是，7 年之后，他依然活着。

布耶医生也知道，身体锻炼可以借大量的机制改善全身的生理状况。首先，它会减少脂肪组织的量，而脂肪组织是致癌毒素最重要的储存场所（人类和北极熊莫不如此，见第六章）。匹兹堡大学的德芙拉·李·戴维斯将过量的脂肪形容为人体内的"有毒垃圾场"。按她的说法，任何形式的身体锻炼都能减少脂肪，进而一并带走脂肪内蓄积的污染物，这是为身体"解毒"的首要方法。

此外，身体锻炼还能调节人的激素平衡。它能减少过剩的雌激素和睾酮，这两种激素会刺激癌症的发展，尤其是乳腺癌、前列腺癌、卵巢癌、子宫癌和睾丸癌。[21] 身体锻炼还能降低血糖水平，从而减少胰岛素和 IGF 的分泌（见第六章），胰岛素和 IGF 会显著促进组织炎症以及肿瘤的生长和扩散。[22-24]锻炼甚至会直接降低血液中的细胞因子这种促炎物质的水平。[25]最后，身体锻炼还和冥想一样，对免疫系统也有直接的影响，似乎会保护免疫系统不被糟糕局面造成的压力所损害。

迈阿密大学的亚瑟·拉佩里埃（Arthur LaPerrière）博士检验了身体锻炼对压力的防御效果。他选了一种极为痛苦的经历来研究：一个人被通知艾滋病毒检测呈阳性。进行该研究之时，抗逆转录病毒的三联疗法远未问世，这一诊断无异于给受检者判了死刑，对抗艾滋病毒，全靠病人在心理上勉力支撑。大部分病人一得知这个消息，NK 细胞水平就会骤降；而在诊断之前的一个月被随机分派参加体育锻炼的病人（在健身房骑行，每周 3 次，每次 45 分钟），则未见这种反应。[26]另有一项针对后一组病人的研究发现，身体锻炼改善免疫系统的效果（测量 CD4 细胞计数增量）与抗艾滋病药物齐多夫定量级相当。[27]

布耶医生将这些数据融入了自己为雅克利娜设计的疗法。他知道这些建议会让雅克利娜大吃一惊，也知道一些同行不太"相信"这些，但科学数据还是征服了他。他对雅克利娜说："这可能是有点难，但你一开始化疗，也必须同时进行身体锻炼。"他向雅克利娜推荐了一个专门针对癌症患者的空手道俱乐部。*

----

* 该俱乐部是 CAMI 协会，CAMI 代表"癌症"（CAncer）、"武术"（Martial）、"信息"（Information）。它位于巴黎市郊，由患者建立，教练是前欧洲空手道冠军让–

雅克利娜觉得这个主意很奇怪。她以前练过体操，但是从没想过去练武，而且她不太想参加一个全由癌症患者组成的组织。事实上，这是她闲暇时最不愿干的事。

武术的能量

雅克利娜来到位于巴黎市郊的道场。首先让她吃惊的是，这些身着白色道服、微笑向她致意的人是那么年轻，有几个还不到 40 岁；而从外表和神态上，又丝毫看不出患病的迹象——除了一名光头女子，她应该是在接受化疗。雅克利娜顿时意识到，自己看起来也没有患病的迹象，单是这点已然使她大为安心。在开始训练之前，按照日本的礼仪，所有学员要列队跪下，面向教练，然后照教练的样子弯腰鞠躬，向将要一起练习的这项运动致意，这是一种尊重自身身体的行为，能够触及个人的生命力。雅克利娜发现这里的人都和自己一样饱受折磨，也和自己一样选择抗争并满怀希望，但从他们身上，她感受到了一份沉静的决心，着实为之动容。就在这一瞬，她明白自己来对了。

当雅克利娜站起来时，那位年轻的前欧洲空手道冠军师父说她没有站直，还在看地面。雅克利娜对着镜子检查了一下，发现他说的没错。自从动过两次手术，她就有了这副"小老太

马克·德科特（Jean-Marc Descotes）。

婆"的样子，而她也从内心感到自己老了。随后，师父站到她
身旁，演示击打动作，她在一旁看着，他先是慢速，然后是全
速，动作轻快迅捷，干净有力，出招的同时还伴有传统的从体
内向外爆发出的吼声"开"。雅克利娜笑了，这不适合她。她这
辈子从没打过架，甚至从没对长期占她便宜的亲朋说过"不"字。
她肯定不是练空手道的料。但自从开始治疗后，布耶医生的话
就一直支持着她，他说过："你会看到，效果棒极了。"既然他
预料的每一件事最后都确证无疑，雅克利娜于是决定动动身体，
她做着劈空姿势，也羞怯地小声"吼"着，声音虽然几不可闻，
但对她来说已是迈出了一大步。

　　第一堂课结束时，雅克利娜汗流浃背。她用一种以前会认
为不可思议的方式张弛着自己的身体，手劈脚踢着空气。她叫
出了声，也感到了自己的……力量。她被彻底震撼了，震撼于
发生的这一切，震撼于从自己身体的深处发现的能量，对于这
种能量的存在，她此前从未设想过一丝一毫。多亏了这次累人
的练习，她感觉自己支棱了起来。

　　雅克利娜要做整整6轮化疗，在此期间，她都虔诚地参加
空手道训练，每周2次。但她有时还是会精疲力竭，累到都有
了濒死体验。在去俱乐部的路上，在地铁里，她经常感到恶心，
要么就是站都站不直。在那些日子里，她也疑惑自己该怎样坚
持下去。但是她没有放弃。如今，她意识到，是自己在俱乐部
结交的朋友帮她维系了勇气。即使升起怀疑彷徨，一看见她认

识的人尽管也承受病痛，却还是那么积极活跃，她就感到自己
依然活着。于是她移动身体，从生命的最深处发出一声声吼叫，
吼向疾病，吼向她所遭受的一切，借此又恢复了体力。在空手
道课上，她感到自己是在一次又一次抗击敌人，所有那些企图
攫取她生命的无形敌人。到最后，每上完一堂课，她都会比上
课之前少一些疲累。

很多病人都对化疗期间某些时段的极端乏力记忆犹新，能
想起在注射了既有疗效又有毒性的化疗药水后的那两周里，自
己只能拖着身体从床上挪到沙发。疾病带来的虚弱叠加上治疗
造成的精疲力竭，这是癌症最让人气馁的一面，多达九成的病
人会受此影响，有时这种影响在治疗结束之后还会持续数年。
休息没有效果，睡觉也不起作用，整个身体就像灌了铅。

40 年前，医生还会对经历梗死后的心脏病人解释说，他们
的乏力源自心脏的衰弱。由此他们学会了一个词："心跛"（cardiac cripple）。医生要求他们全天休息，但这完全不能为他们缓
解疲劳，更无法提高斗志。今天，医生则会让心脏病患者尽早
开始运动。肿瘤学正处在这种思想革新的初始阶段，因此很少
有医生会给病人这样的建议。然而，正如梅奥诊所的医学博士
阿密特·苏德（Amit Sood）所言："我们现在知道，体育锻炼
是一种广获证明，能缓解疾病或相应治疗所致疲劳的方法。"[28]

注意：某些锻炼或有危险

有些癌症会影响一些身体部位，使某些锻炼变得危险（如腋窝手术后不要活动上臂，骨癌转移患者不要慢跑，等等）。癌症患者在选择一种锻炼形式之前，必须咨询肿瘤医生，以确保此种形式适合自身情况。

至于雅克利娜，她再也没有停止空手道练习。在初次诊断4年半后，肿瘤医生告诉她，她已经摆脱了病魔。经历她这种癌症而存活下来是极端罕见的，她的痊愈意味着这种病已被战胜。但雅克利娜已经喜欢上了她与自己的身体、与自己的生命之间的这种新关系，喜欢上了在每一堂训练课上重新认识身体，并自感能对身体施加影响、从生命的深处找到能量。对她来说，这已经是一种抑制癌症的方式。每周2次，她都会穿上白色的道服，摆出战斗的姿势，站得笔直，目光专注沉着。万一癌症的幽灵有一丝卷土重来的想法，她能听见自己在对这个鬼魂坚定地说："来一决胜负吧。"

雅克利娜继续练空手道是正确的。如今我们完全有理由相信经常锻炼身体能实质性地降低癌症复发的风险。就拿乳腺癌来说，领域内国际顶尖的《临床肿瘤学期刊》（JCO）上的一篇社论就指出，杜克大学的温迪·德马克-瓦内弗雷德（Wendy Demark-Wahnefried）博士曾借助身体锻炼使病人的癌症复发率降低了五六成。这个效果实在惊人，她干脆拿它与使用赫赛汀的强效化疗相比。赫赛汀是一种对抗 HER2 阳性乳腺癌的药物，2005 年，这种革命性的药物获批时，有人认为它足以被称作"根除癌症带来的痛苦与死亡的重大转折点"。*

梅奥诊所和北卡罗来纳大学各自进行的两项研究均发现，身体锻炼对雌激素受体阴性乳腺癌有疗效，且两项研究所发现的疗效大致相当。[30, 31] 此外，比赫赛汀更好的是，身体锻炼能造福各类癌症患者。研究表明，身体锻炼对前列腺癌、结肠癌和直肠癌的复发或恶化都有程度相当的防护作用（能使 65 岁以上前列腺癌患者的死亡风险下降多达 70%）。另有记录显示，身体锻炼对卵巢癌、子宫癌、睾丸癌和肺癌均有防治效果。[32-45, †]

斗志昂扬

"我办不到……试这个就是没有用……这不会有效……我就没走运过……是我的错……我的病让大家失望了……别人也许能挺过来，但我没有足够的精力、力量、勇气和毅力……"癌症通常与阴暗、悲观的想法相连，使患者贬低自己，甚至贬低

---

* 语出美国国家癌症研究所主任、医学博士安德鲁·艾申巴赫（Andrew C. von Eschenbach）。[29]

† 另一方面，要降低结肠癌的复发率，需要更大的运动量（至少是每周五六次、每次 1 小时的不间断步行），前列腺癌需要的还要更大（研究表明需每周 3—5 小时"不间断的锻炼"，如慢跑、单人网球、骑行、游泳等）。

他人。由于这些想法是患者不自觉产生的，因此很难确定他们到底有多不情愿把癌症当作客观事实来表述。

自 20 世纪 60 年代费城精神病学家、医学博士、认知疗法奠基人阿龙·贝克（Aaron Beck）发表了他的非凡研究以来，我们就明白了一个简单的事实：重复那些悲观的话会让人持续消沉。相反，贝克也揭示出，主动不去说、不去想这些，会让病人有望达到更好的心理平衡。[46] 长时间身体锻炼的好处之一就是能帮病人停止，至少是暂时停止这种无休止的反刍。在锻炼期间，悲观的想法极少自动浮现，就算出现，也会被不间断的身体运动驱散，只因为病人要集中精神呼吸、留意脚下的情况或是感受自己是否站得笔直。

以慢跑为例，持续慢跑二三十分钟后，人就会进入一种积极思维乃至创造性思维不断自发涌现的状态，不知不觉中就会一心努力维持向前奔跑的节奏，这就是人们常说的"跑者兴奋"（runner's high），经过数周的坚持就可能达到。这种感觉虽然细微，但也可能令人上瘾，有些人甚至每天不跑上 20 分钟就不行。据大量研究显示，跑者兴奋正是身体锻炼提振心境的范例之一。这种效果非常突出，因此英国卫生部现已将身体锻炼推荐为针对抑郁的首选干预法，与化学抗抑郁药物相提并论。[47]

成功的关键

有一些非常简单的小秘诀，可以让我们在与自己的身体转变关系时相对轻松些。

慢慢地、温柔地开始

初学者从体育用品商店买回一双新彪马之后，往往会犯一个大错误，就是想跑得过快、过远。不存在人人适用的"神奇"速度或距离。研究"心流状态"的米哈里·契克森米哈伊（Mikhaly Csikszentmihalyi）博士出色地展示了，坚持恰好在自我能力的极限上努力，能使人的身心都进入最佳的"涌流"状态；[48]是在极限"上"，不是超出极限。对一些刚要开始跑步的人来说，这必然意味着短距离、小步幅。往后，就可以跑得快一些、远一些，以实现并维持这种"涌流"，但这样的进展需要时间。通常建议，慢跑的速度到了你还能说话但不能唱歌就可以了，保证你在锻炼完后感觉要比锻炼前更轻松，而非更疲劳。

要随时随地锻炼。首先是要明白我们不需要多大的运动量，接下来重要的就是要养成习惯。对乳腺癌的研究显示，每周以正常速度步行 2—5 小时，对预防复发就有强大的效果。无须穿运动裤；在地铁里、上班路上走一走，或是跑腿干干日常杂事都行。时常做一些小的身体锻炼，比在健身房里累得筋疲力尽然后再也不去要好得多。我有一些病人就把他们的汽车换成了自行车，我也是这么做的。骑车到附近所花的时间和乘公共交通差不多，但我利用这段时间做了户外运动，还感受到了自己身体的活力。每天下班后，我不会把生命光阴浪费在地铁车厢里，而是花 50 分钟骑车回家，只当自己是在度假。

尝试简单的活动

无论身体条件如何，几乎所有的癌症患者都可以练习瑜伽、太极这种温和地刺激身体的运动。并没有研究表明这些运动和较激烈的活动有同样的效果，但它们可以让人专心与自己的身体及其能量保持接触，也非常有助于加深及协调呼吸，从而实现心律相干；多项研究还指出它们也能提高病人的斗志。[49-54]

参加团体

他人的鼓励和支持，或者仅仅是从事同一运动的团体成员间的彼此仿效，都能极大提高我们坚持锻炼的毅力。天下雨了，你的进度落后了，或是电视上有好看的节目，这时，社交活动都能给你提供动力。参与团体锻炼的人更注意按时出席，这对成功非常关键。

要玩得开心

选择一项你喜欢的运动是很重要的。锻炼得越愉快，越容易坚持下去。比如在美国，很多公司都有非正式的篮球队或垒球队。每周有三天在下班后一起打 1 小时球，就能产生巨大的影响。排球或足球同样有效，只要是经常参加（也别每次都当守门员！）。如果你喜欢游泳而讨厌跑步，那就别勉强自己跑，你坚持不下来的。

边动边看

下面这条建议已经对我的好几位病人起了作用，我自己也从中受益。利用 DVD 播放器，你可以把用固定脚踏车、跑步机或椭圆机锻炼变成娱乐活动。你只需在锻炼时看动作电影，并保证只有继续锻炼才能继续看就行了。这种方法有多项优点：首先，动作电影就像舞曲一样，往往能激活身体，让你有动起来的欲望；第二，好电影会有一种让你忘却时间的催眠效果，你还没来得及看表，20 分钟的标准训练时段就一晃而过了；最后，如果你遵守规则，在停止锻炼后不去看那部电影，剧情悬念就会让你第二天还想继续，只为能看到接下来的情节。

确定运动量

研究表明，锻炼能够帮身体对抗癌症，但各种癌症所需的运动量不尽相同。计算运动量的单位叫"代谢当量"（MET）。*

---

* 1 MET 定义为静坐所消耗的能量。对普通成人而言，这相当于每千克体重每小时消耗 1 千卡的热量。一个重 160 磅（约 72.6 千克）的人静坐或睡觉时每小时会消耗 70 千卡热量。5 MET 的运动量，消耗的能量就是上述基础量的 5 倍。

对乳腺癌患者来说，每周以正常速度步行3—5小时（每周9 MET）就能产生可测量的效果。而结肠癌和直肠癌的患者则需要2倍的运动量（每周18 MET）才能产生相当的效果，这意味着他们要么需把每周步行的时间或速度加倍，要么得做些更费体力的活动来代替步行（比如骑车，骑行达到费力的程度，运动量总计可达步行的2倍）。布耶医生的病人每周会练2次空手道，对应的运动量为每周18 MET。最后，前列腺癌患者每周需要30 MET的运动量才有收效，这相当于每周总计慢跑3小时（可以分6次，每次30分钟）。（参见表9）

生命的能量

我的化疗整整延续了13个月。每隔3周，我就得连续5天、每天接受一剂药物。幸运的是，可能是因为我的药不如别人的那么厉害，也可能是因为我在接受治疗期间所做的各种努力，所以几乎直到化疗结束，我都一直在工作。同事们会慷慨地排好班次，好让我上午不用去。尽管我通常在医院待到晚8点，但每天却过得比以往要轻松得多。晚上我睡在家中一个小单间里，陪伴我的是米什卡，一条栗色眼珠的白色德国牧羊犬。每当我被恶心感或心底间或发作的恐惧惊醒时，他就会进屋来，把脑袋靠在我膝头，我就会轻轻拍他，到我感觉好一点为止。早上，他会和我一同冥想（狗应该总处在冥想之中，毫不费力地活在当下吧？）。然后，他会半睁着眼睛伸个懒腰，仿佛自然而然就练起瑜伽。接着，他会看着我，脑袋往靠街的那边一歪，意思是一起跑步的时间到了。

　　我觉得那一年我们每天早上都跑步，而且总是跑 20 分钟。下雪就裹几层抓绒衣物、戴上耳罩，下雨就套上雨衣，春日阳光下就只穿一件 T 恤，要是在东海岸湿热的夏季就在前额勒一条头带，免得汗水流进眼睛。跑步就算不是为了我自己，也是为米什卡。我们保持相同的步调，不过他会拉着我向前。我感到体内的药物在剧烈作用，它使我心跳加速，要拖垮我的精力。但每向前一步，每大口吸一次气，都让我觉得自己对癌症占了上风。我相信自己能感觉到药物的疗愈之力，它在我全身的细胞中游走，清除细胞的毒性。我感到，药物、我的身体还有我，我们正在团结协作。

　　很幸运，我有一条狗。不是每个人都能这么容易找到最适合自己的锻炼方式。即便是对那些完全遵从这套原则的人，最难的事也还是将经常性的锻炼纳入日常生活，尤其是在被疾病或治疗搞得疲惫不堪之时。但身体锻炼无疑是一种最重要的自助之法。说到底，它实质上意味着面对疾病时是选择放弃，还是继续维持生命的能量。

表 9   各种身体活动所消耗的能量（单位：MET）[55]

日常活动	
安静卧床	1.0
看电视（坐着）	1.0
缝纫（坐着）	1.5
从家里走到车库或公交车站	2.5
往车里放行李 / 从车里拿行李	3.0
出门扔垃圾	3.0
遛狗	3.0
做家务（中等强度）	3.5
用吸尘器打扫	3.5
持续搬举东西	4.0
用耙子整理草坪	4.0
打理园子（不举东西）	4.4
修剪草坪（割草机）	4.5

身体锻炼	
低强度（每小时低于 3 MET）	
弹钢琴	2.3
划小舟（休闲性质）	2.5
高尔夫（坐球车）	2.5
散步（每小时 3 公里）	2.5
跳舞（社交舞厅）	2.9
中等强度（每小时 3—7 MET）	
步行（每小时 5 公里）	3.3
自行车（休闲性质）	3.5

续表

徒手健身（无负重）	4.0
高尔夫（不坐车）	4.4
游泳（慢速）	4.5
步行（每小时 6.5 公里）	4.5
劈柴	4.9
高强度（每小时 5—12 MET）	
跳舞（快舞或多人方块舞）	5.5
自行车（中速）	5.7
有氧健身操	6.0
直排轮滑	6.5
滑雪（越野或速降）	6.8
爬山（无负重）	6.9
游泳	7.0
快走（每小时 8 公里）	8.0
练武（为癌症患者设计）	8.0
慢跑（每小时 10 公里）	10.2
跳绳	12.0
长期练武	12.0
壁球	12.1

第十二章

学会改变

坎宁安发现，病人的某些态度有助于预测谁有机会比预期活得更久。在他跟踪的团体成员中，有些病人已经比预期多活了7年有余。坎宁安的病人越接近自己的真实价值，就越不会仅仅因为感到束缚才去行动，无论那束缚是出于礼数、义务，还是害怕让人失望或失去他人的关爱。他们中的大多数人在做出一些以前一直被禁止的选择，甚或只是大胆拒绝时，会发现一种真正的愉悦。

如我们所见，癌症尽管会为众多因素触发，但只在人的体势适宜它的时候才会发展、扩散。如果不从深层改变这种体势，就无法预防癌症或（一旦癌症已经扎根）减缓其发展。其实将应对癌症比作一场战争或一次战斗，是不太恰当的。与其同叛乱分子对战，倒不如改变自己的心态。总之，我们的指导原则应该是，更多地体悟自己的生命，以改变自己及身体细胞的态度。但我们能在多大程度上真正地改变呢？世界上最伟大的癌症外科医生之一，医学博士威廉（比尔）·菲尔（William Fair）就被迫经历了这种内在变革。

菲尔医生的转变

菲尔是前列腺癌和肾癌方面的专家，在纽约纪念斯隆-凯特琳医院那声名赫赫的泌尿外科任主任期间，他发现自己得了结肠癌且已进展至极晚期。他动了两次手术，又做了一年静脉化疗（这也没妨碍他一天做好几台手术），但肿瘤还是复发了。这一次来势更加凶猛，以至于他的负责医生兼同院同事悲痛地对他说，他的癌症现在已"无药可救"，据他判断，菲尔只能再活几个月。据菲尔后来说，他当时"情绪崩溃"得连一点反应都没有。菲尔的妻子以前是军队里的护士，她并没有慌乱。她对菲尔说，是时候照顾一下他的体势了。有感于妻子的鞭策，这位每周待命 7 天、经常一连工作 36 个小时的工作狂，开始练习冥想和瑜伽。他再不会在医院餐厅的快餐台随便抓口东西吃，而开始享受起素食的好处。作为西方医学精英中的杰出一员，菲尔此前对世界其他医学传统提供的知识从来不感兴趣。现在却提出要去华盛顿结识一下在美国国家卫生研究院着手研究传统中医的科研人员。这番转变绝非易事。菲尔头脑敏锐、言辞尖刻，还带有典型的外科医生的傲慢，从来都对这些"替代"疗法不屑一顾。他儿子记得他上一次提到中医时说那是"天花乱坠的西海岸胡扯"。[1] 他的妻子鼓起勇气，以巨大的耐心和善意最终说服了他：反正也不会有任何损失。他可以用一名研究者的心态去接触那些关照生命的别样方法，可以去芜存菁、为己所用，可以在保留批判态度的同时也听从自己内心的探索本能。菲尔照做了，但非常迟疑。比如，每次在加州上完一堂放松训练课，他就在当晚跳上飞往纽约的红眼航班，想在第二天一早就回去工作。但渐渐地，在冥想、瑜伽和精心调配的饮食的作用下，菲尔变了，他平静了下来，从一名颐指气使的外科医生、一名专断的研究者、一个在国际癌症学术期刊上发表了300 多篇文章的自信满满的作者，变成了一个更温和、更友善的人。他学会了仔细选择与谁相处，并回馈给他们全副的关注。菲尔深深感叹于他对自我，对自己与身体、与心灵及周围人的关系的新发现，在短短几年里，就变成了他自己其实也一直想成为的那种人。3 年后，有人请他评价侧重改善体势的疗法有何好处，他和善地回答："我已经活了 3 年，超出了同事们的预期。作为科学家，我知道这证明不了什么，也许只是运气。但有一点我可以肯定：我不知道自己是否延长了生命，但我确实充实了生命。"

　　菲尔一生都在追求鳌里夺尊，还要维持住自己在最好的一所医学研究机构中来之不易的顶尖地位，这使他一直承受着压力。他热爱自己的工作，但打心底里并不喜欢他这个级别的外科医生普遍采用的粗暴、紧张的工作方式。他工作的环境中充斥着绝对性的评判，犹如一记记重拳，人人都得学会以牙还牙；为了施展才干，他已经练得刀枪不入。

　　病痛给了菲尔一个机会去重新认识自己长久以来鄙视的方法。这些方法给了他平和与安泰，这对现在的他意义重大。他感觉自己正在抛弃以前的全部性格。同许多其他病人一样，他学会了去更多地关注对他真正重要的事物，不受他人评判的影响，也不再去扮演那个"出类拔萃"的角色。菲尔从没有放弃他对做医生的热爱，也从没丢掉科学的严谨态度。他仍然强调常规癌症疗法非常重要，坚称补充性疗法应接受严格的评估。但时间一个月一个月地过去，他变得更真诚、更耐心、更温和了，也更愿意去接纳生命的神秘与富饶。

渐渐地，菲尔成了这些新方法的捍卫者。他想把这些方法整合进教学和治疗方案当中，于是组织了一次晚宴，邀请了几所纽约医学院校的院长和一些最重要的肿瘤学家，以便把科学记者、肿瘤学补充疗法的积极推广者、美国最受尊敬的活动家之一拉尔夫·莫斯（Ralph Moss）介绍给他们。就餐时，菲尔侧身对莫斯说："我猜十年前你做梦也想不到自己有朝一日能与这些人共进晚餐。"这位活动家答道："十年前我是做梦也想不到能与你共进晚餐，比尔。"[2]菲尔确实改变了很多。*

一切决意尝试的人都可以踏上菲尔医生走过的道路。由于他所处的文化氛围系统地诋毁这种个人的求索，因此他的改变比其他人更难。如果菲尔都能够如此彻底地转变自己对生命的态度，那我们一定也都能沿着他的足迹前进。

改变性格？

多伦多大学的心理学家阿拉斯泰尔·坎宁安（Alastair Cun-

* 菲尔思想的转变，不少出版物均有讨论，尤为值得注意的是医学博士、哈佛医学院医学讲席教授兼作家杰罗姆·格罗普曼（Jerome Groopman）在《纽约客》上发表的一篇文章。[3] 2001年10月，我和菲尔在华盛顿见过一面，3个月后他

ningham）博士 30 年来一直在照顾癌症患者团体，教授放松、观想（visualization）、冥想和瑜伽。他帮病人找到力量去做回自己，去尽可能地领悟自己最深层的价值。他常与被认为"医无可医"的病人打交道，他们都被宣判只能再活几个月。通过系统性的跟踪，坎宁安发现，病人的某些态度有助于预测谁有机会比预期活得更久。[4,5] 在他跟踪的团体成员中，有些病人已经比预期多活了 7 年有余。他的研究表明，这些超预期生存的病人都相当冷静地问过自己这样的根本问题："我到底是谁？""我想去往何处？"再把结果写出来。其中一位病人这样写道：

> 癌症在一定程度上改变了我养成的生活方式和我追求的目标……我必须完全专注于打造一个"更强大的我"……我一直在沿着世俗文化所认可的道路前行，然后，"我也许活不了多久了"的情况就摆在了我面前，让我意识到所有这一切都将消亡……于是我开始自问：如果这一切都没了，那我到底是谁……我人生的整个重点好像就是在那会儿变的。[现在] 我认为自己已经能更完整地体验人生……能接受自己的人生本身的样子，成为它的一部分，然后只管去享受。[6,7]

坎宁安的病人越接近自己的真实价值，就越不会仅仅因为

最终死于癌症，比医生预计的多活了 4 年。

感到束缚才去行动，无论那束缚是出于礼数、义务，还是害怕让人失望或失去他人的关爱。

还有一位病人写道：

> 我曾是个循规蹈矩、唯唯诺诺的人；现在，我感觉自己和这个世界相处得更自在了，比诊断之前自在。绝对的。

他们中的大多数人在做出一些以前一直被禁止的选择，甚或只是大胆拒绝时，会发现一种真正的愉悦。以下第三段话来自一位生存时间特别长的病人：

> 现在我甚至会说"不"了，以前我可是会为这个抓狂。现在我能够说："不，今天不行，今天我不方便。"……我决定明年不回去工作时也没有愧疚……那个不是我想干的……我对自己现在做的事很满意，凭一时的兴致做决定也容易多了：去看电影就是因为想看；或者坐下来试着画个小画，明知自己不擅长，但这个真让人平和、愉快。这就足够了。

坎宁安评论说，这些病人在生活中取得的成功，是摆脱了他们的"C 型性格"，这种性格总是避免掀起波澜（见第九章）。他们渐渐学会了恰当地释放自己的自由、本真态和自主性，而不是被动顺从地过活。坎宁安称他们是实现了"去 C 型性格"。

在选择治疗手段，包括激发自身自然防御力的方法时，这些病人也展现出了他们的改变。大卫·史皮格尔医生带领的支持团体中有 3 位患转移癌的女性，当时可采用的疗法对她们都已收效甚微，但她们都已经比预期多活了 10 多年。我问史皮格尔她们有什么不同，他这样形容她们：她们并不显眼，一般会保持平静和沉默，但对要做什么或不做什么来帮助自己有非常明确的想法；她们会接受某些治疗，拒绝另一些，似乎充满一种沉静的力量。

对各种自然方法，无论是饮食、瑜伽还是心理支持，我们也可以采用这样的自觉态度，并做出自由的选择。这些方法并不是对每个人或在任何时候都同样有效。这一天最有用的方法是冥想，另一天可能就是记日记，再过一天也许就是身体锻炼。在这些特别的存活者中，我们欣赏的是他们说"我现在就需要这个"时的清晰头脑，还有在生活中坚定又灵活地前行的能力。

改变的不只是学会说"不"和坚持个人选择。那些设法活了很长时间的病人还有一股由另一种态度支撑的力量，而这种态度往往也是病人们的新近发现，那就是感激。他们开始能理解早已离他们远去的又一生命维度，仿佛有某种 X 光让他们透过庸常生活的迷雾看到了生命的本质。有一位病人举了个例子：有一天吃晚餐时，他的妻子和孩子们吵了起来。这可是个熟悉的场景，从来都会惹他发火，但在那个晚上，他没有感到愤怒，而是看到一股爱的暖流萦绕桌边。他们的感受突然激荡起来，主要是因为他们太在乎彼此的想法了。这股支撑着这一家人的情感突然变得清晰可辨，令他不禁热泪盈眶，心中充满感激。

在与安娜分居数年后，我有时也能体会到这种感激之情。我们已经决定忍痛离婚，但法律程序拖拖沓沓走了很久，那真是非常艰难的3年。3年后，在匹兹堡那幢我们曾共同生活过的蓝色木制农舍里，我们又一次一起坐在了餐桌前。我们无言以对，甚至不太对视，寂静中只有铸铁炉中炉火的噼啪声。萨夏已经11岁了，正在楼上自己玩耍，我爱这厨房、这炉火，还有屋外的院子，院里的每一棵树几乎都是萨夏看着我种下的。我也爱这个女人。这时我想到了要说的话，于是说：离婚如此痛苦，也许是因为我的一大部分还爱着她，爱着我们一起创造的一切。我生气时的所作所为，多半是出于自己的痛苦，我想她也是一样。现在，我对我们之间依然留存的爱意充满感激，这股爱意将帮助我们的儿子长大成人。她没说太多话，只是拭去了开始沿脸颊流下的几滴眼泪。在我又一次离开这所房子时，她把双手搭在我的两臂上，羞涩地笑着说："我也爱你。"然后，我们就分手完毕。

对癌症最好的防御，终归是人在成长过程中产生的态度改变，所有伟大的心理学和灵性传统都对此非常重视。亚里士多德认为这是生命力的基础，并谈到了"隐德莱希"（entelechy，指生命的完全自我实现需求，以树为例，就是种子朝向硕果累累的发展需求）；荣格将其描述为一种"个体化过程"，这一过程将人转变为与所有他人均有区别的人类，能够完整地表达此人独一无二的潜能；人类潜能运动的奠基人亚伯拉罕·马斯洛则表示这是"自我实现"；[8-10] 灵性传统鼓励通过发展自我的独特性或说神圣性，来实现"觉醒"。[11] 定义我们的本真价值，并让它在我们的行为及我们与他人的关系中发挥作用，这是非常重要的。由此会涌出一种对生活本身的感激之情，而我们的身体和生理机能，则会沐浴在这种感激之情的恩典之中。

第十三章

结 论

我写作本书，不是要强行推荐那些可能还没准备好的人去改变生活方式，每个人都可以自由决定什么做法是最适合自己的情况。不过，对于每一个想知道怎样才能更积极地促进自身健康的人，我选择与他们分享我的经历以及我从科学文献中学到的一切。

　　至此，我们探寻癌症和身体自然防御力的奥秘之旅便告一段落。为了预防和对抗癌症，为了帮助可能受癌症威胁的人，为了拯救这颗受了伤、无法再为我们提供健康生活环境的地球，我们应该时刻铭记其中的哪些精华呢？本书阐述的主要观点，以及我自己每天用来防治癌症的主要方法，可以归结为以下三个方面：

- 体势的重要性
- 认识的效用
- 自然之力的协同效应

让我们来一一回顾这些观点。

体势的重要性

　　我的藏族同行完全承认，在紧急情况下，西医用特定的药物或疗法治疗具体的疾病，确有神奇功效。多亏了阑尾手术、治疗肺炎的青霉素和应对急性过敏反应的肾上腺素，西医每天都在拯救着生命。

但在治疗慢性疾病时，西医会很快暴露其局限性。心肌梗死可能是最突出的例子。一位命悬一线的心肌梗死病人送来急诊室，脸色苍白、呼吸困难、胸口压痛，那么医疗团队凭多年来对成千上万病人进行的前沿研究就完全了解该如何处置：几分钟内，氧气就会经鼻导管流入病人体内，硝酸甘油开始舒张血管，一针β受体阻滞剂能减慢她的心率，阿司匹林用来阻止产生更多的血块，吗啡则能缓解她的痛苦。不到10分钟，这位女士就得救了。她呼吸正常，可以与家人说话，甚至还笑了。这是医学带来的最壮观，也是最令人钦佩的奇迹。

不过，在这个惊人的成就之外，心肌梗死的病根——处于慢性炎症状态的冠状动脉因胆固醇斑块而发生进行性阻塞——却没受到急诊室治疗的任何影响。甚至像往阻塞的冠脉中插入一根小型支撑管（"支架"）来恢复血流这样的超凡技术，也不足以防止疾病复发。想要长期不再犯病，就必须改变体势：纠正饮食，转变心态，锻炼体魄。*

最近一些关于癌症发展机制的发现也使我们得出了相似的结论。癌症是典型的慢性病。想通过全力发展新的筛查及定点清除肿瘤的技术来根除癌症是不太可能的。这时，我们还是必

---

* 美国心脏学会的期刊最近刊登的一项大型研究甚至指出，就预防心梗复发而言，身体锻炼比植入支架的血管成形术这样的高科技介入手段更为有效。[1]

须照顾好体势。正如世界癌症研究基金会 2007 年度报告中所强调的：加强身体抵抗机制的方法，如营养学和身体锻炼，同时对癌症的预防和治疗有真实、重要的作用。因为这些方法靠的是自然作用，所以消除了预防和治疗间的界限。这些方法一方面能阻止我们每个人都携带的微肿瘤发展成肿瘤（预防），另一方面也能强化手术、化疗和放疗的效果，防止复发（治疗）。

每个人都认识这样的人：他们患有癌症，有时还很严重，但他们的肿瘤经过治疗后已经退化，自那以后一直正常地生活着。有时扫描还会发现他们的肿瘤变小了。通过某种途径，这些患者的自然防御现在已经抑制住了癌症，使其无法妨害健康。一如发现血管生成现象的犹大·福克曼在《自然》杂志上所写，这些人患的是"无病状癌症"。[2]

勒内·杜博斯整个职业生涯都在纽约的洛克菲勒大学度过，被认为是 20 世纪生物学界伟大的思想家之一。他发现了第一种用于医学的抗生素，* 还发现了生物体与其环境之间相互依存的关系，因此成了一位积极的生态保护人士。我在本书开头的部分引用了他的话，作为我们刚刚一起走过的抗癌之旅的起点。这句话也是他整个职业生涯得出的最终结论："我一直认为科学医学的唯一问题是它还不够科学，只有当医生和患者都学会了用自然的疗愈力量（vis medicatrix naturae）来驾驭身心之力时，

---

* 这种抗生素叫短杆菌肽，比青霉素投入使用早好几年。

现代医学才是真正科学的医学。"

以此观点看来，我们竟然都在不知不觉间成了西方医学巨大成就的受害者。手术、抗生素、放疗都是非凡的进步，但这些手段让我们忽视了身体自身的疗愈力量。不过，我希望我已经让你们相信，我们是可以同时享受医学进步和身体的自然防御力带来的好处的。

认识的效用

我们每个人都可以充分利用癌症知识的革新来防治癌症、照顾自己。但这首先需要我们革新自己的认识。首要的就是必须意识到自己生命的美丽和价值。我们必须关注自己的生命，像呵护一个信任我们的孩子那样照顾它。这种认识能帮我们不致破坏生理机能或促进癌症发生，使我们可以充分利用一切事物来滋养、维系自身的生命力。

要开始真正严肃地对待自己的生命，理解生命的美丽，身患癌症不是必要条件。相反，我们离自身的价值越近，对生存那充满生机的美丽越是敏锐，就越有可能免受癌症侵害，并从尘世的旅程中充分受益。

选择更具生命意识的生活方式不仅是在善待自己。我们从养殖的禽畜那里获取食物时，如果要求必须尊重它们的生理需求，也会逐渐引发一场效果不断递增的链式反应。因此，我们觉醒的意识会对江河湖泊产生影响，减少水体污染（通过减少在玉米地喷洒杀虫剂、减少倾倒养殖场动物产生的废物）。我们的选择还将影响土地的平衡，使土地休耕，重新变得肥沃。为我们提供肉蛋奶的动物也会受影响，因为它们将被自然地饲养，变得更健康。放眼全球，我们的这种认识会形成猛烈的回响，直至影响地球的平衡：正如第六章所说，减少动物制品的消费，敦促增进饲料的健康程度，有助于大大降低使全球变暖的温室效应。就像佛陀（我最终还是读了相关的书！）所强调的，认识确实具有普世的效用。

我们所有人都承受着认识遭受遮蔽的困扰，对异常贫困者更是如此。恢复全球性的环境平衡将减少这种极为糟糕的社会不公。因为在我们西方社会，最弱势的人群也是患癌率最高的人群。[3]他们最容易受行业势力的伤害，往往只得满足于吃最便宜的食品，也是最不健康（含糖量、ω-6脂肪酸及反式脂肪的量都最高）、受杀虫剂污染最严重的食品；在工作中，他们又最容易接触已知会诱发癌症的产品（墙面或地板覆盖物、涂料、清洁剂等）；他们还集中住在污染最重的地区（靠近垃圾焚化炉、有毒的垃圾场、冒烟的工厂等），暴露在工业废物之中，使自身的抗癌防御承受重压。[4]这些生活在底层的人是我们这个富人世界最突出的受害者，是一群最需要利用自然方法抵御这些致癌因素的人，但他们又最难获得这些方法。

自然之力的协同效应

所幸，我们不必严格采用全部有积极效果的方法，也能开始保护自己免受癌症生物机制的侵害。身体是一个处于平衡中的巨大系统，各种机能都在彼此相互作用，改变其中一种，整体也必然会受影响。因此，每个人都可以自由选择从哪里开始：可以是饮食、身体锻炼、心理练习，也可以是其他任何带给你更多人生意义和生命意识的方法。每种境况、每一个人都是独一无二的，每个人的前进道路也独一无二。最重要的是，要培养自己的生存愿望。有人通过参加合唱团或看喜剧来培养它，有人则通过写诗、记日记或是更多参与孙辈的成长来实现。

我们发现，提高人在某一方面的认识几乎也会自动引发其他方面的进步。例如，康奈尔大学的研究者科林·坎贝尔发现，吃蔬菜而不吃动物蛋白的大鼠，运动也会变多，就好像饮食的平衡让它们从事身体锻炼变得更容易了。[5]同样，冥想或瑜伽练习也与身体意识相连，久而久之，我们会失去对不平衡饮食的兴趣，这样的饮食会加重肠胃进而全身的负担。我们也会丧失对烟草的兴趣，它对呼吸系统和心跳的影响，会像它留在头发和指间的气味那样，更加清晰可感。我们还会不再迷恋饮酒，酒精对清晰思考、流畅动作的干扰也会更容易察觉。健康是一个整体，每朝更为平衡的状态走一步，后面的步骤都会更容易。

"真要这么简单……"

本书首次出版时，有一位记者就书里的内容询问了一位肿瘤学教授，这位教授还没抽出时间来读这本书。他答道："真要这么简单，你肯定会意识到我们应该都会了解的。"

确实很难想象存在某些方法有防治癌症的功效，却尚未得到广泛使用。可惜，在医学进步方面，这是常情而非特例。例如，20 世纪 80 年代初，巴里·马歇尔（Barry Marshall）医生发现，某种细菌是导致胃及十二指肠溃疡的首要原因。但没人愿意相信他，直到他故意大量吞下这种细菌，让自己得了溃疡之后，他的观点才开始受人重视。不过，尽管他的溃疡治疗新方法非常有效，用一种非常便宜、耐受性又好的抗生素，几周下来就能根治，但他的发现用了近 10 年时间，才开始影响到溃疡的治疗方式。又过了 10 年，马歇尔才获得了诺贝尔医学奖。[6]

人们不大愿意接受新的医疗策略，原因可能是什么？我决定借用一位在欧洲肿瘤学界大名鼎鼎的人物吕西安·以色列（Lucien Israel）教授的例子，来讨论这个问题，在本书首次出版后我与他见过面。* 20 世纪 50 年代时，年轻的以色列还在专门治疗肺结核的病房工作，就发现肺癌病例一直在增多。事实上，这批病人就属于与抽烟有关的肺癌愈加流行的首批受害者。

---

* 2009 年 5 月 20 日，我曾去他家中拜访、请益。

当时只有 3 种化疗药物可以治疗肺癌，治疗方案则是一次只用一种药，第一种不见效时（常常如此）再换第二种。以色列知道，事关肺结核时，医生是在意识到了必须同时使用多种抗结核药之后，才做到了治愈肺结核。于是在一次医学大会上，他向一位正在介绍治疗方案的世界知名的化疗专家发问："为什么不把三种药一起用，别再序贯使用了呢？"这位专家粗率地回答："你完全没想明白，年轻人！即使这样有用，我们也不知道起效的是哪一种药！"

　　这位专家的逻辑显然是学术知识比有效地治疗病人更重要，以色列对此不以为然。以色列后来成了第一批采用联合化疗法（同时使用多种不同化疗药物），并把这种方法与放疗相结合的医生之一。[*]

　　今天，以色列教授已经退休，正在写他的回忆录。这位永不停歇的斗士（他是柔道黑带二段）仍然对医学界在抗癌斗争中缺乏意志力和想象力的表现感到骇然。"鉴于癌细胞会利用那么多机制来生存和发展，我们需要比现在所做的走得更远，可利用的方法还要成倍增加，如果我们还想赢的话。"他告诉我，"我们必须同时使用所有已知无毒的方法，作为常规治疗的补充。"他也重申了如下方面的重要性：强化免疫系统、减少炎症、

---

[*]　几年之后，以色列教授又成了第一个采用流动化疗法的医生，这种方法不需病人长期痛苦地待在医院，而且化疗的效果也没有任何损失。今天，世界各地已经有数百万病人采用这种疗法。

减少血管生成及 IGF，以及利用已知能促进癌细胞死亡的营养素弹药库——他列举了维生素 D、白藜芦醇、ω-3 脂肪酸和褪黑素（睡觉时分泌的一种激素）。他强调："我在整个职业生涯中都发现，当我们以这样的方式帮助病人，治愈率会大大提高。"

听以色列教授说这番话时，我就在想，像他这么有名望、在国际期刊发文并取得了那么多非凡成果的癌症专家，怎么可能也在今天被人忽视。可能真有这么简单、我们却都不了解的事？

唉，确实可能。以色列教授说起了他在拓展癌症疗法的边界时遇到的障碍。"对这些联合疗法开展研究很难。生物统计学家不愿意评估同时施行的几种疗法，因为怕永远不知道是哪一种真正有效。此外，人们也没有太多动力去制订昂贵的研究方案开发既不能申请专利也不能赚钱的疗法。我发表的文章说服不了医学界去投注这样的研究。我培养的医生确实还在实践这些方法，但他们影响不到更为传统的肿瘤医生。坦白说，医学界这么不情愿打破常规，一直使我深受打击。"

今天，以色列教授所梦想的研究已经开始出现。我在本书中就讲了 2 例这样的研究：加州大学旧金山分校的一项关于生活方式对前列腺癌作用的研究（见第二章），[7] 以及俄亥俄州立大学最近一项在乳腺癌病人中间观察营养、身体锻炼和压力管理的研究（第九章）。[8] 两项研究的结论趋于一致：患者采用抗癌生活方式会减缓癌症的进展，两者之间存在剂量效应关系。患者越多参与调整体势的项目，获益也越多。与之相似，圣地亚哥大学和斯坦福大学也有研究表明，在患乳腺癌的女性中，那些开始实施健康饮食且同时每周步行 6 天、每天 30 分钟的患者，其癌症复发的风险会降低近一半。[9, 10] 联合各种疗法，不管是纯医学的还是与生活方式有关的，的确会令我们延缓癌症的发展，甚或消灭癌症。

虚假的希望？

在本书的最后，我必须承认自己很在意医生及科学家同行的反应。医生，尤其是肿瘤医生，最大的担忧之一就是"不要给出虚假的希望"。我们都已经了解，对一个病人来说，没有什么感受是比被欠考虑的承诺所欺骗更痛苦的了。还有一种危险是，某些病人会天真地认为，因为各种自然方法，他们可以继续抽烟、不去做乳房 X 光筛查或是拒绝化疗这种难受的治疗。出于这些合理的担忧，我的同行们有时倾向于拒绝采用所有超出常规的疗法。但这终归会将我们局限在一种让每个人的自我掌控之力都受到抑制的医学理念里，仿佛我们无法采取任何措施去积极对抗癌症、保护自己，无论是在患癌前还是患癌后。鼓励这样的消极心态其实是在创造一种"绝望文化"。

更糟的是，这是一种"虚假的绝望"，因为一切科学证据都表明，我们能够通过实质性地影响身体的能力来瓦解癌症的机制。这正是世界癌症研究基金会在那份产生巨大反响的报告中所强调的，该报告指出：“原则上，多数癌症都可以预防。”[11]
通过实践本书中阐述的所有方法，我个人已经不再屈从于这种
虚假的绝望带来的消极心态。我写作本书，不是要强行推荐那
些可能还没准备好的人去改变生活方式，每个人都可以自由决
定什么做法是最适合自己的情况。不过，对于每一个想知道怎
样才能更积极地促进自身健康的人，我选择与他们分享我的经
历以及我从科学文献中学到的一切。我愿意相信，我的大多数
同行都能理解和认同这样的道理。

沐浴光华

上一次去见我的神经肿瘤医生做例行检查时，他意外地说
了这么一句：“我不知是否该告诉你，”他略带尴尬地蹙起眉头
说，“但我一直很高兴见到你，你是我为数不多状况良好的病人。”
我内心一阵激动。友善的表示之后，他提醒说盘旋在我头顶的
阴影还没有散去——这是今日的我常常忘记的。在本书中讲了
自己的病情后，我会经常收到这种提醒，比我想要的更频繁。

我知道我的个人病史可能会引发两种反应，两种对于不愿
承认崎岖道路上任何艰险的人来说常见的反应。其中一些人会
说：“他现在状况不错，是因为他的癌症没那么严重。”我多么
希望这是真的，尽管我已经复发过一次，做了两次手术，还进
行了 13 个月的化疗……我的神经肿瘤医生也说过：“很奇怪，

我们的基因分析显示，你的肿瘤有很强的生物侵袭性，但它在你体内的行为可真是文明。"这也许只是运气，也可能是因为为了让自己活得不一样，我每天都在践行本书中所列的方法。不管怎样，我的例子并非科学实验，不能用来解决这个争论。只有持续不断的研究才能转变我们共同采用的癌症防治方法。*

　　但可以想象，对于我的故事还会出现另一种"典型"反应，某种意义上可以说是一种轻视生命的反应。怀疑者可能会说："在遵循他的建议前，先等等看他是不是能活到明年吧。"换句话说，他们不愿审视自己的成见，而更愿意看到没人能挣脱藩篱。对于这些人，我的回答是：我不知道自己是还能活 1 年、2 年还是 60 年。他们可能是对的，我并非无懈可击。但有一点我可以肯定，我永不后悔自己曾像今天这样生活，因为这些个人转变给我带来了健康，让我更充分地认识了生命，获得了更多的生命价值。其实，当我完成本书时，我对每位读者只有一个愿望：无论你是健康还是患病，我都希望你也能选择完全打开自己的

---

* 自本书出版以来，人们总是问我大量有关我的肿瘤性质和健康状况的问题。我理解这种知情需求，不过尽管我把自己的病情公之于众，我还是想保留各种细节，免得大家拿我还能活多久打赌。我能说的是，我患的癌症和参议员泰德·肯尼迪（Ted Kennedy）的 4 期胶质母细胞瘤不完全相同；但尽管发现得很早，而且立马进行了治疗，我的肿瘤还是很有侵袭性，并复发过一次，在其他情况下，这都已被证明是致命的。我已经做过两次开颅手术、13 个月的化疗还有 5 周的放疗。尽管如此，脑扫描时仍可见部分肿瘤。但我反而是健康甚至比较健壮的。我每天都骑自行车，要么在匹兹堡，要么在巴黎，还常常打壁球，2008 年又开始玩风筝冲浪。自从开始治疗后，我的睡眠质量和工作能力都大大下降，但我每天都更快乐、更平衡了，我可以自信地说，我"带癌健康生活"了 18 年。

心扉，接受这种生命意识——这是你的天赋权利——而你的人生将长久沐浴在这种光华之中。

致 谢

　　我本来没想写这本书。写作的主意是在 5 月的一个傍晚，我和弟弟 Franklin 在一家意大利小餐馆用餐时开始成形的。我们当时在谈论各自的未来计划。他认为我的计划缺乏激情。他问："你什么时候才能最终下定决心，谈谈发生在你身上的事情，和你在寻找保持健康的方法时发现的一切？"然后他又用他那温柔而又穿透人心的目光殷切地看着我，补充道，"你没有权利把这些都藏在自己心里。"我认为我没有足够的素材来写一本书——反正不够写一本对他人真正有用的书。他开始盘问我让我改变最大的是什么。晚餐结束时，我们又哭又笑，并就我们都认为对这本书至关重要的概念达成了一致。在随后的日子里，我一直惦记着出书的计划。就像他对其他许多有幸认识他的人所做的那样，Franklin 也在我心中点燃了火焰，这团火焰至今仍在燃烧。

　　很快，我征求了三位女士的意见，每次提起她们的名字，我都会不禁加上一句"她太棒了"。我和她们熟识，但此前从未与她们讨论过我的病情。

我找了 Nicole Lattès 来谈此事，她是我前一本书的出版人，她的智慧散发出一种温暖的光芒。对于我困惑、犹豫、谦虚地提出再次合作的建议，她报之以敏锐、善良和智慧。她完全知道该如何将这汇成一本书。Nicole 太棒了。

我找了我的经纪人 Susanna Lea 来谈此事，她单凭魅力和与生俱来的对条理和文采的理解，就给了我巨大的信心和鼓舞。我们很快拟定了这本书的内容大纲，以及一份能让我有机会在近一年的时间里全身心投入写作的时间表。我们一路长谈，都没在巴黎最好的糕点店里吃糕点，这都让我欣喜不已。Susanna，你可太棒了，我说多少次都不为过。

最后，我在巴黎一家咖啡馆的阳光露台上见了我极为钦佩的法国记者 Ursula Gauthier。我问她是否愿意和我一起工作整一周，帮我汇总我对癌症经历的记忆，还问她是否愿意在手稿撰写过程中帮忙编修。这个主题对我而言太敏感了，如果没有她的智慧和优秀判断力的保障，我可写不出来。那天，我们就我的项目谈了 3 个小时。起初她说她太忙了，无法承接新任务，但第二天，她打来电话说，为了能有幸和我一起合作这个项目，她已经暂停了其他所有事情。听到这个消息，我的喜悦无以言表——Ursula，没有你，这本书永远都不会问世。虽然我对你说了很多次，但我现在还是要写出来：你太棒了！

我还得到了我之前的编辑 Abel Gerschenfeld 的鼓励。当我给他讲出书的想法时，他肉眼可见地激动了起来。这种反应对他而言很不寻常，但正是我需要用来让自己相信这个项目的意义的。Abel，即使我们没有一起合作这本书，我也经常听到你的声音在我脑海中回响，向我提出善意的建议。

在犹他州洛根（Logan），落基山脉的山坡上，住着一位致力于用营养方法治疗癌症的女士，她就是营养学博士Jeanne Wallace。她不是一位医生，但当我在2001年的一场美国国家卫生研究院组织的学术大会上听她介绍她的研究成果时，发现对于何种生化机制能促进或限制癌症扩散，她的了解犹如百科全书，令我大为震撼。据NIH的研究人员观察，Jeanne照顾的许多病人——他们同时也在接受常规医疗——生存时间远远超过了原先的预测。从那时起，我就一直听从她的建议。本书中有许多重要观点是拜她所赐，特别是她对构成"体势"的不同因素以及如何借自然手段对其加以干预的科学分析。很大程度上，我也要感谢她给了我健康的身体，让我得以写作并乐在其中。

在我的思想和友谊给我启发最大的知识导师中，我要特别感谢EMDR疗法的创始人Francine Shapiro，她罕见地集敏锐、智慧和人本精神于一身；感谢迈克尔·勒纳（前世肯定是我的哥哥），他对个人和社会有着超凡的预见；感谢乔恩·卡巴金，他将正念冥想引入了世界各地的多家医院，为医学和许多人的福祉做出了巨大贡献。

在匹兹堡，自我开始探索整合医学（整合常规医学与有科学依据的自然疗法）以来，给我启发和帮助最大的人就是 Emily Dorrance，她在 24 岁时突发癌症去世，死时像圣徒一样安详。还有 Emily 的父母 Susanne 与 Roy Dorrance，他们在失去亲人的痛苦中向我敞开心扉，与我分享他们的精神力量，还完全尊重我自己最初的宗教信仰缺乏——有时甚至是麻木。从那以后，我一直珍藏着一张 Emily 微笑的照片。轮到我忍受疾病带来的焦虑和痛苦时，它一直支撑着我。

我还要感谢匹兹堡 UPMC Shadyside 医院的图书馆员 Michele Klein-Fedyshin。我们每周都要联系几次，处理本书中的 375 篇科学参考文献。米歇尔还慷慨地与我分享了她丈夫 Peter J. Fedyshin（PJ）写的一封优美的信，在她治疗乳腺癌期间，这封信给了她真心和力量。米什（就是 Michele）的信是我在本书中最喜欢的段落。

Tohra Chalandon 一直给予我友好的支持和智识上的激励，对此我深表感谢。她毫不吝惜花时间在网络上搜索复杂的数据（有时是故意埋没的），使我得以记录下某些关键段落。我们在夏日的海中数次久久畅游，那都是简单而纯然幸福的时刻。

我要感谢演员 Bernard Giraudeau，感谢他如此坦诚、勇敢地给我讲他的癌症。对于许多寻求自我赋能的人，包括我自己，他都是一个榜样。

我还要感激 Marie-France Gizard。涉及与癌症有关的心身联系时，她和蔼可亲地坚持要我遵循自己的想法，她的坚持非常正确。她还知道如何说服我，让我在讲述自己的心理发展时，比我最初设想的深入细致得多。我不知道这样是否会像她说的那样对读者有帮助，但这种努力无疑对我是有了用的。

我还要感谢医学界和研究领域的一些重要人士，他们尽管工作繁忙，还是抽出时间见我，回答我的问题，或是点评了手稿的最初版本。我特别想点出以下诸位的帮忙：安妮·萨斯科、大卫·史皮格尔、德芙拉·李·戴维斯、里夏尔·贝利沃、丹尼斯·金格拉斯、巴拉特·阿格瓦尔、崔征、卢西亚诺·贝尔纳蒂、琳达·卡尔森、苏珊·卢特根多夫、阿拉斯泰尔·坎宁安、皮埃尔·威尔、Jean-Claude Lefeuvre、克劳德·奥贝尔，以及与我进行了高成效讨论的法国肿瘤学家让-玛丽·安德里厄、Bernard Asselain、蒂埃里·布耶、Yvan Coscas 和 Jean-Marc Cosset。本书中一切可能正确的部分，都要大大感谢他们。至于他们不一定同意的观点，我愿意全部负责。

我的肿瘤医生和外科医生救了我的命，对于他们为这个时常充满艰辛的职业所付出的热情，我深表敬意。我还要向他们致敬的是，他们以开放的心态接受了我对自己治疗的想法，尽管这些想法并不总是与他们的一致。他们中的一些人甚至鼓励我不走寻常路，他们的支持对我意义重大。我要感谢：Richard Fraser、L. Dade Lunsford、David Schiff、Cliff Schold、Frank Lieberman 和冈田秀穗（Hideho Okada）。

我讲的是我的故事，但也是我儿子母亲的故事。在我们受相互误解主导并因此承受巨大痛苦之前，我们深爱着对方。无论之后发生了什么，我都依然感谢她在我对未来充满恐惧之时，支撑我活了下去；我也无限感激她把我们的儿子萨夏（Sacha）带来世间，并给了他如此多的爱。

最后，我要感谢如今在我身边的人，他们支持了我一路，还宽宏地容忍了我的长期缺席：我的母亲 Sabine，她宽厚、坚毅，才华闪耀着光芒；我的两个弟弟 Emile（他为本书的欧洲版挑选了封面照片）和爱德华（Edouard，第一个给我讲斯大林格勒战役的人）；我儿子萨夏；甜美耐心的 Gwenaëlle，我们给彼此以能量和欢笑；叔父 Jean-Louis 和婶母 Perla，他们是智慧与宁静之柱；魅力与活力四射的堂妹 Florence；堂妹 Catherin，她坚强、勇敢又幽默，一直提着建议；堂妹 Pascaline，是她在我们 5 岁时让我立志成为一名医生；堂弟 Simon，真诚的他在牛津和蒙特利尔给了我无尽的欢笑；我的无条件保护人，姑姑 Bernadette；了不起的 Liliane，45 年来一直轻巧又自信地管理着我们的家；我的助手 Delphine，她知道如何在我写作时为我免除几乎所有外务，没有她，我所做的一切都不会如此高效；我的朋友 Daniele Stern，她是我在匹兹堡的守护天使，近乎我的第二位母亲；还有 Madeleine Chapsal，我几乎是在她家写完了整本书，从夏天写到冬天，又从冬天写到夏天，我很高兴能和她在她位于雷岛（Island of Ré）的房子里一起生活，享受简单的快乐。她开明的鼓励、支持和热心激发了我的写作欲望，让我超越了自己的极限。

　　一些朋友特别好地读了手稿的最初几版，并与我分享了意见。我充分利用了他们的善意。我要感谢：Guy Sautai、Pauline Guillerd、Claudia 与 Anna Sénik、Randa Chahal、Pascal Berti、Christian Regouby、Francis Lambert 及 Christophe Béguin。还要感谢 Denis Lazat，他是我 11 岁时就认识的朋友，我的名誉兄弟，也是我认识的第一位素食者（还被我取笑过很多次！）。

　　也要感谢 Anne Schofield-Guy，就本书的英译，她与我分享了她丰富的英语知识和选词方面的敏锐感知。

　　在我写作本书期间，我的父亲去世，永远读不到这本书了。不过，我对这些处女之路的探索，还是要归功于他的鼓励，从小到大，他总是鼓励我穿过表象，转向一切能恢复个人力量的事物。在晨间冥想时，我有时仍能感到他的存在，尤其是在困难时刻。我肯定，当我需要力量来推进这些想法时，他还会在我身边。

DSS 于雷岛

注 释

第二版引言

1. World Cancer Research Fund, *Food, Nutrition and the Prevention of Cancer: A Global Perspective* (London: World Cancer Research Fund and American Institute for Research on Cancer, 2007).

2. Institut National du Cancer, Nutrition et prevéntion *des cancers: des connaissances scientifiques aux recommandations* (Paris: Ministere de la Santé et des Sports, 2009).

3. Knoops, K. T. B., et al., "Mediterranean Diet, Lifestyle Factors, and 10-Year Mortality in Elderly European Men and Women—The HALE Project," *JAMA* 292 (2004): 1433-39.

4. Khaw, K.-T., et al., "Combined Impact of Health Behaviours and Mortality in Men and Women: The EPIC-Norfolk Prospective Population Study," *PLoS Medicine* 5, no. 1 (2008), e12.

引言

1. Harach, H. R., K. O. Franssila, and V. M. Wasenius, "Occult Papillary Carcinoma of the Thyroid: A 'Normal' Finding in Finland: A Systematic Autopsy Study," *Cancer* 56, no. 3 (1985): 531-38.

2. Black, W. C., and H. G. Welch, "Advances in Diagnostic Imaging and Overestimations of Disease Prevalence and the Benefits of Therapy," *New England Journal of Medicine* 328, no. 17 (1993): 1237-43.

3. Stewart, B. W., and P. Kleihues, eds., *World Cancer Report* (Lyon, France: W.H.O. IARC Press, 2003).

4. Yatani, R., T. Shiraishi, K. Nakakuki, et al., "Trends in Frequency of Latent Prostate Carcinoma in Japan from 1965-1979 to 1982-1986," *Journal of the National Cancer Insti-*

tute 80, no. 9 (1988): 683-87.

5. Stewart and Kleihues, *World Cancer Report* .

6. Sorensen, T. I. A., G. G. Nielsen, P. K. Andersen, et al., "Genetic and Environmental Influences on Premature Death in Adult Adoptees," *New England Journal of Medicine* 318 (1988): 727-32.

7. Lichtenstein, P., N. V. Holm, P. K. Verkasalo, et al., "Environmental and Heritable Factors in the Causation of Cancer—Analyses of Cohorts of Twins from Sweden, Denmark, and Finland," *New England Journal of Medicine* 343, no. 2 (2000): 78-85.

第二章　逃生统计学

1. Spiegel, D., "A 43-Year-Old Woman Coping with Cancer," *JAMA* 282, no. 4 (1999): 371-78.

2. Van Baalen, D. C., M. J. deVries, and M. T. Gondrie, "Psycho-social Correlates of 'Spontaneous' Regression in Cancer," monograph, Department of General Pathology, Medical Faculty, Erasmus University, Rotterdam, The Netherlands, 1987.

3. Lerner, M., oral communication, Smith Farm Retreat, 2001.

4. Ornish, D., G. Weidner, W. R. Fair, et al., "Intensive Lifestyle Changes May Affect the Progression of Prostate Cancer," *Journal of Urology* 174, no. 3 (2005): 1065-69, discussion 9-70.

5. Ornish, D., M. J. Magbanua, G. Weidner, et al., "Changes in Prostate Gene Expression in Men Undergoing an Intensive Nutrition and Lifestyle Intervention," Proceedings of the National Academy of Sciences 105 (on press): 8369-74.

6. Ghadirian, P., S. Narod, E. Fafard, M. Costa, A. Robidoux, and A. Nkondjock, "Breast Cancer Risk in Relation to the Joint Effect of BRCA Mutations and Diet Diversity," *Breast Cancer Research & Treatment* (2009).

7. Fradet, V., I. Cheng, G. Casey, and J. S. Witte, "Dietary Omega-3 Fatty Acids, Cyclo-oxygenase-2 Genetic Variation, and Aggressive Prostate Cancer Risk," *Clinical Cancer Research* 15 (2009): 2559-66.

8. King, M.-C., J. H. Marks, J. B. Mandell, New York Breast Cancer Study Group, "Breast and Ovarian Cancer Risks Due to Inherited Mutations in BRCA1 and BRCA2," *Science* 302 (2003): 643-46.

第三章　危险和机遇

1. Yalom, I., *Existenial Psychotherapy* (New York: Basic Books, 1977).

2. Ibid.

第四章 癌症的弱点

1. Westcott, R., "Can Miracles Happen?" *British Medical Journal* 325, no. 7363 (2002): 553.

2. Everson, T. C., "Spontaneous Regression of Cancer," *Progress in Clinical Cancer* 3 (1967): 79-95.

3. Cole, W. H., "Efforts to Explain Spontaneous Regression of Cancer," *Journal of Surgical Oncology* 17, no. 3 (1981): 201-9.

4. Challis, G. B., H. J. Stam, G. B. Challis, et al., "The Spontaneous Regression of Cancer: A Review of Cases from 1900 to 1987," *Acta Oncologica* 29, no. 5 (1990): 545-50.

5. Bodey, B., B. Bodey, Jr., S. E. Siegel, et al., "The Spontaneous Regression of Neoplasms in Mammals: Possible Mechanisms and Their Application in Immunotherapy," *In Vivo* 12, no. 1 (1998): 107-22.

6. Papac, R. J., "Spontaneous Regression of Cancer: Possible Mechanisms," *In Vivo* 12, no. 6 (1998): 571-78.

7. Van Baalen, D. C., M. J. deVries, and M. T. Gondrie, "Psycho-social Correlates of 'Spontaneous' Regression in Cancer," monograph, Department of General Pathology, Medical Faculty, Erasmus University, Rotterdam, The Netherlands, 1987.

8. Cui, Z., M. C. Willingham, M. A. Alexander-Miller, et al., "Spontaneous Regression of Advanced Cancer: Identification of a Unique Genetically Determined, Age- Dependent Trait in Mice," *Proceedings of the National Academy of Sciences of the United States of America* 100 (2003): 6682-87.

9. Hicks, A. M., G. Riedlinger, M. C. Willingham, et al., "Transferable Anticancer Innate Immunity in Spontaneous Regression/Complete Resistance Mice," *Proceedings of the National Academy of Sciences of the United States of America* 103, no. 20 (2006): 7753-58.

10. Trapani, J. A., and M. J. Smyth, "Functional Significance of the Perforin/Granzyme Cell Death Pathway," *Nature Reviews Immunology* 2 (2005): 735-47.

11. Voskoboinik, I., and J. A. Trapani, "Addressing the Mysteries of Perforin Function," *Immunology and Cell Biology* 84 (2006): 66-71.

12. Whiteside, T., and R. B. Herberman, "Characteristics of Natural Killer Cells and Lymphocyte-Activated Killer Cells," *Immunology and Allergy Clinics of North America* 10 (1990): 663-704.

13. Head, J. F., F. Wang, R. L. Elliott, et al., "Assessment of Immunologic Competence and Host Reactivity Against Tumor Antigens in Breast Cancer Patients: Prognostic Value and Rationale of Immunotherapy Development," *Annals of the New York Academy of Sciences* 690 (1993): 340-42.

14. Levy, S. M., R. B. Herberman, M. Lippman, et al., "Immunological and Psychosocial

Predictors of Disease Recurrence in Patients with Early-Stage Breast Cancer," *Behavioral Medicine* 17, no. 2 (1991): 67-75.

15. Imai, K., S. Matsuyama, S. Miyake, et al., "Natural Cytotoxic Activity of Peripheral-Blood Lymphocytes and Cancer Incidence: An 11-Year Follow-Up Study of a General Population," *Lancet* 356, no. 9244 (2000): 1795-99.

16. Schantz, S. P., B. W. Brown, E. Lira, et al., "Evidence for the Role of Natural Immunity in the Control of Metastatic Spread of Head and Neck Cancer," *Cancer Immunology, Immunotherapy* 25, no. 2 (1987): 141-48.

17. Herberman, R. B., "Immunotherapy," in *Clinical Oncology* , ed. R. J. Lenhard, R. Osteen, and T. Gansler (Atlanta, GA: American Cancer Society, 2001), 215-23.

18. MacKie, R. M., R. Reid, and B. Junor, "Fatal Melanoma Transferred in a Donated Kidney 16 Years after Melanoma Surgery," *New England Journal of Medicine* 348, no. 6 (2003): 567-68.

19. Cui, Z., "The Winding Road to the Discovery of the SR/CR Mice," *Cancer Immunity* 3 (2003): 14.

20. Koebel, C. M., Vermi, W., Swann, J. B., et al., "Adaptive Immunity Maintains Occult Cancer in an Equilibrium State," *Nature* 159 (2008): 363-76.

21. Imai, Matsuyama, Miyake, et al., "Natural Cytotoxic Activity of Peripheral-Blood Lymphocytes and Cancer Incidence."

22. Herberman, "Immunotherapy."

23. Levy, S. M., R. B. Herberman, A. M. Maluish, et al., "Prognostic Risk Assessment in Primary Breast Cancer by Behavioral and Immunological Parameters," *Health Psychology* 4, no. 2 (1985): 99-113.

24. Lutgendorf, S. K., A. K. Sood, B. Anderson, et al., "Social Support, Psychological Distress, and Natural Killer Cell Activity in Ovarian Cancer," *Journal of Clinical Oncology* 23, no. 28 (2005): 7105-13.

25. Schantz, Brown, Lira, et al., "Evidence for the Role of Natural Immunity in the Control of Metastatic Spread of Head and Neck Cancer."

26. Dvorak, H. F., "Tumors: Wounds That Do Not Heal: Similarities Between Tumor Stroma Generation and Wound Healing," *New England Journal of Medicine* 315, no. 26 (1986): 1650-59.

27. Balkwill, F., and A. Mantovani, "Inflammation and Cancer: Back to Virchow?" *Lancet* 357, no. 9255 (2001): 539-45.

28. Peek, R. M., Jr., S. Mohla, and R. N. DuBois, "Inflammation in the Genesis and Perpetuation of Cancer: Summary and Recommendations from a National Cancer Institute-Sponsored Meeting," *Cancer Research* 65, no. 19 (2005): 8583-86.

29. Huang, M., M. Stolina, S. Sharma, et al., "Non-Small Cell Lung Cancer Cyclooxy-genase-2-Dependent Regulation of Cytokine Balance in Lymphocytes and Macro-phages: Up-Regulation of Interleukin 10 and Down-Regulation of Interleukin 12 Production," *Cancer Research* 58, no. 6 (1998): 1208-16.

30. Mantovani, A., B. Bottazzi, F. Colotta, et al., "The Origin and Function of Tumor-Associated Macrophages," *Immunology Today* 13, no. 7 (1992): 265-70.

31. Baxevanis, C. N., G. J. Reclos, A. D. Gritzapis, et al., "Elevated Prostaglandin E2 Pro-duction by Monocytes Is Responsible for the Depressed Levels of Natural Killer and Lymphokine-Activated Killer Cell Function in Patients with Breast Cancer," *Cancer* 72, no. 2 (1993): 491-501.

32. Marx, J., "Cancer Research: Inflammation and Cancer: The Link Grows Stronger," *Science* 306 (2004): 5698-966.

33. Wallace, J., "Nutritional and Botanical Modulation of the Inflammatory Cascade—Eicosanoids, Cyclooxygenases, and Lipoxygenases—as an Adjunct in Cancer Therapy," *Integrative Cancer Therapies* 1, no. 1 (2002): 7-37.

34. Crumley, A. B. C., D. C. McMillan, M. McKernan, et al., "Evaluation of an Inflam-mation-Based Prognostic Score in Patients with Inoperable Gastro-oesophageal Cancer," *British Journal of Cancer* 94, no. 5 (2006): 637-41.

35. Al Murri, A. M., J. M. S. Bartlett, P. A. Canney, et al., "Evaluation of an Inflamma-tion-Based Prognostic Score (GPS) in Patients with Metastatic Breast Cancer," *British Journal of Cancer* 94, no. 2 (2006): 227-30.

36. Forrest, L. M., D. C. McMillan, C. S. McArdle, et al., "Comparison of an Inflamma-tion-Based Prognostic Score (GPS) with Performance Status (ECOG) in Patients Re-ceiving Platinum-Based Chemotherapy for Inoperable Non-Small-Cell Lung Cancer," *British Journal of Cancer* 90, no. 9 (2004): 1704-6.

37. Harris, R. E., S. Kasbari, and W. B. Farrar, "Prospective Study of Nonsteroidal Anti-inflammatory Drugs and Breast Cancer," *Oncology Reports* 6, no. 1 (1999): 71-73.

38. Nelson, J. E., and R. E. Harris, "Inverse Association of Prostate Cancer and Non-steroidal Anti-Inflammatory Drugs (NSAIDs): Results of a Case-Control Study," *Oncology Reports* 7, no. 1 (2000): 169-70.

39. Thun, M. J., "NSAID Use and Decreased Risk of Gastrointestinal Cancers," *Gastro-enterology Clinics of North America* 25, no. 2 (1996): 333-48.

40. Karin, M., and F. R. Greten, "NF-kappaB: Linking Inflammation and Immunity to Cancer Development and Progression," *Nature Reviews Immunology* 5, no. 10 (2005): 749-59.

41. Marx, "Cancer Research."

42. Ibid.

43. Calcagni, E., and I. Elenkov, "Stress System Activity, Innate and T Helper Cytokines, and Susceptibility to Immune-Related Diseases," *Annals of the New York Academy of Sciences* 1069 (2006): 62-76.

44. Glaser, R., "Stress-Associated Immune Dysregulation and Its Importance for Human Health: A Personal History of Psychoneuroimmunology," *Brain, Behavior, & Immunity* 19, no. 1 (2005): 3-11.

45. Beevor, A., *Stalingrad: The Fateful Siege: 1942-1943* (New York: Penguin Group, 1998).

46. Folkman, J., "Fighting Cancer by Attacking Its Blood Supply," *Scientific American*, September 1996, 150-54.

47. Folkman, J., "Tumor Angiogenesis: Therapeutic Implications," *New England Journal of Medicine* 285, no. 21 (1971): 1182-86.

48. Ibid.

49. "Cancer Warrior," *NOVA* Online, 2001. (Accessed November 2, 2006, at http://www.pbs.org/wgbh/nova/cancer/program.html .)

50. O'Reilly, M. S., L. Holmgren, Y. Shing, et al., "Angiostatin: A Novel Angiogenesis Inhibitor That Mediates the Suppression of Metastases by a Lewis Lung Carcinoma," *Cell 79*, no. 2 (1994): 315-28.

51. O'Reilly, M. S., L. Holmgren, C. Chen, et al., "Angiostatin Induces and Sustains Dormancy of Human Primary Tumors in Mice," *Nature Medicine 2*, no. 6 (1996): 689-92.

52. Rose, D. P., and J. M. Connolly, "Regulation of Tumor Angiogenesis by Dietary Fatty Acids and Eicosanoids," *Nutrition and Cancer 37*, no. 2 (2000): 119-27.

53. Béliveau, R., and D. Gingras, *Foods That Fight Cancer* (New York: McClelland & Stewart Ltd., 2006).

54. Béliveau, R., and D. Gingras, "Green Tea: Prevention and Treatment of Cancer by Nutraceuticals," *Lancet* 364, no. 9439 (2004): 1021-22.

55. Rose and Connolly, "Regulation of Tumor Angiogenesis by Dietary Fatty Acids and Eicosanoids."

56. Ziche, M., J. Jones, and P. M. Gullino, "Role of Prostaglandin E1 and Copper in Angiogenesis," *Journal of the National Cancer Institute* 69, no. 2 (1982): 475- 82.

第六章　抗癌环境

1. Dinse, G. E., D. M. Umbach, A. J. Sasco, et al., "Unexplained Increases in Cancer Incidence in the United States from 1975 to 1994: Possible Sentinel Health Indicators?" *Annual Review of Public Health* 20 (1999): 173-209.

2. Institut de Veille Sanitaire, "Estimations Nationales: Tendances de l'Incidence et de la Mortalité par Cancer en France entre 1978 et 2000," Ministère de la Santé, de la Famille et des Personnes Handicapées, 2002.

3. Surveillance Epidemiology and End Results (SEER). Cancer incidence public use database, 2006; see http://seer.cancer.gov/ .

4. McGrath, K. G., "An Earlier Age of Breast Cancer Diagnosis Related to More Frequent Use of Antiperspirants/Deodorants and Underarm Shaving," *European Journal of Cancer Prevention* 12, no. 6 (2003): 479-85.

5. Steliarova-Foucher, E., C. Stiller, P. Kaatsch, et al., "Geographical Patterns and Time Trends of Cancer Incidence and Survival Among Children and Adolescents in Europe Since the 1970s (the ACCIS Project): An Epidemiological Study," *Lancet* 364, no. 9451 (2004): 2097-2105.

6. Post, P. N., D. Stockton, T. W. Davies, et al., "Striking Increase in Incidence of Prostate Cancer in Men Aged <60 Years Without Improvement in Prognosis," *British Journal of Cancer* 79, no. 1 (1999): 13-17.

7. Institut de Veille Sanitaire, "Estimations Nationales."

8. Ries, L. A. G., M. P. Eisner, C. L. Kosary, et al., "SEER Cancer Statistics Review 1975-2001," National Cancer Institute, Bethesda, MD, 2004.

9. Institut de Veille Sanitaire, "Estimations Nationales."

10. Ries, Eisner, Kosary, et al., "SEER Cancer Statistics Review 1975-2001."

11. Ferlay, J., F. Bray, P. Piesci, et al., eds., WHO International Agency for Research on Cancer (IARC), IARC Cancer Epidemiology Database, Globocan 2000, *Cancer Incidence, Mortality and Prevalence Worldwide* (Lyon, France: IARC Press, 2000).

12. King, M-C., J. H. Marks, J. B. Mandell, et al., "Breast and Ovarian Cancer Risks Due to Inherited Mutations in BRCA1 and BRCA2," *Science* 302, no. 5645 (2003): 643-46.

13. Institut de Veille Sanitaire, "Estimations Nationales."

14. Rosenberg, C. E., *The Cholera Years: The United States in 1832, 1849, and 1866* (Chicago, IL: University of Chicago Press, 1962).

15. Steingraber, S., *Living Downstream: A Scientist's Personal Investigation of Cancer and the Environment* (New York: Vintage Books, 1998).

16. Davis, D., *The Secret History of the War on Cancer* (New York: Basic Books, 2007).

17. Waterhouse, J., C. Muir, K. Shanmugaratnam, et al., eds., *Cancer Incidence in Five Continents* , vol. IV(Lyon, France: IARC-W.H.O., 1982).

18. Sasco, A. J., "Migration and Cancer," *Revue de Médecine Interne* 10, no. 4 (1989): 341-48.

19. Davis, *The Secret History of the War on Cancer* .

20. Waterhouse and Shanmugaratnam, *Cancer Incidence in Five Continents* .

21. Stewart, B. W., and P. Kleihues, eds., *World Cancer Report* (Lyon, France: W.H.O. IARC Press, 2003).

22. National Cancer Institute, *Executive Summary of Cancer Etiology Think Tank* (Bethesda, MD: National Cancer Institute, 2004).

23. Eaton, S. B., and M. Konner, "Paleolithic Nutrition: A Consideration of Its Nature and Current Implications," *New England Journal of Medicine* 312, no. 5 (1985): 283-89.

24. Cordain, L., S. Eaton, A. Sebastian, et al., "Origins and Evolution of the Western Diet: Health Implications for the 21st Century," *American Journal of Clinical Nutrition* 81, no. 2 (2005): 341-54.

25. Ibid.

26. Grothey, A., W. Voigt, C. Schober, et al., "The Role of Insulin-Like Growth Factor I and Its Receptor in Cell Growth, Transformation, Apoptosis, and Chemoresistance in Solid Tumors," *Journal of Cancer Research & Clinical Oncology* 125, no. 3-4 (1999): 166-73.

27. Long, L., R. Navab, and P. Brodt, "Regulation of the Mr 72,000 Type IV Collagenase by the Type I Insulin-Like Growth Factor Receptor," *Cancer Research* 58m, no. 15 (1998): 3243-47.

28. Dunn, S. E., R. A. Hardman, F. W. Kari, et al., "Insulin-Like Growth Factor 1 (IGF-1) Alters Drug Sensitivity of HBL 100 Human Breast Cancer Cells by Inhibition of Apoptosis Induced by Diverse Anticancer Drugs," *Cancer Research* 57, no. 13 (1997): 2687-93.

29. Cordain, L., S. Lindeberg, M. Hurtado, et al., "Acne Vulgaris: A Disease of Western Civilization," *Archives of Dermatology* 138, no. 12 (2002): 1584-90.

30. Smith, R., N. Mann, A. Braue, et al., "The Effect of a Low Glycemic Load, High Protein Diet on Hormonal Markers of Acne," *Asia Pacific Journal of Clinical Nutrition* 14 (supp.) (2005): S43.

31. Smith, R., N. Mann, A. Braue, et al., "Low Glycemic Load, High Protein Diet Lessens Facial Acne Severity," *Asia Pacific Journal of Clinical Nutrition* 14 (supp.) (2005): S97.

32. Santisteban, G. A., J. T. Ely, E. E. Hamel, et al., "Glycemic Modulation of Tumor Tolerance in a Mouse Model of Breast Cancer," *Biochemical & Biophysical Research Communications* 132, no. 3 (1985): 1174-79.

33. Parkin, D., F. Bay, J. Ferlay, et al., "Global Cancer Statistics, 2002," *CA: A Cancer Journal for Clinicians* 55 (2005): 74-108.

34. Weiderpass, E., G. Gridley, I. Persson, et al., "Risk of Endometrial and Breast Cancer in Patients with Diabetes Mellitus," *International Journal of Cancer* 71, no. 3 (1997):

360-63.

35. Hankinson, S. E., W. C. Willett, G. A. Colditz, et al., "Circulating Concentrations of Insulin-Like Growth Factor-I and Risk of Breast Cancer," *Lancet* 351, no. 9113 (1998): 1393-96.

36. Chan, J. M., M. J. Stampfer, E. Giovannucci, et al., "Plasma Insulin-Like Growth Factor-I and Prostate Cancer Risk: A Prospective Study," *Science* 279, no. 5350 (1998): 563-66.

37. Chan, J. M., M. J. Stampfer, J. Ma, et al., "Insulin-Like Growth Factor-I (IGF-I) and IGF Binding Protein-3 as Predictors of Advanced-Stage Prostate Cancer," *Journal of the National Cancer Institute* 94, no. 14 (2002): 1099-1106.

38. Michaud, D. S., S. Liu, E. Giovannucci, et al., "Dietary Sugar, Glycemic Load, and Pancreatic Cancer Risk in a Prospective Study," *Journal of the National Cancer Institute* 94, no. 17 (2002): 1293-1300.

39. Michaud, D. S., C. S. Fuchs, S. Liu, et al., "Dietary Glycemic Load, Carbohydrate, Sugar, and Colorectal Cancer Risk in Men and Women," *Cancer Epidemiology, Biomarkers & Prevention* 14, no. 1 (2005): 138-47.

40. Franceschi, S., L. Dal Maso, L. Augustin, et al., "Dietary Glycemic Load and Colorectal Cancer Risk," *Annals of Oncology* 12, no. 2 (2001): 173-78.

41. Augustin, L. S. A., J. Polesel, C. Bosetti, et al., "Dietary Glycemic Index, Glycemic Load and Ovarian Cancer Risk: A Case-Control Study in Italy," *Annals of Oncology* 14, no. 1 (2003): 78-84.

42. Gunter, M. J., et al., "Insulin, Insulin-Like Growth Factor-I, and Risk of Breast Cancer in Postmenopausal Women," *Journal of the National Cancer Institute* 101 (2009): 48-60.

43. McMillan-Price, J., et al., "Comparison of 4 Diets of Varying Glycemic Load on Weight Loss and Cardiovascular Risk Reduction in Overweight and Obese Young Adults: A Randomized Controlled Trial," *Archives of Internal Medicine* 166, no. 14 (2006): 1466-75.

44. Collectif LaNutrition.fr., *Le Régime IG Minceur: comment perdre du poids en maîtrisant son sucre sanguin* (Vergèze, France: Thierry Souccar Editions, 2007).

45. Heini, A. F., and R. L. Weinsier, "Divergent Trends in Obesity and Fat Intake Patterns: The American Paradox," *American Journal of Medicine* 102, no. 3 (1997): 259-64.

46. Willett, W.C., "Dierary Fat Plays a Major Role in Obesity: No," *Obesity Reviews* 3, no. 2 (2002): 59-68.

47. Weill, P., *Tous Gros Demain?* (Paris, France: Plon, 2007).

48. Ibid.

49. Ailhaud, G., and P. Guesnet, "Fatty Acid Composition of Fats Is an Early Determinant of Childhood Obesity: A Short Review and an Opinion," *Obesity Reviews* 5, no. 1 (2004): 21-26.

50. Ailhaud, G., F. Massiera, P. Weill, et al., "Temporal Changes in Dietary Fats: Role of n-6 Polyunsaturated Fatty Acids in Excessive Adipose Tissue Development and Relationship to Obesity," *Progress in Lipid Research* 45, no. 3 (2006): 203-36.

51. Weill, P., B. Schmitt, G. Chesneau, et al., "Effects of Introducing Linseed in Livestock Diet on Blood Fatty Acid Composition of Consumers of Animal Products," *Annals of Nutrition & Metabolism* 46, no. 5 (2002): 182-91.

52. Ailhaud and Guesnet, "Fatty Acid Composition of Fats Is an Early Determinant of Childhood Obesity."

53. Simopoulos, A. P., "The Importance of the Ratio of Omega-6/Omega-3 Essential Fatty Acids," *Biomedicine Pharmacotherapy* 56, no. 8 (2002): 365-79.

54. Simopoulos, A. P., and N. Salem, "Omega-3 Fatty Acids in Eggs from Range-Fed Greek Chickens," *New England Journal of Medicine* 321, no. 20 (1989): 1412.

55. Ip, C., J. A. Scimeca, and H. J. Thompson, "Conjugated Linoleic Acid: A Powerful Anticarcinogen from Animal Fat Sources," *Cancer* 74, 3 supp. (1994): 1050-54.

56. Lavillonniere, F., V. Chajes, J-C. Martin, et al., "Dietary Purified cis-9, trans-11 Conjugated Linoleic Acid Isomer Has Anticarcinogenic Properties in Chemically Induced Mammary Tumors in Rats," *Nutrition and Cancer* 45, no. 2 (2003): 190-94.

57. Bougnoux, P., A. Barascu, M.-L. Jourdain, et al., "Acide Linoléique Conjugué et Cancer du Sein," *Oléagineux, Corps Gras, Lipides* 2005; 12(1): 56-60.

58. Dubnov, G., and E. M. Berry, "Omega-6/Omega-3 Fatty Acid Ratio: The Israeli Paradox," *World Review of Nutrition & Dietetics* 92 (2003): 81-91.

59. Weill, *Tous Gros Demain?*

60. van Kreijl, C., Knaap, A., Busch, M., et al. *"Ons eten gemeten. Gezonde voeding en veilig voedsel in Nederland."* Amsterdam NL: Public Health Department of the Netherlands; 2004. Report No.: RIVM report 27055509, available at Bohn, Stafleu, Van Loghum.

61. Nationaal Kompas Volksgezondheid. *"Verkeersongevallen. Omvang van het probleem. Verkeersongevallen naar leeftijd en geslacht,* 2003-2007" : Public Health Department, Netherlands, 2004.

62. Chajes, V., et al., "Serum Trans-Monounsaturated Fatty Acids Are Associated with an Increased Risk of Breast Cancer in the E3N-EPIC Study," *American Journal of Epidemiology* (2008). doi: 10.1093/aje/kwn069.

63. Hibbeln, J., W. Lands, and E. Lamoreaux, "Quantitative Changes in the Availability of Fats in the US Food Supply," 5th Congress of the International Society for Study

of Fatty Acids and Lipids, May 7-11, 2002 Montreal, Canada, 2002, p. 10.

64. Bougnoux, P., et al., " Alpha-Linolenic Acid Content of Adipose Breast Tissue: A Host Determinant of the Risk of Early Metastasis in Breast Cancer," *British Journal of Cancer* 70, no. 2 (1994): 330-34.

65. Maillard, V., P. Bougnoux, P. Ferrari, et al., "N-3 and N-6 Fatty Acids in Breast Adipose Tissue and Relative Risk of Breast Cancer in a Case-Control Study in Tours, France," *International Journal of Cancer* 98, no. 1 (2002): 78-83.

66. Pollan, M., "Power Steer," *New York Times Magazine* , March 31, 2002.

67. Pollan, M., "Unhappy Meals," *New York Times Magazine* , January 28, 2007.

68. Pollan, M., *The Omnivore's Dilemma* (New York: Penguin Press, 2006).

69. Cunnane, S., and L. U. Thomson, *Flaxseed in Human Nutrition* (Champaign, IL: AOCS Press, 1995).

70. Weill, Schmitt, Chesneau, et al., "Effects of Introducing Linseed in Livestock Diet on Blood Fatty Acid Composition of Consumers of Animal Products."

71. Weill, *Tous Gros Demain?*

72. Ailhaud, Massiera, Weill, et al., "Temporal Changes in Dietary Fats."

73. World Cancer Research Fund, *Food, Nutrition and the Prevention of Cancer: A Global Perspective* (London: World Cancer Research Fund and American Institute for Research on Cancer, 2007).

74. Pollan, "Unhappy Meals."

75. Pollan, *The Omnivore's Dilemma* .

76. Ribeiro, C. A. O., Y. Vollaire, A. Sanchez-Chardi, et al., "Bioaccumulation and the Effects of Organochlorine Pesticides, PAH and Heavy Metals in the Eel (*Anguilla anguilla*) at the Camargue Nature Reserve, France," *Aquatic Toxicology* 74, no. 1 (2005): 53-69.

77. "Campagne Detox du WWF," World Wildlife Fund, 2005. (Accessed at www.panda.org/detox.)

78. Centers for Disease Control, *Third National Report on Human Exposure to Environmental Chemicals* (Atlanta: Centers for Disease Control and Prevention, 2005).

79. Davis, D. L., and B. H. Magee, "Cancer and Industrial Chemical Production," *Science* 206, no. 4425 (1979): 1356.

80. Ibid.

81. Davis, *The Secret History of the War on Cancer.*

82. Davis, D. L., *When Smoke Ran Like Water: Tales of Environmental Deception and the Battle Against Pollution* (New York: Basic Books, 2004).

83. Clapp R., G. Howe, and J. Lefevre, *Environmental and Occupational Causes of Cancer:*

Review of Recent Scientific Literature (Lowell, MA: University of Massachusetts Lowell, 2005).

84. WWF-France, ed., *Planète Attitude—Santé* (Paris, France: Seuil, 2006).

85. Steingraber, *Living Downstream.*

86. Belpomme, D., "L'Appel de Paris," in *Guérir du Cancer ou s'en Protéger* (Paris, France: Fayard, 2005): 27-36.

87. Belpomme, D., P. Irigaray, A. Sasco, et al., "The Growing Incidence of Cancer: Role of Lifestyle and Screening Detection," *International Journal of Oncology* 30, no. 5 (2007): 1037-49.

88. Kortenkamp, A., *Breast Cancer and Exposure to Hormonally Active Chemicals: An Appraisal of the Scientific Evidence* (London: Chemical Health Monitor Alliance, 2008).

89. Relyea, R. "A Cocktail of Contaminants: How Mixtures of Pesticides at Low Concentrations Affect Aquatic Communities," *Decologia* 159 (2008): 373-76.

90. Irigaray, P., V. Ogier, S. Jacquenet, et al., "Benzo[a]pyrene Impairs Beta-Adrenergic Stimulation of Adipose Tissue Lipolysis and Causes Weight Gain in Mice: A Novel Molecular Mechanism of Toxicity for a Common Food Pollutant," *Federation of European Biochemical Societies Journal* 273, no. 7 (2006): 1362-72.

91. Davis, D. L., et al., "Medical Hypothesis: Xenoestrogens as Preventable Causes of Breast Cancer," *Environmental Health Perspectives* 101, no. 5 (1993): 372- 74.

92. WWW-France, ed. *Planète Attitude—Santé* .

93. Environmental Working Group. *A Survey of Bisphenol A in U.S. Canned Foods* (2007). (Accessed March 23, 2009, at http://www.ewg.org/reports/bisphenola .)

94. LaPensee, E. W., et al., "Bisphenol A at Low Nanomolar Doses Confers Chemoresistance in Estrogen Receptor Alpha Positive and Negative Breast Cancer Cells," *Environmental Health Perspectives* (2008). doi: 10.1289/ehp.11788 (Accessed at http://dx.doi.org/ .)

95. Carwile, J. L., et al., "Use of Polycarbonate Bottles and Urinary Bisphenol A Concentrations," *Environmental Health Perspectives* (2009).

96. Jin, H., et al., "High Dietary Inorganic Phosphate Increases Lung Tumorigenesis and Alters Akt Signaling," *American Journal of Respiratory and Critical Care Medicine* 179 (2009): 59-68.

97. Cho, E., et al., "Red Meat Intake and Risk of Breast Cancer Among Premenopausal Women," *Archives of Internal Medicine* 166, no. 20 (2006): 2253-59.

98. Norat, T., S. Bingham, P. Ferrari, et al., "Meat, Fish, and Colorectal Cancer Risk: The European Prospective Investigation into Cancer and Nutrition," *Journal of the National Cancer Institute* 97, no. 12 (2005): 906-16.

99．Eikelenboom, C., "Proof of Polychlorinated Biphenyls in Milk," *Zeitschrift fur Lebens-mittel-Untersuchung und Forschung* 163, no. 4 (1977): 278.

100．Agence Française de Sécurité Sanitaire des Aliments, *Avis de l'agence française de sécurité sanitaire des aliments relatif* à *l'évaluation de l'exposition de la population française aux dioxines, furanes et PCB de type dioxine* , Agence Française de Sécurité Sanitaire des Aliments, 2005, Saisine no. 2005-SA-0372.

101．Kouba, M., "Quality of Organic Animal Products," *Lifestock Production Science* 80 (2003): 33-40.

102．Agence Française de Sécurité Sanitaire des Aliments, *Avis de l'agence française de de sécurité sanitaire ...*

103．Kouba, "Quality of Organic Animal Products."

104．Observatoire des Résidus et Pesticides (2006). (Accessed at http://www.observa-toire-pesticides.gouv.fr/index.php?pageid=381 .)

105．Ibid.

106．Hayes, T., K. Haston, M. Tsui, et al., "Herbicides: Feminization of Male Frogs in the Wild," *Nature* 419, no. 6910 (2002): 895-96.

107．Hayes, T. B., A. Collins, M. Lee, et al., "Hermaphroditic, Demasculinized Frogs After Exposure to the Herbicide Atrazine at Low Ecologically Relevant Doses," *Proceedings of the National Academy of Sciences of the United States of America* 99, no. 8 (2002): 5476-80.

108．Batistatou, A., D. Stefanou, A. Goussia, et al., "Estrogen Receptor Beta (ERbeta) Is Expressed in Brain Astrocytic Tumors and Declines with Dedifferentiation of the Neoplasm," *Journal of Cancer Research & Clinical Oncology* 130, no. 7 (2004): 405-10.

109．Provost, D., A. Gruber, P. Lebailly, et al., "Brain Tumors and Exposure to Pesticides: A Case-Control Study in Southwestern France," *Occupational and Environmental Medicine* 2007.

110．Curl, C. L., R. A. Fenske, and K. Elgethun, "Organophosphorus Pesticide Exposure of Urban and Suburban Preschool Children with Organic and Conventional Diets," *Environmental Health Perspectives* 111, no. 3 (2003): 377-82.

111．Pesticide Action Network North America, "Chemical Trespass: Pesticides in Our Bodies and Corporate Accountability" (Pesticide Action Network of North America, 2004).

112．Aubert, C., *Présence de pesticides dans le lait maternel avec ou sans alimentation biologique.* In. Paris; 1986.

113．Lu, C., K. Toepel, R. Irish, et al., "Organic Diets Significantly Lower Children's Dietary Exposure to Organophosphorus Pesticides," *Environmental Health Perspectives*

114, no. 2 (2006): 260-63.

114. Doll, R., and R. Peto, "The Causes of Cancer: Quantitative Estimates of Avoidable Risks of Cancer in the United States Today," *Journal of the National Cancer Institute* 66, no. 6 (1981): 1191-1308.

115. Wynder, E. L., and E. A. Graham, "Tobacco Smoking as a Possible Etiological Factor in Bronchogienic Carcinoma," *JAMA* 143 (1950): 329-36.

116. Sasco, A. J., M. B. Secretan, and K. Straif, "Tobacco Smoking and Cancer: A Brief Review of Recent Epidemiological Evidence," *Lung Cancer* 45 Supp. 2 (2004): S3-9.

117. Bach, P. B., et al., "Variations in Lung Cancer Risk Among Smokers," *Journal of the National Cancer Institute* 95 (2003): 470-78.

118. Pimentel, D., *Techniques for Reducing Pesticide Use: Economic and Environmental Benefits* (Chichester, UK: John Wiley & Sons, 1997).

119. Cardis, Elizabeth, interview, *France Evening News,* June 15, 2008.

120. Hardell, L., M. Carlberg, and K. Mild, "Case-Control Study of the Association Between the Use of Cellular and Cordless Telephones and Malignant Brain Tumors Diagnosed During 2000-2003," *Environmental Research* 100 (2006): 232-41.

121. U.S. Department of Health and Human Services, *The Health Consequences of Smoking: A Report of the Surgeon General* (Atlanta, GA: U.S. Department of Health and Human Services, Centers for Disease Control and Prevention, National Center for Chronic Disease Prevention and Health Promotion Office on Smoking and Health, 2004).

122. Travis, L., et al., "Cancer Survivorship—Genetic Susceptibility and Second Primary Cancers: Research Strategies and Recommendations," *Journal of the National Cancer Institute* 98, no. 1 (2006): 15-25.

123. Dupont, G., "L'élevage Contribue Beaucoup au Réchauffement Climatique," *Le Monde*, December 5, 2006, sec. 9.

124. Bittman, M., "Rethinking the Meat-Guzzler," *New York Times* , January 27, 2008.

125. Environmental Working Group, "The Full List: 43 Fruits and Veggies," available at www.ewg.org, accessed 2006.

第七章　复发的教训

1. Baclesse, F., A. Ennuyer, and J. Cheguillaume, "May a Simple Tumorectomy Followed by Radiotherapy Be Performed in the Case of Mammary Tumor?" *Journal de Radiologie, d'Electrologie, et de Medecine Nucleaire* 41 (1960): 137-9.

2. Fisher, B., et al., "Twenty-Year Follow-up of a Randomized Trial Comparing Total Mastectomy, Lumpectomy, and Lumpectomy Plus Irradiation for the Treatment of

Invasive Breast Cancer," *New England Journal of Medicine* 347, no. 16 (2002): 1233-41.

第八章 抗癌食物

1. Cao, Y., and R. Cao, "Angiogenesis Inhibited by Drinking Tea," *Nature* 398, no. 6726 (1999): 381.
2. Béliveau, R., and D. Gingras, *Les aliments contre le cancer* (Outremont, Canada: Trécarré, 2005).
3. Béliveau, R., and D. Gingras, *Foods That Fight Cancer: Preventing Cancer Through Diet* (New York: Random House, 2006).
4. Campbell, T. C., and T. M. Campbell, *Le Rapport Campbell: La plus vaste* étude *internationale* à *ce jour sur la nutrition par Colin Campbell, Thomas M Campbell, et Annie Ollivier* (Outremont, Canada: Editions Ariane, 2008).
5. Campbell, T. C., *The China Study* (Dallas, TX: BenBella Books, 2005).
6. Fidler, I. J., "Angiogenic Heterogeneity: Regulation of Neoplastic Angiogenesis by the Organ Microenvironment," *Journal of the National Cancer Institute* 93, no. 14 (2001): 1040-41.
7. Fidler, I. J., "Critical Factors in the Biology of Human Cancer Metastasis: Twenty-Eighth G. H. A. Clowes Memorial Award Lecture," *Cancer Research* 50, no. 19 (1990): 6130-38.
8. Paget, S., "The Distribution of Secondary Growths in Cancer of the Breast," *Lancet* 1 (1889): 571-3.
9. Coussens, L. M., Z. Werb, L. M. Coussens, et al., "Inflammation and Cancer," *Nature* 420, no. 6917 (2002): 860-67.
10. Jankun, J., S. H. Selman, R. Swiercz, et al., "Why Drinking Green Tea Could Prevent Cancer," *Nature* 387, no. 6633 (1997): 561.
11. Cao and Cao, "Angiogenesis Inhibited by Drinking Tea."
12. Demeule, M., B. Annabi, J. Michaud-Levesque, et al., "Dietary Prevention of Cancer: Anticancer and Antiangiogenic Properties of Green Tea Polyphenols," *Medicinal Chemistry Reviews-Online* 2 (2005): 49-58.
13. Ibid.
14. Zhou J.-R., L. Yu, Z. Mai, G. L. Blackburn, "Combined Inhibition of Estrogen-Dependent Human Breast Carcinoma by Soy and Tea Bioactive Components in Mice," *International Journal of Cancer* , 2004; 108(1): 8-14.
15. Zhou, J-R., L. Yu, Y. Zhong, et al., "Soy Phytochemicals and Tea Bioactive Components Synergistically Inhibit Androgen-Sensitive Human Prostate Tumors in Mice,"

Journal of Nutrition 133, no. 2 (2003): 516-21.

16. Inoue, M., et al., "Regular Consumption of Green Tea and the Risk of Breast Cancer Recurrence: Follow-up Study from the Hospital-Based Epidemiologic Research Program at Aichi Cancer Center (HERPACC), Japan," *Cancer Letters* 167, no. 2 (2001): 175-82.

17. Kurahashi, N., et al., "Green Tea Consumption and Prostate Cancer Risk in Japanese Men: A Prospective Study," *American Journal of Epidemiology* 167, no. 1 (2007): 71-77.

18. Knoops, K. T. B., et al., "Mediterranean Diet, Lifestyle Factors, and 10-Year Mortality in Elderly European Men and Women—The HALE Project," *JAMA* 292 (2004): 1433-39.

19. Oldways Trust Mediterranean Diet Foundation US, "Mediterranean Diet: The Scientific Evidence" (2009). (Accessed March 15, 2009, at http://www.oldwayspt.org/ .)

20. Sofi, F., "Adherence to Mediterranean Diet and Health Status: Meta-Analysis," *British Medical Journal* (2008).

21. Owen, R. W., Haubner, R., Wurtele, G., Hull, E., Spiegelhalder, B., Bartsch, H., "Olives and Olive Oil in Cancer Prevention," *European Journal of Cancer Prevention* 13 (2004): 319-26.

22. Martin-Moreno, J. M., et al., "Dietary Fat, Olive Oil Intake and Breast Cancer Risk," *International Journal of Cancer* 58, no. 6 (1994): 774-80.

23. Stoneham, M., et al., "Olive Oil, Diet and Colorectal Cancer: An Ecological Study and a Hypothesis," *Journal of Epidemiology & Community Health* 54, no. 10 (2000): 756-60.

24. Lipworth, L., et al., "Olive Oil and Human Cancer: An Assessment of the Evidence," *Preventive Medicine* 26, no. 2 (1997): 181-90.

25. Menendez, J. A., et al., "Oleic Acid, the Main Monounsaturated Fatty Acid of Olive Oil, Suppresses Her-2/neu (erbB-2) Expression and Synergistically Enhances the Growth Inhibitory Effects of Trastuzumab (Herceptin) in Breast Cancer Cells with Her-2/neu Oncogene Amplification," *Annals of Oncology* 16, no. 3 (2005): 359-71.

26. Menendez, J. A., et al., "Analyzing Effects of Extra-Virgin Olive Oil Polyphenols on Breast Cancer-Associated Fatty Acid Synthase Protein Expression Using Reverse-Phase Protein Microarrays," *International Journal of Molecular Medicine* 22, no. 4 (2008): 433-39.

27. Wu, A. H., M. C. Pike, and D. O. Stram, "Meta-analysis: Dietary Fat Intake, Serum Estrogen Levels, and the Risk of Breast Cancer," *Journal of the National Cancer Institute* 91 (1999): 529-34.

28. Ravdin, P. M., K. A. Cronin, N. Howlader, et al., "The Decrease in Breast-Cancer

Incidence in 2003 in the United States," *New England Journal of Medicine* 356, no. 16 (2007): 1670-74.

29. Agence Française de Sécurité Sanitaire des Aliments, *Sécurité et bénéfices des phyto-estro-gènes apportés par l'alimentation* , Agence Française de Sécurité Sanitaire des Aliments, 2005, Saisine no. 2002-SA-231.

30. Aggarwal, B. B., H. Ichikawa, P. Garodia, et al., "From Traditional Ayurvedic Medicine to Modern Medicine: Identification of Therapeutic Targets for Suppression of Inflammation and Cancer," *Expert Opinion on Therapeutic Targets* 10, no. 1 (2006): 87-118.

31. Ferlay, J., F. Bray, P. Piesci, et al., eds., WHO International Agency for Research on Cancer (IARC), IARC Cancer Epidemiology Database, Globocan 2000, *Cancer Incidence, Mortality and Prevalence Worldwide* (Lyon, France: IARC Press, 2000).

32. Institute for Scientific Information, isihighlycited.com, 2005.

33. Shishodia, S., and B. B. Aggarwal, "Nuclear Factor-kappaB Activation: A Question of Life or Death," *Journal of Biochemistry & Molecular Biology* 35, no. 1 (2002): 28-40.

34. Mehta, K., P. Pantazis, T. McQueen, et al., "Antiproliferative Effect of Curcumin (Diferuloylmethane) Against Human Breast Tumor Cell Lines," *Anti-Cancer Drugs* 8, no. 5 (1997): 470-81.

35. Aggarwal, B. B., S. Shishodia, Y. Takada, et al., "Curcumin Suppresses the Paclitaxel-Induced Nuclear Factor-kappaB Pathway in Breast Cancer Cells and Inhibits Lung Metastasis of Human Breast Cancer in Nude Mice," *Clinical Cancer Research* 11, no. 20 (2005): 7490-98.

36. Carter, A., "Curry Compound Fights Cancer in the Clinic," *Journal of the National Cancer Institute* (2008). p. djn141.

37. Cheng, A. L., C. H. Hsu, J. K. Lin, et al., "Phase I Clinical Trial of Curcumin, a Chemopreventive Agent, in Patients with High-Risk or Pre-malignant Lesions," *Anti-cancer Research* 21, no. 4B (2001): 2895-900.

38. Shoba, G., D. Joy, T. Joseph, et al., "Influence of Piperine on the Pharmacokinetics of Curcumin in Animals and Human Volunteers," *Planta Medica* 64, no. 4 (1998): 353-56.

39. Gao, X., D. Deeb, H. Jiang, et al., "Curcumin Differentially Sensitizes Malignant Glioma Cells to TRAIL/Apo2L-Mediated Apoptosis Through Activation of Procaspases and Release of Cytochrome c from Mitochondria," *Journal of Experimental Therapeutics & Oncology* 5, no. 1 (2005): 39-48.

40. Ooi, V. E., and F. Liu, "Immunomodulation and Anti-Cancer Activity of Polysaccha-ride-Protein Complexes," *Current Medicinal Chemistry* 7, no. 7 (2000): 715- 29.

41. Torisu, M., Y. Tayashi, T. Ishimitsu, et al., "Significant Prolongation of Disease-Free Period Gained by Oral Polysaccharide K (PSK) Administration After Curative Surgical Operation of Colorectal Cancer," *Cancer Immunology Immunotherapy* 31 (1999): 261-68.

42. Nakazato, H., A. Koike, S. Saji, et al., "Efficacy of Immunochemotherapy as Adjuvant Treatment After Curative Resection of Gastric Cancer," *Lancet* 343 (1994): 1122-26.

43. Hara, M., T. Hanaoka, M. Kobayashi, et al., "Cruciferous Vegetables, Mushrooms, and Gastrointestinal Cancer Risks in a Multicenter, Hospital-Based Case- Control Study in Japan," *Nutrition and Cancer* 46, no. 2 (2003): 138-47.

44. Torisu, Tayashi, Ishimitsu, et al., "Significant Prolongation of Disease-Free Period... "

45. Kikuchi, Y., I. Kizawa, K. Oomori, et al., "Effects of PSK on Interleukin-2 Production by Peripheral Lymphocytes of Patients with Advanced Ovarian Carcinoma During Chemotherapy," *Japanese Journal of Cancer Research* 79, no. 1 (1988): 125-30.

46. Tsujitani, S., Y. Kakeji, H. Orita, et al., "Postoperative Adjuvant Immunochemotherapy and Infiltration of Dendritic Cells for Patients with Advanced Gastric Cancer," *Anticancer Research* 12, no. 3 (1992): 645-48.

47. Kariya, Y., N. Inoue, T. Kihara, et al., "Activation of Human Natural Killer Cells by the Protein-Bound Polysaccharide PSK Independently of Interferon and Interleukin 2," *Immunology Letters* 31, no. 3 (1992): 241-45.

48. Mizutani, Y., and O. Yoshida, "Activation by the Protein-Bound Polysaccharide PSK (Krestin) of Cytotoxic Lymphocytes That Act on Fresh Autologous Tumor Cells and T24 Human Urinary Bladder Transitional Carcinoma Cell Line in Patients with Urinary Bladder Cancer," *Journal of Urology* 145, no. 5 (1991): 1082- 87.

49. Torisu, Tayashi, Ishimitsu, et al., "Significant Prolongation of Disease-Free Period..."

50. Labrecque, L., S. Lamy, A. Chapus, et al., "Combined Inhibition of PDGF and VEGF Receptors by Ellagic Acid, a Dietary-Derived Phenolic Compound," *Carcinogenesis* 26, no. 4 (2005): 821-26.

51. Ibid.

52. Hanausek, M., Z. Walaszek, and T. J. Slaga, "Detoxifying Cancer Causing Agents to Prevent Cancer," *Integrative Cancer Therapies* 2, no. 2 (2003): 139-44.

53. Seeram, N., L. Adams, Y. Zhang, et al., "Blackberry, Black Raspberry, Blueberry, Cranberry, Red Raspberry, and Strawberry Extracts Inhibit Growth and Stimulate Apoptosis of Human Cancer Cells in Vitro," *Journal of Agricultural and Food Chemistry* 54 (2006): 9329-39.

54. Béliveau, R., and D. Gingras, *Les aliments contre le cancer* .

55. Stoner, G. D., et al., "Cancer Prevention with Freeze-Dried Berries and Berry Components," *Seminars in Cancer Biology* 17, no. 5 (2007): 403-10.

56. Stoner, G. D., "Commentary—Foodstuffs for Preventing Cancer: The Preclinical and Clinical Development of Berries," *Cancer Prevention Research* 187 (2009). doi: 10.1158/1940-6207.CAPR-08-0226.

57. Vizzotto, M., "Inhibition of Invasive Breast Cancer Cells by Selected Peach and Plum Phenolic Antioxidants" (PhD diss., Texas A&M University, August 2005).

58. Altman, L. K., "New Drug Fights Second Kind of Cancer," *New York Times* , May 14, 2001.

59. Folkman J., and R. Kalluri, "Cancer Without Disease," *Nature* 427, no. 6977 (2004): 787.

60. Plouzek, C. A., H. P. Ciolino, R. Clarke, et al., "Inhibition of P-glycoprotein Activity and Reversal of Multidrug Resistance in Vitro by Rosemary Extract," *European Journal of Cancer* 35, no. 10 (1999): 1541-45.

61. Lamy, S., et al., "The Dietary Flavonols Apigenin and Luteolin Inhibit PDGF-Dependent Vascular Smooth Muscle Cell Migration," *Cancer Research* , in submission.

62. Béliveau, R., and D. Gingras, *Cuisiner avec les aliments contre le cancer* (Outremont, Canada: Trécarré, 2006).

63. Yokoi, K., T. Sasaki, C. D. Bucana, et al., "Simultaneous Inhibition of EGFR, VEGFR, and Platelet-Derived Growth Factor Receptor Signaling Combined with Gemcitabine Produces Therapy of Human Pancreatic Carcinoma and Prolongs Survival in an Orthotopic Nude Mouse Model," *Cancer Research* 65, no. 22 (2005): 10371-80.

64. Ramesha, A., N. Rao, A. R. Rao, et al., "Chemoprevention of 7,12-Dimethylbenz- [a] anthracene-Induced Mammary Carcinogenesis in Rat by the Combined Actions of Selenium, Magnesium, Ascorbic Acid and Retinyl Acetate," *Japanese Journal of Cancer Research* 81, no. 12 (1990): 1239-46.

65. Ibid.

66. Canene-Adams, K., et al., "Combinations of Tomato and Broccoli Enhance Antitumor Activity in Dunning r3327-h Prostate Adenocarcinomas," *Cancer Research* 67, no. 2 (2007): 836-43.

67. Ramesha, et al., "Chemoprevention of 7,12-Dimethylbenz[a]anthracene-Induced Mammary Carcinogenesis..."

68. Chohan, M., G. Forster-Wilkins, and E. Opara, "Determination of the Antioxidant Capacity of Culinary Herbs Subjected to Various Cooking and Storage Processes Using the ABTS(*+) Radical Cation Assay," *Plant Foods for Human Nutrition* 63, no. 2

(June 2008): 47-52.

69. Lamy, S., et al., "The Dietary Flavonols..."

70. Campbell, *The China Study.*

71. Lanzmann-Petithory, D., *CANCERALCOOL: Consommation de boissons alcoolisées (vin, bière et alcools forts) et mortalité par différents types de cancers sur une cohorte de 100 000 sujets suivie depuis 25 ans.*, in *Premier Colloque Final—Programme National de Recherche en Alimentation et Nutrition Humaine (PNRA)* . (Paris: Agence Nationale de la Recherche et INRA, 2009).

72. Servan-Schreiber, D., R. Béliveau, and M. De Lorgeril, "Deux verres de vin rouge n'augmentent pas les risques de cancer," *Le Monde* , March 21, 2009.

73. De Lorgeril, M., and P. Salen, *Alcool, vin et santé* (Monaco: Alpen Editions, 2007).

74. Baglietto, L., et al., "Does Dietary Folate Intake Modify Effect of Alcohol Consumption on Breast Cancer Risk? Prospective Cohort Study," *BMJ* 331, no. 7520 (2005): 80.

75. Thorand, B., et al., "Intake of Fruits, Vegetables, Folic Acid and Related Nutrients and Risk of Breast Cancer in Postmenopausal Women," *Public Health Nutrition* 1, no. 3 (1998): 147-56.

76. Tjonneland, A., et al., "Folate Intake, Alcohol and Risk of Breast Cancer Among Postmenopausal Women in Denmark," European Journal of Clinical Nutrition, 60, no. 2 (2006): 280-86.

77. Chao, C., et al., *Alcoholic Beverage Intake and Risk of Lung Cancer: The California Men's Health Study* (2008).

78. Surh, Y.-J., "Cancer Chemoprevention with Dietary Phytochemicals," *Nature Reviews Cancer* 3, no. 10 (2003): 768-80.

79. Ibid.

80. DeVita, V. T., S. A. Rosenberg, and S. Hellman, eds., *Cancer: Principles and Practice of Oncology* , 7th ed. (Baltimore: Lippincott Williams & Wilkins, 2005).

81. American Cancer Society, "Nutrition for the Person with Cancer During Treatment: A Guide for Patients and Families," 2006.

82. Campbell, *The China Sudy* .

83. O'Keefe, J. J., and L. Cordain, "Cardiovascular Disease Resulting from a Diet and Lifestyle at Odds with Our Paleolithic Genome: How to Become a 21st-Century Hunter-Gatherer," *Mayo Clinic Proceedings* 79, no. 1 (2004): 101-8.

84. Cordain, L., S. Eaton, A. Sebastian, et al., "Origins and Evolution of the Western Diet: Health Implications for the 21st Century," *American Journal of Clinical Nutrition* 81, no. 2 (2005): 341-54.

85. Knoops, et al., "Mediterranean Diet..."
86. De Lorgeril, M., P. Salen, J. L. Martin, et al., "Mediterranean Diet, Traditional Risk Factors, and the Rate of Cardiovascular Complications After Myocardial Infarction: Final Report of the Lyon Diet Heart Study," *Circulation* 99, no. 6 (1999): 779-85.
87. Kris-Etherton, P., R. H. Eckel, B. V. Howard, et al., "AHA Science Advisory: Lyon Diet Heart Study. Benefits of a Mediterranean-Style, National Cholesterol Education Program/American Heart Association Step I Dietary Pattern on Cardiovascular Disease," *Circulation* 103, no. 13 (2001): 1823-25.
88. Renaud, S., M. de Lorgeril, J. Delaye, et al., "Cretan Mediterranean Diet for Prevention of Coronary Heart Disease," *American Journal of Clinical Nutrition* 61, no. 6, supp. (1995): 1360S-67S.
89. Pollan, M., "Unhappy Meals," *New York Times Magazine* , January 28, 2007.
90. World Cancer Research Fund, *Food, Nutrition and the Prevention of Cancer: A Global Perspective* (London: World Cancer Research Fund and American Institute for Research on Cancer, 2007).
91. Kikuzaki, H., and N. Nakatani, "Antioxidant Effects of Some Ginger Constituents," *Journal of Food Science* 58, no. 6 (1993): 1407-10.
92. Zhou, H.-Y., J.-K. Shen, J.-S. Hou, et al., "Experimental Study on Apoptosis Induced by Elemene in Glioma Cells," *Aizheng* 22, no. 9 (2003): 959-63.
93. Wang, G., "Element of Ginger Triggers Cell Death, Enhances Cisplatin—Abstract 2981," *American Association for Cancer Research* (2004).
94. Jaga, K., and H. Duvvi, "Risk Reduction for DDT Toxicity and Carcinogenesis Through Dietary Modification," *Journal of the Royal Society of Health* 121, no. 2 (2001): 107-13.
95. Cover, C. M., S. J. Hsieh, E. J. Cram, et al., "Indole-3-Carbinol and Tamoxifen Cooperate to Arrest the Cell Cycle of MCF-7 Human Breast Cancer Cells," *Cancer Research* 59, no. 6 (1999): 1244-51.
96. Gamet-Payrastre, L., P. Li, S. Lumeau, et al., "Sulforaphane, a Naturally Occurring Isothiocyanate, Induces Cell Cycle Arrest and Apoptosis in HT29 Human Colon Cancer Cells," *Cancer Research* 60, no. 5 (2000): 1426-33.
97. Singh, S. V., et al., "Sulforaphane Inhibits Prostate Carcinogenesis and Pulmonary Metastasis in TRAMP Mice in Association with Increased Cytotoxicity of Natural Killer Cells," *Cancer Research* 69 (2009): 2117-25.
98. Canane-Adams, et al., "Combinations of Tomato and Broccoli..."
99. Knoops, et al., "Mediterranean Diet..."
100. Ramesha, et al., "Chemoprevention of 7, 12-dimethylbenz[a]anthracene-Induced

Mammary Carcinogenesis..."

101. Canane-Adams, et al., "Combinations of Tomato and Broccoli..."

102. Ballard-Barbash, R., and A. McTiernan, "Is the Whole Larger Than the Sum of the Parts? The Promise of Combining Physical Activity and Diet to Improve Cancer Outcomes," *Journal of Clinical Oncology* 25, no. 17 (2007): 2335-37.

103. Beljanski, M., and M. S. Beljanski, "Three Alkaloids as Selective Destroyers of Cancer Cells in Mice: Synergy with Classic Anticancer Drugs," *Oncology* 43, no. 3 (1986): 198-203.

104. Jacobs, D. R., et. al., "Food Synergy: An Operational Concept for Understanding Nutrition," *American Journal of Clinical Nutrirtion* 89, supp. (2009): 1S-6S.

105. Liu, R. H., "Potential Synergy of Phytochemicals in Cancer Prevention: Mechanism of Action," *Journal of Nutrition* 134, no. 12 supp., 3479S-3485S.

106. Pierce, J. P., et al., "Greater Survival After Breast Cancer in Physically Active Women with High Vegetable-Fruit Intake Regardless of Obesity," *Journal of Clinical Oncology* 25, no. 17 (2007): 2345-51.

107. Khaw, K.-T., et al., "Combined Impact of Health Behaviours and Mortality in Men and Women: The EPIC-Norfolk Prospective Population Study," *PLoS Medicine* 5, no. 1 (2008): e12.

108. Hsing, A. W., A. P. Chokkalingam, Y.-T. Gao, et al., "Allium Vegetable and Risk of Prostate Cancer: A Population-Based Study," *Journal of the National Cancer Institute* 94, no. 21 (2002): 1648-51; Thomson, M., and M. Ali, "Garlic [*Allium sativum*]: A Review of Its Potential Use as an Anti-Cancer Agent," *Current Cancer Drug Targets* 3, no. 15 (2003): 67-81.

109. Ingram, D., "Diet and Subsequent Survival in Women with Breast Cancer," *British Journal of Cancer* 69, no. 3 (1994): 592-95.

110. Chan, J. M., C. N. Holick, M. F. Leitzmann, et al., "Diet After Diagnosis and the Risk of Prostate Cancer Progression, Recurrence, and Death (United States)," *Cancer Causes & Control* 17, no. 2 (2006): 199-208.

111. Canene-Adams, et al., "Combinations of Tomato and Broccoli..."

112. Zhang, M., et al., "Dietary Intakes of Mushrooms and Green Tea Combine to Reduce the Risk of Breast Cancer in Chinese Women," *International Journal of Cancer* 15 (2009): 1404-8.

113. Maruyama, H., H. Tamauchi, M. Hashimoto, et al., "Antitumor Activity and Immune Response of Mekabu Fucoidan Extracted from Sporophyll of *Undaria pinnatifida*," *Vivo* 17, no. 3 (2003): 245-49.

114. Shimizu, J., "Proportion of Murine Cytotoxic T Cells Is Increased by High Molecu-

lar-Weight Fucoidan Extracted from Okinawa Mozuku (*Cladosiphon okamuranus*)," *Journal of Health Sciences* 51 (2005): 394-97.

115. Vizzotto, "Inhibition of Invasive Breast Cancer Cells..."

116. Taraphdar, A. K., M. Roy, and R. K. Bhattacharya, "Natural Products as Inducers of Apoptosis: Implication for Cancer Therapy and Prevention," *Current Science* 80 (2001): 1387-96.

117. Rooprai, H. K., A. Kandanearatchi, S. L. Maidment, et al., "Evaluation of the Effects of Swainsonine, Captopril, Tangeretin and Nobiletin on the Biological Behaviour of Brain Tumour Cells in Vitro," *Neuropathology & Applied Neuro-biology* 27, no. 1 (2001): 29-39.

118. Pantuck, A. J., "Phase-II Study of Pomegranate Juice for Men with Prostate Cancer and Increasing PSA," American Urological Association Annual Meeting, San Antonio, TX, 2005.

119. Manna, S. K., A. Mukhopadhyay, B. B. Aggarwal, "Resveratrol Suppresses TNF-Induced Activation of Nuclear Transcription Factors NF-[kappa]B, Activator Protein-1, and Apoptosis: Potential Role of Reactive Oxygen Intermediates and Lipid Peroxidation," *Journal of Immunology* 164, no. 12 (2000): 6509-19.

120. Kaeberlein, M., T. McDonagh, B. Heltweg, et al., "Substrate-Specific Activation of Sirtuins by Resveratrol," *Journal of Biological Chemistry* 280, no. 17 (2005): 17038-45.

121. Lappe, J. M., K. Travers-Gustafson, K. M. Davies, "Vitamin D and Calcium Supplementation Reduces Cancer Risk: Results of a Randomized Trial," *American Journal of Clinical Nutrition* 85 (2007): 1586-91.

122. Woo, T. C. S., et al., "Pilot Study: Potential Role of Vitamin D (Cholecalciferol) in Patients with PSA Relapse After Definitive Therapy," *Nutrition & Cancer* 51, no. 1 (2005): 32-36.

123. Cannell, J. J. and B. W. Hollis, "Use of Vitamin D in Clinical Practice," *Alternative Medicine Review* 13 (2003).

124. Canadian Cancer Society, "La Société Canadienne du Cancer Annonce Ses Recommandations Concernant la Vitamine D," 2007. (Accessed June 10, 2007, at www.cancer.ca .)

125. Chan, Holick, Leitzman, et al., "Diet After Diagnosis and the Risk of Prostate Cancer Progression, Recurrence, and Death."

126. Gago-Dominguez, M., J. Yuan, C. Sun, et al., "Opposing Effects of Dietary n-3 and n-6 Fatty Acids on Mammary Carcinogenesis: The Singapore Chinese Health Study," *British Journal of Cancer* 89, no. 9 (2003): 1686-92.

127. Goodstine, S. L., T. Zheng, T. R. Holford, et al., "Dietary (n-3)/(n-6) Fatty Acid Ra-

tio: Possible Relationship to Premenopausal but Not Postmenopausal Breast Cancer Risk in U.S. Women," *Journal of Nutrition* 133, no. 5 (2003): 1409-14.

128. Leitzmann, M., M. Stampfer, D. Michaud, et al., "Dietary Intake of n-3 and n-6 Fatty Acids and the Risk of Prostate Cancer," *American Journal of Clinical Nutrition* 80 (2004): 204-16.

129. Hedelin, M., "Association of Frequent Consumption of Fatty Fish with Prostate Cancer Risk Is Modified by COX-2 Polymorphism," *International Journal of Cancer* 120, no. 2 (2006): 398-405.

130. Norat, T., S. Bingham, P. Ferrari, et al., "Meat, Fish, and Colorectal Cancer Risk: The European Prospective Investigation into Cancer and Nutrition," *Journal of the National Cancer Institute* 97, no. 12 (2005): 906-16.

131. Terry, P., A. Wolk, H. Vainio, et al., "Fatty Fish Consumption Lowers the Risk of Endometrial Cancer: A Nationwide Case-Control Study in Sweden," *Cancer Epidemiology, Biomarkers & Prevention* 11, no. 1 (2002): 143-45.

132. Terry, P., P. Lichtenstein, M. Feychting, et al., "Fatty Fish Consumption and Risk of Prostate Cancer," *Lancet* 357, no. 9270 (2001): 1764-66.

133. Hooper, L. T., R. Thompson, R. Harrison, et al., "Risks and Benefits of Omega 3 Fats for Mortality, Cardiovascular Disease, and Cancer: Systematic Review," *British Medical Journal* 332 (2006): 752-60.

134. MacLean, C. H., S. J. Newberry, W. A. Mojica, et al., "Effects of Omega-3 Fatty Acids on Cancer Risk: A Systematic Review," *JAMA* 295, no. 4 (2006): 403-15.

135. Norat, Bingham, Ferrari, et al., "Meat, Fish, and Colorectal Cancer Risk."

136. George, S. L., et al., "Impact of Flaxseed Supplementation and Dietary Fat Restriction on Prostate Cancer Proliferation and Other Biomarkers: Results of a Phase II Randomized Controlled Trial (RCT) Using a Presurgical Model," *Journal of Clinical Oncology* 63S (2007).

137. Bougnoux, P., et al., "Alpha-Linolenic Acid Content of Adipose Breast Tissue: A Host Determinant of the Risk of Early Metastasis in Breast Cancer," *British Journal of Cancer* 70, no. 2 (1994): 330-34.

138. Wollowski, I., G. Rechkemmer, and B. L. Pool-Zobel, "Protective Role of Probiotics and Prebiotics in Colon Cancer," *American Journal of Clinical Nutrition* 73, no. 2 (2001): 451S-55.

139. Kim, H. S., et al., "Dietary Supplementation of Probiotic Bacillus Polyfermenticus, Bispan Strain, Modulates Natural Killer Cell and T Cell Subset Populations and Immunoglobulin G Levels in Human Subjects," *Journal of Medicinal Food* 9, no. 3 (2006): 321-27.

140. Rayman, M. P., "The Importance of Selenium to Human Health," *Lancet* 356, no. 9225 (2000): 233-41.

141. Kiremidjian-Schumacher, L., M. Roy, H. I. Wishe, "Supplementation with Selenium and Human Immune Cell Functions: II. Effect on Cytotoxic Lymphocytes and Natural Killer Cells," *Biological Trace Element Research* 41, no. 1-2 (1994): 115-27.

第九章 抗癌之心

1. Dolbeault, S., "Quantité de survie versus qualité de vie: quel impact des interventions psychothérapeutiques en oncologie? Le point en 2008," *Revue de presse d'oncologie clinique* 17, no. 3 (2008).

2. Lerner, M., *Choices in Healing: Integrating the Best of Conventional and Complementary Approaches to Cancer* (Boston: MIT Press, 1994).

3. Simonton, C. O., S. Matthews-Simonton, and J. Creighton, *Guérir Envers et Contre Tout* (Paris: Desclée de Brouwer, 1990).

4. Baghurst, K. I., P. A. Baghurst, and S. J. Record, "Public Perceptions of the Role of Dietary and Other Environmental Factors in Cancer Causation or Prevention," *Journal of Epidemiology and Community Health* 46 (1992): 120-26.

5. Antoni, M. H., S. K. Lutgendorf, S. W. Cole, et al., "The Influence of Bio-Behavioural Factors on Tumour Biology: Pathways and Mechanisms," *Nature Reviews Cancer* 6, no. 3 (2006): 240-48.

6. Temoshok, L., "Biopsychosocial Studies on Cutaneous Malignant Melanoma: Psychosocial Factors Associated with Prognostic Indicators, Progression, Psychophysiology and Tumor-Host Response," *Social Science & Medicine* 20, no. 8 (1985): 833-40.

7. Temoshok, L., "Personality, Coping Style, Emotion and Cancer: Towards an Integrative Model," *Cancer Surveys* 6, no. 3 (1987): 545-67.

8. Simonton, et al., *Guérir Envers et Contre Tout* .

9. LeShan, L., *Cancer as Turning Point* (New York: Plume, 1990).

10. Gawler, I., *You Can Conquer Cancer—Prevention and Treatment* (South Yarra, Australia: Michelle Anderson, 2001).

11. Laplanche, J., and J. B. Pontalis, *Vocabulaire de la Psychanalyse* (Paris: Presses Universitaires de France, 1967).

12. Pace, T. T., T. Mletzko, O. Alagbe, et al., "Increased Stress-Induced Inflammatory Responses in Male Patients with Major Depression and Increased Early Life Stress," *American Journal of Psychiatry* 163, no. 9 (2006): 1630-33.

13. Palesh, O., et al., "Stress History and Breast Cancer Recurrence," *Journal of Psycho-*

somatic Research 63, no. 3 (2007): 233-39.

14. Visintainer, M. A., J. R. Volpicelli, and M. E. P. Seligman. "Tumor Rejection in Rats After Inescapable or Escapable Shock," *Science* 216 (1982): 437-39.

15. Ben-Eliyahu, S., et al., "Stress Increases Metastatic Spread of a Mammary Tumor in Rats: Evidence for Mediation by the Immune System," *Brain, Behavior, & Immunity 5* , no. 2 (1991): 193-205.

16. Sapolsky, R. M., and T. M. Donnelly, "Vulnerability to Stress-Induced Tumor Growth Increases with Age in Rats: Role of Glucocorticoids," *Endocrinology* 117, no. 2 (1985): 662-66.

17. Thaker, P. H., et al., "Chronic Stress Promotes Tumor Growth and Angiogenesis in a Mouse Model of Ovarian Carcinoma," *Nature Medicine* 12, no. 8 (2006): 939-44.

18. Visintainer, et al., "Tumor Rejection in Rats..."

19. Meares, A., "Regression of Osteogenic Sarcoma Metastases Associated with Intensive Meditation," *Medical Journal of Australia* 2, no. 9 (1978): 433.

20. Spiegel, D., and J. R. Bloom. "Group Therapy and Hypnosis Reduce Metastatic Breast Carcinoma Pain," *Psychosomatic Medicine* 45, no. 4 (1983): 333-39.

21. Spiegel, D., J. R. Bloom, and I. Yalom, "Group Support for Patients with Metastatic Cancer, a Randomized Outcome Study," *Archives of General Psychiatry* 38, no. 5 (1981): 527-33.

22. Spiegel, D., et al., "Effect of Psychosocial Treatment on Survival of Patients with Metastatic Breast Cancer," *Lancet 2* , no. 8673 (Nov. 18, 1989): 1209-10.

23. McCorkle, R., N. E. Strumpf, I. F. Nuamah, et al., "A Specialized Home Care Intervention Improves Survival Among Older Post-surgical Cancer Patients," *Journal of the American Geriatrics Society* 48, no. 12 (2000): 1707-13.

24. Kuchler, T., D. Henne-Bruns, S. Rappat, et al., "Impact of Psychotherapeutic Support on Gastrointestinal Cancer Patients Undergoing Surgery: Survival Results of a Trial," *Hepato-Gastroenterology* 46, no. 25 (1999): 322-35.

25. Richardson, J. L., D. R. Shelton, M. Krailo, et al., "The Effect of Compliance with Treatment on Survival Among Patients with Hematologic Malignancies," *Journal of Clinical Oncology* 8, no. 2 (1990): 356-64.

26. Fawzy, F. I., A. L. Canada, and N. W. Fawzy, "Malignant Melanoma: Effects of a Brief, Structured Psychiatric Intervention on Survival and Recurrence at 10- Year Follow-Up," *Archives of General Psychiatry* 60, no. 1 (2003): 100-103.

27. Linn, M. W., B. S. Linn, and R. Harris, "Effects of Counseling for Late Stage Cancer Patients," *Cancer* 49, no. 5 (1982): 1048-55.

28. Goodwin, P. J., M. Leszcz, M. Ennis, et al., "The Effect of Group Psychosocial Sup-

port on Survival in Metastatic Breast Cancer," *New England Journal of Medicine* 345, no. 24 (2001): 1719-26.

29. Edelman, S., J. Lemon, D. R. Bell, et al., "Effects of Group CBT on the Survival Time of Patients with Metastatic Breast Cancer," *Psycho-Oncology* 8, no. 6 (1999): 474-81.

30. Ilnyckyj, A., J. Farber, M. Chang, et al., "A Randomized Controlled Trial of Psycho-therapeutic Intervention in Cancer Patients," *Annals of the Royal College of Physicians and Surgeons of Canada* 27 (1994): 93-96.

31. Cunningham, A. J., C. V. Edmonds, G. P. Jenkins, et al., "A Randomized Controlled Trial of the Effects of Group Psychological Therapy on Survival in Women with Metastatic Breast Cancer," *Psycho-Oncology* 7, no. 6 (1998): 508-17.

32. Kissane, D. W., A. Love, A. Hatton, et al., "Effect of Cognitive-Existential Group Therapy on Survival in Early-Stage Breast Cancer," *Journal of Clinical Oncology* 22, no. 21 (2004): 4255-60.

33. Spiegel, D., et al., "Effects of Supportive-Expressive Group Therapy on Survival of Patients with Metastatic Breast Cancer: A Randomized Prospective Trial," *Cancer* 110, no. 5 (2007): 1130-38.

34. Everson, S. A., et al., "Hopelessness and Risk of Mortality and Incidence of Myocar-dial Infarction and Cancer," *Psychosomatic Medicine* 58, no. 2 (1996): 113- 121.

35. Chida, Y., et al., "Do Stress-Related Psychosocial Factors Contribute to Cancer Inci-dence and Survival?" *Nature Clinical Practice Oncology 5* , no. 8 (2008). doi: 10.1038/ ncponc1134.

36. Levy, S. M., R. B. Herberman, M. Lippman, et al., "Immunological and Psychosocial Predictors of Disease Recurrence in Patients with Early-Stage Breast Cancer," *Beha-vioral Medicine* 17, no. 2 (1991): 67-75.

37. Levy, S. M., R. B. Herberman, A. M. Maluish, et al., "Prognostic Risk Assessment in Primary Breast Cancer by Behavioral and Immunological Parameters," *Health Psychol-ogy* 4, no. 2 (1985): 99-113.

38. Levy, S., R. Herberman, M. Lippman, et al., "Correlation of Stress Factors with Sus-tained Depression of Natural Killer Cell Activity and Predicted Prognosis in Patients with Breast Cancer," *Journal of Clinical Oncology* 5, no. 3 (1987): 348-53.

39. Lutgendorf, S. K., A. K. Sood, B. Anderson, et al., "Social Support, Psychological Distress, and Natural Killer Cell Activity in Ovarian Cancer," *Journal of Clinical Oncol-ogy* 23, no. 28 (2005): 7105-13.

40. Servan-Schreiber, D., *Healing Without Freud or Prozac—Stress, Anxiety and Depression Without Drugs or Talk Therapy* (London: Pan MacMillan, 2004).

41. Servan-Schreiber, D., *The Instinct to Heal: Curing Depression, Anxiety and Stress Without Drugs and Without Talk Therapy* (New York: Rodale, 2004).

42. Kabat-Zinn, J., *Coming to Our Senses* (New York: Hyperion, 2005).

43. Rinpoche, S., *Le Livre Tibétain de la Vie et de la Mort* (Paris: Livre de Poche, 2005).

44. Dekker, J., E. Schouten, P. Klootwijk, et al., "Heart Rate Variability from Short-Term Electrocardiographic Recordings Predicts Mortality from All Causes in Middle-Aged and Elderly Men: The Zutphen Study," *American Journal of Epidemiology* 145, no. 10 (1997): 899-908.

45. Tsuji, H., F. Venditti, E. Manders, et al., "Reduced Heart Rate Variability and Mortality Risk in an Elderly Cohort: The Framingham Heart Study," *Circulation* 90, no. 2 (1994): 878-83.

46. Bernardi, L., P. Sleight, G. Bandinelli, et al., "Effect of Rosary Prayer and Yoga Mantras on Autonomic Cardiovascular Rhythms: Comparative Study," *British Medical Journal* 323 (2001): 1446-49.

47. Thayer, J. F., and E. Sternberg, "Beyond Heart Rate Variability: Vagal Regulation of Allostatic Systems," *Annals of the New York Academy of Sciences* 1008 (2006): 361-72.

48. Umetani, K., D. Singer, R. McCraty, et al., "Twenty-four Hour Time Domain Heart Rate Variability and Heart Rate: Relations to Age and Gender over Nine Decades," *Journal of the American College of Cardiology* 31, no. 3 (1999): 593-601.

49. Dekker, Schouten, Klootwijk, et al., "Heart Rate Variability from Short-Term Electrocardiographic Recordings..."

50. Bernardi, Sleight, Bandinelli, et al., "Effect of Rosary Prayer and Yoga Mantras on Autonomic Cardiovascular Rhythms."

51. Lutz, A., L. Greischar, N. Rawlings, et al., "Long-term Meditators Self-Induce High-Amplitude Gamma Synchrony During Mental Practice," *Proceedings of the National Academy of Sciences USA* 101 (2004): 16369-73.

52. Davidson, R. J., J. Kabat-Zinn, J. Schumacher, et al., "Alterations in Brain and Immune Function Produced by Mindfulness Meditation," *Psychosomatic Medicine* 65, no. 4 (2003): 564-70.

53. Rosenkranz, M. A., D. C. Jackson, K. M. Dalton, et al., "Affective Style and in Vivo Immune Response: Neurobehavioral Mechanisms," *Proceedings of the National Academy of Sciences* 100 (2003): 11148-52.

54. Gruzelier, J., A. Burgess, T. Baldewig, et al., "Prospective Associations Between Lateralized Brain Function and Immunte Status in HIV Infection: Analysis of EEG, Cognition and Mood over 30 Months," *International Journal of Psychophysiology* 23 (1996): 215-24.

55. Kiecolt-Glaser, J. K., R. Glaser, D. Williger, et al., "Psychosocial Enhancement of Immunocompetence in a Geriatric Population," *Health Psychology* 4, no. 1(1985): 25-41.

56. Creswell, J. D., Myers, H. F., Cole, S. W., Irwin, M. R., "Mindfulness Meditation Training Effects on CD4+T Lymphocytes in HIV-1 Infected Adults: A Small Randomized Controlled Trial," *Brain Behav Immun* (2008).

57. Gawler, *You Can Conquer Cancer.*

58. Lillberg, K., P. K. Verkasalo, J. Kaprio, et al., "Stressful Life Events and Risk of Breast Cancer in 10,808 Women: A Cohort Study," *American Journal of Epidemiology* 157 (2003): 415-23.

59. Price, M. A., C. C. Tennant, P. N. Butow, et al., "The Role of Psychosocial Factors in the Development of Breast Carcinoma: Part II: Life Event Stressors, Social Support, Defense Style, and Emotional Control and Their Interactions," *Cancer* 91, no. 4 (2001): 686-97.

60. Bartrop, R. W., E. Luckhurst, L. Lazarus, et al., "Depressed Lymphocyte Function After Bereavement," *Lancet* 1, no. 8016 (1977): 834-36.

61. Ironson, G., C. Wynings, N. Schneiderman, et al., "Posttraumatic Stress Symptoms, Intrusive Thoughts, Loss, and Immune Function After Hurricane Andrew," *Psychosomatic Medicine* 59, no. 2 (1997): 128-41.

62. Irwin, M., M. Daniels, S. C. Risch, et al., "Plasma Cortisol and Natural Killer Cell Activity During Bereavement," *Biological Psychiatry* 24, no. 2 (1988): 173-78.

63. Weisberg, R. B., S. E. Bruce, J. T. Machan, et al., "Nonpsychiatric Illness Among Primary Care Patients with Trauma Histories and Posttraumatic Stress Disorder," *Psychiatric Services* 53, no. 7 (2002): 848-54.

64. Dong, M., W. H. Giles, V. J. Felitti, et al., "Insights into Causal Pathways for Ischemic Heart Disease: Adverse Childhood Experiences Study," *Circulation* 110, no. 13 (2004): 1761-66.

65. Dew, M., R. Kormos, L. Roth, et al., "Early Post-Transplant Medical Compliance and Mental Health Predict Physical Morbidity and Mortality 1-3 Years After Heart Transplantation," *Journal of Heart and Lung Transplantation* 18 (1999): 549-62.

66. Felitti, V., R. Anda, D. Nordenberg, et al., "Relationship of Childhood Abuse and Household Dysfunction to Many of the Leading Causes of Dealth in Adults," *American Journal of Preventive Medicine* 14 (1998): 245-58.

67. American Psychiatric Association, *Guidelines for the Psychiatric Treatment of Acute Stress Disorder and Posttraumatic Stress Disorder* (Washington: American Psychiatric Association, 2004).

68. Bradley, R., J. Greene, E. Russ, et al., "A Multidimensional Meta-Analysis of Psychotherapy for PTSD," *American Journal of Psychiatry* 162 (2005): 214-27.

69. Bisson, J. I., A. Ehlers, R. Matthews, et al., "Psychological Treatments for Chronic Post-Traumatic Stress Disorder: Systematic Review and Meta-Analysis," *British Journal of Psychiatry* 190 (2007): 97-104.

70. Antoni, Lutgendorf, Cole, et al., "The Influence of Bio-Behavioral Factors on Tumour Biology."

71. Reiche, E. M. V., S. O. V. Nunes, and H. K. Morimoto, "Stress, Depression, the Immune System, and Cancer," *Lancet Oncology* 5, no. 10 (2004): 617-25.

72. Petrie, K., R. Booth, J. Pennebaker, et al., "Disclosure of Trauma and Immune Response to Hepatitis B Vaccination Program," *Journal of Consulting & Clinical Psychology* 63 (1995): 787-92.

73. Zaslow, J., *The Girls from Ames: A Story of Women and Friendship* (New York: Penguin Group, 2009).

74. Parker-Pope, T., "What Are Friends For? A Longer Life," *New York Times* , April 21, 2009.

75. Kroenke, C. H., et al., "Social Networks, Social Support, and Survival After Breast Cancer Diagnosis," *Journal of Clinical Oncology 24* , no. 7 (2006): 1105-11.

76. Orth-Gomer, K., A. Rosengren, and L. Wilhelmsen, "Lack of Social Support and Incidence of Coronary Heart Disease in Middle-Aged Swedish Men," *Psychosomatic Medicine 55* , no. 1 (1993): 37-43.

77. Lerner, *Choices in Healing* .

78. Solomon, S., E. T. Gerrity, and A. M. Muff, "Efficacy of Treatments for Posttraumatic Stress Disorder," *JAMA* 268 (1992): 633-38.

79. Brady, K., T. Pearlstein, G. Asnis, et al., "Efficacy and Safety of Sertraline Treatment of Posttraumatic Stress Disorder," *JAMA* 283 (2000): 1837-44.

80. Davidson, J. R. T., B. O. Rothbaum, B. Van Der Kolk, et al., "Multicenter, Double-Blind Comparison of Sertraline and Placebo in the Treatment of Posttraumatic Stress Disorder," *Archives of General Psychiatry* 58 (2001): 485-92.

81. Asnis, G. M., S. R. Kohn, M. Henderson, et al., "SSRIs Versus Non-SSRIs in Post-Traumatic Stress Disorder: An Update with Recommendations," *Drugs* 64, no. 4 (2004): 383-404.

82. van Etten, M.L. and S. Taylor, "Comparative Efficacy of Treatments for Post Traumatic Stress Disorder: A Meta-Analysis," *Clinical Psychology & Psychotherapy* 5 (1998): 126-144.

83. Maxfield, L., and L. A. Hyer, "The Relationship Between Efficacy and Methodology

in Studies Investigating EMDR Treatment of PTSD," *Journal of Clinical Psychology* 58 (2002): 23-41.

84. Sack, M., W. Lempa, and F. Lamprecht, "Study Quality and Effect Sizes—a Meta-Analysis of EMDR Treatment for Posttraumatic Stress Disorder," *Psychotherapie, Psychosomatik, Medizinische Psychologie* 51, no. 9-10 (2001): 350-355.

85. Expertise Collective INSERM, et al., *Psychothérapie: Trois approches* évaluées, eds., INSERM Unité d' Evaluation et d'Expertise Collective, et al., Paris: 2004, Institut National de la Santé et de la Recherche Médicale France, 2004.

86. Shapiro, F., *Eye-Movement Desensitization and Reprocessing: Basic Principles, Protocols and Procedures* (New York: Guilford, 2001).

87. Kübler-Ross, E., *On Death and Dying* (New York: Touchstone, 1969).

88. Bisson, J. and M. Andrew, "Psychological Treatment of Post-Traumatic Stress Disorder (PTSD) (Review)," *Cochrane Database of Systematic Reviews*, no. 3 (2007): CD004046.

89. Shapiro, F., *Manuel d'EMDR (Intégration neuro-émotionnelle par les mouve ments oculaires)—principes, protocoles, procédures* (Paris: Dunod, 2007).

90. Stickgold, R., "EMDR: A Putative Neurobiological Mechanism," *Journal of Clinical Psychology* 58 (2002): 61-75.

91. Anderson, B. L., et al., "Psychological, Behavioral, and Immune Changes After a Psychological Intervention: A Clinical Trial," *Journal of Clinical Oncology* 22, no. 17 (2004): 3570-80.

92. Anderson, B. L., et al., "Distress Reduction from a Psychological Intervention Contributes to Improved Health for Cancer Patients," *Brain, Behavior, & Immunity* 21, no. 7 (2007): 953-61.

93. Thornton, L. M., et al., "Individual Trajectories in Stress Covary with Immunity During Recovery from Cancer Diagnosis and Treatments," *Brain, Behavior, & Immunity* 21, no. 2 (2007): 185-94.

第十章 驱除死亡恐惧

1. Peck, M. S., *Further Along the Road Less Travelled: Going to Omaha—The Issue of Death and Meaning* (New York: Simon and Schuster Audio, 2004).

2. Nuland, S. B., *Mourir: Reflexions sur le Dernier Chapitre de la Vie* (Paris: Interé ditions, 1994).

3. Johanson, G. A., *Physician's Handbook of Symptom Relief in Terminal Care* (Sonoma County, CA: Home Hospice of Sonoma County, 1994).

4．Frankl, V. E., *Découvrir un sens à sa vie* (Montréal, QC: Editions de l'Homme, 2005).

5．Ring, K., *Heading Toward Omega: In Search of the Meaning of the Near-Death Experience* (New York: Morrow, 1985).

6．Van Lommel, P., R. van Wees, V. Meyers, et al., "Near-Death Experience in Survivors of Cardiac Arrest: A Prospective Study in the Netherlands," *Lancet* 358, no. 9298 (2001): 2039-45.

7．Rinpoche, S., *The Tibetan Book of Living and Dying* (San Francisco: Harper-Collins, 1992).

8．Spiegel, D., "A 43-Year-Old Woman Coping with Cancer," *JAMA* 282, no. 4 (1999): 371-78.

9．House, J. S., K. R. Landis, and D. Umberson, "Social Relationships and Health," *Science* 241 (1988): 540-45.

10．House, J. S., C. Robbins, and H. L. Metzner, "The Association of Social Relationships and Activities with Mortality: Prospective Evidence from the Tecumseh Community Health Study," *American Journal of Epidemiology* 116, no. 1 (1982): 123-40.

11．Berkman, L. F., and S. L. Syme, "Social Networks, Host Resistance, and Mortality: A Nine-Year Follow-Up Study of Alameda County Residents," *American Journal of Epidemiology* 109, no. 2 (1979): 186-204.

12．Berkman, L. F., L. Leo-Summers, and R. I. Horwitz, "Emotional Support and Survival After Myocardial Infarction: A Prospective, Population-Based Study of the Elderly," *Annals of Internal Medicine* 117, no. 12 (1992): 1003-9.

13．Hoffman, J., "Doctors' Delicate Balance in Keeping Hope Alive," *New York Times*, December 24, 2005.

第十一章　抗癌身体密码

1．Field, T., S. M. Schanberg, F. Scafidi, et al., "Tactile/Kinesthetic Stimulation Effects on Preterm Neonates," *Pediatrics* 77 (1986): 654-58.

2．Schanberg, S., "Genetic Basis for Touch Effects," in *Touch in Early Development*, ed. T. Field (Hillsdale, NJ: Erlbaum, 1994), 67-80.

3．Hernandez-Reif, M., T. Field, G. Ironson, et al., "Natural Killer Cells and Lymphocytes Increase in Women with Breast Cancer Following Massage Therapy," *International Journal of Neuroscience* 115, no. 4 (2005): 495-510.

4．Hernandez-Reif, M., G. Ironson, T. Field, et al., "Breast Cancer Patients Have Improved Immune and Neuroendocrine Functions Following Massage Therapy," *Journal of Psychosomatic Research* 57, no. 1 (2004): 45-52.

5. Field, T. M., "Massage Therapy Effects," *American Psychologist* 53 (1998): 1270-81.

6. Tehard, B., C. M. Friedenreich, J.-M. Oppert, et al., "Effect of Physical Activity on Women at Increased Risk of Breast Cancer: Results from the E3N Cohort Study," *Cancer Epidemiology, Biomarkers & Prevention* 15, no. 1 (2006): 57-64.

7. Meyerhardt, J. A., E. L. Giovannucci, M. D. Holmes, et al., "Physical Activity and Survival After Colorectal Cancer Diagnosis," *Journal of Clinical Oncology* 24, no. 22 (2006): 3527-34.

8. Meyerhardt, J. A., D. Heseltine, D. Niedzwiecki, et al., "Impact of Physical Activity on Cancer Recurrence and Survival in Patients with Stage III Colon Cancer: Findings from CALGB 89803," *Journal of Clinical Oncology* 24, no. 22 (2006): 3535-41.

9. Holmes, M. D., W. Y. Chen, D. Feskanich, et al., "Physical Activity and Survival After Breast Cancer Diagnosis," *JAMA* 293, no. 20 (2005): 2479-86.

10. Giovannucci, E., Y. L. Liu, M. F. Leitzmann, et al., "A Prospective Study of Physical Activity and Incident and Fatal Prostate Cancer," *Archives of Internal Medicine* 165 (2005): 1005-10.

11. Ornish, D., G. Weidner, W. R. Fair, et al., "Intensive Lifestyle Changes May Affect the Progression of Prostate Cancer," *Journal of Urology* 174, no. 3 (2005): 1065-69.

12. Patel, A. V., C. Rodriguez, E. J. Jacobs, et al., "Recreational Physical Activity and Risk of Prostate Cancer in a Large Cohort of U.S. Men," *Cancer Epidemiology, Biomarkers & Prevention* 14, no. 1 (2005): 275-79.

13. Nilsen, T. I. L., "Recreational Physical Activity and Risk of Prostate Cancer: A Prospective Population-Based Study in Norway (the HUNT Study)," *International Journal of Cancer*, 2006.

14. Bardia, A., L. C. Hartmann, C. M. Vachon, et al., "Recreational Physical Activity and Risk of Postmenopausal Breast Cancer Based on Hormone Receptor Status," *Archives of Internal Medicine* 166, no. 22 (2006): 2478-83.

15. Barnard, R. J., J. H. Gonzalez, M. E. Liva, et al., "Effects of a Low-Fat, High-Fiber Diet and Exercise Program on Breast Cancer Risk Factors in Vivo and Tumor Cell Growth and Apoptosis in Vitro," *Nutrition and Cancer* 55, no. 1 (2006): 28-34.

16. Irwin, M. L., "Randomized Controlled Trials of Physical Activity and Breast Cancer Prevention," *Exercise & Sport Sciences Reviews* 34, no. 4 (2006): 182-93.

17. Abrahamson, P. E., M. D. Gammon, M. J. Lund, et al., "Recreational Physical Activity and Survival Among Young Women with Breast Cancer," *Cancer* 107, no. 8 (2006): 1777-85.

18. Adams, S. A., C. E. Matthews, J. R. Hebert, et al., "Association of Physical Activity with Hormone Receptor Status: The Shanghai Breast Cancer Study," *Cancer Epidemi-*

ology, Biomarkers & Prevention 15, no. 6 (2006): 1170-78.

19. Mutrie, N., A. M. Campbell, F. Whyte, et al., "Benefits of Supervised Group Exercise Programme for Women Being Treated for Early Stage Breast Cancer: Pragmatic Randomised Controlled Trial," *British Medical Journal* 334, no. 7592 (2007): 517.

20. Friedenreich, C. M., "Overview of the Association Between Physical Activity, Obesity and Cancer," *Eurocancer* (Paris: John Libbey Eurotex, 2005).

21. Friedenreich, C. M., and M. R. Orenstein, "Physical Activity and Cancer Prevention: Etiologic Evidence and Biological Mechanisms," *Journal of Nutrition* 132, no. 11, supp. (2002): 3456S-64S.

22. Barnard, Gonzalez, Liva, et al., "Effects of a Low-Fat, High-Fiber Diet and Exercise Program..."

23. Leung, P.-S., W. J. Aronson, T. H. Ngo, et al., "Exercise Alters the IGF Axis in Vivo and Increases p53 Protein in Prostate Tumor Cells in Vitro," *Journal of Applied Physiology* 96, no. 2 (2004): 450-54.

24. Barnard, R. J., T. H. Ngo, P-S. Leung, et al., "A Low-Fat Diet and/or Strenuous Exercise Alters the IGF Axis in Vivo and Reduces Prostate Tumor Cell Growth in Vitro," *Prostate* 56, no. 3 (2003): 201-6.

25. Colbert, L. H., M. Visser, E. M. Simonsick, et al., "Physical Activity, Exercise, and Inflammatory Markers in Older Adults: Findings from the Health, Aging and Body Composition Study," *Journal of the American Geriatrics Society* 52, no. 7 (2004): 1098-104.

26. LaPerriere, A., M. H. Antoni, N. Schneiderman, et al., "Exercise Intervention Attenuates Emotional Distress and Natural Killer Cell Decrements Following Notification of Positive Serologic Status of HIV-1," *Biofeedback and Self-Regulation* 15 (1990): 229-42.

27. LaPerriere, A., A. Fletcher, M. Antoni, et al., *International Journal of Sports Medicine*, 12 supp., no. 1 (1991): S53-57.

28. Sood, A., and T. J. Moynihan, "Cancer-Related Fatigue: An Update," *Current Oncology Reports* 7, no. 4 (2005): 277-82.

29. National Cancer Institute, "Herceptin Combined with Chemotherapy Improves Disease-Free Survival for Patients with Early-Stage Breast Cancer," 2005 (accessed at http://www.cancer.gov/newscenter/pressreleases/HerceptinCombination2005).

30. Bardia, Hartmann, Vachon, et al., "Recreational Physical Activity and Risk of Postmenopausal Breast Cancer Based on Hormone Receptor Status."

31. Adams, Matthews, Hebert, et al., "Association of Physical Activity with Hormone Receptor Status."

32. Meyerhardt, J. A., E. L. Giovannucci, M. D. Holmes, et al., "Physical Activity and Survival After Colorectal Cancer Diagnosis," *Journal of Clinical Oncology* 24, no. 22 (2006): 3527-34.

33. Meyerhardt, J. A., D. Heseltine, D. Niedzwiecki, et al., "Impact of Physical Activity on Cancer Recurrence and Survival in Patients with Stage III Colon Cancer: Findings from CALGB 89803," *Journal of Clinical Oncology* 24, no. 22 (2006): 3535-41.

34. Holmes, M. D., W. Y. Chen, D. Feskanich, et al., "Physical Activity and Survival After Breast Cancer Diagnosis," *JAMA* 293, no. 20 (2005): 2479-86.

35. Giovannucci, E., Y. L. Liu, M. F. Leitzmann, et al., "A Prospective Study of Physical Activity and Incident and Fatal Prostate Cancer," *Archives of Internal Medicine* 165 (2005): 1005-10.

36. Ornish, D., G. Weidner, W. R. Fair, et al., "Intensive Lifestyle Changes May Affect the Progression of Prostate Cancer," *Journal of Urology* 174, no. 3 (2005): 1065-69.

37. Patel, A. V., C. Rodriguez, E. J. Jacobs, et al., "Recreational Physical Activity and Risk of Prostate Cancer in a Large Cohort of U.S. Men," *Cancer Epidemiology, Biomarkers & Prevention* 14, no. 1 (2005): 275-79.

38. Nilsen, T. I. L., "Recreational Physical Activity and Risk of Prostate Cancer: A Prospective Population-Based Study in Norway (the HUNT Study)," *International Journal of Cancer* 2006.

39. Bardia, A., L. C. Hartmann, C. M. Vachon, et al., "Recreational Physical Activity and Risk of Postmenopausal Breast Cancer Based on Hormone Receptor Status," *Archives of Internal Medicine* 166, no. 22 (2006): 2478-83.

40. Barnard, R. J., J. H. Gonzalez, M. E. Liva, et al., "Effects of a Low-Fat, High-Fiber Diet and Exercise Program on Breast Cancer Risk Factors in Vivo and Tumor Cell Growth and Apoptosis in Vitro," *Nutrition and Cancer* 55, no. 1 (2006): 28-34.

41. Irwin, M. L., "Randomized Controlled Trials of Physical Activity and Breast Cancer Prevention," *Exercise & Sport Sciences Reviews* 34, no. 4 (2006): 182-93.

42. Abrahamson, P. E., M. D. Gammon, M.J. Lund, et al., "Recreational Physical Activity and Survival Among Young Women with Breast Cancer," *Cancer* 107, no. 8 (2006): 1777-85.

43. Adams, S. A., C. E. Matthews, J. R. Hebert, et al., "Association of Physical Activity with Hormone Receptor Status: The Shanghai Breast Cancer Study," *Cancer Epidemiology, Biomarkers & Prevention* 15, no. 6 (2006): 1170-78.

44. Mutrie, Campbell, Whyte, et al., "Benefits of Supervised Group Exercise Programme..."

45. Friedenreich, "Overview of the Association Between Physical Activity, Obesity and

Cancer."

46. Beck, A., *Cognitive Therapy and the Emotional Disorders* (New York: International Universities Press, 1976).

47. National Institute for Clinical Excellence, *Depression: The Management of Depression in Primary and Secondary Care, NICE Guideline, Second draft consultation* (London, 2003).

48. Csikszentmihalyi, M., *Flow: The Psychology of Optimal Experience* (New York: Harper Perennial, 1991).

49. Kawano, R., "The Effect of Exercise on Body Awareness and Mood," *Dissertation Abstracts International: Section B—The Sciences and Engineering*, vol. 59 (7-8), January 1999: 3387.

50. Woolery, A., H. Myers, B. Sternlieb, et al., "A Yoga Intervention for Young Adults with Elevated Symptoms of Depression," *Alternative Therapies in Health & Medicine* 10, no. 2 (2004): 60-63.

51. Netz, Y., and R. Lidor, "Mood Alterations in Mindful Versus Aerobic Exercise Modes," *Journal of Psychology* 137, no. 5 (2003): 405-19.

52. Sandlund, E., and T. Norlander, "The Effects of Tai Chi Chuan Relaxation and Exercise on Stress Responses and Well-Being: An Overview of Research," *International Journal of Stress Management* 7 (2000): 139-49.

53. Li, F., P. Harmer, E. McAuley, et al., "An Evaluation of the Effects of Tai Chi Exercise on Physical Function Among Older Persons: A Randomized Contolled Trial," *Annals of Behavioral Medicine* 23, no. 2 (2001): 139-46.

54. Jin, P., "Changes in Heart Rate, Noradrenaline, Cortisol and Mood During Tai Chi," *Journal of Psychosomatic Research* 33, no. 2 (1989): 197-206.

55. Fletcher, G. F., G. J. Balady, E. A. Amsterdam, et al., "Exercise Standards for Testing and Training: A Statement for Healthcare Professionals from the American Heart Association," *Circulation* 104, no. 14 (2001): 1694-740.

第十二章　学会改变

1. Groopman, J., "Dr. Fair's Tumor," *New Yorker*, October 26, 1998, 78.

2. "The War on Cancer Townsend Letter for Doctors and Patients," April 2002. (Accessed May 29, 2007, at http://findarticles.com/p/articles/mi_m0ISW/is_2002_April/ai_84211149/pg_1 .)

3. Groopman, "Dr. Fair's Tumor."

4. Cunningham, A. J., C. V. Edmonds, C. Phillips, et al., "A Prospective, Longitudinal Study of the Relationship of Psychological Work to Duration of Survival in Patients

with Metastatic Cancer," *Psycho-Oncology* 9, no. 4 (2000): 323-39.

5. Cunningham, A. J., and K. Watson, "How Psychological Therapy May Prolong Survival in Cancer Patients: New Evidence and a Simple Theory," *Integrative Cancer Therapies* 3, no. 3 (2004) 214-29.

6. Cunningham, Edmunds, Phillips, et al., "A Prospective, Longitudinal Study..."

7. Cunningham and Watson, "How Psychological Therapy May Prolong Survival..."

8. Aristotle, *Nicomachean Ethics* (New York: Penguin Classics, 2003).

9. Jung, C. G., ed., *The Development of Personality (The Collected Works of C. G. Jung)* , vol. 17 (Princeton: Princeton University Press, 1981).

10. Maslow, A., *The Further Reaches of Human Nature* (New York: Viking, 1971).

11. Walsh, R., *Essential Spirituality: The Seven Central Practices to Awaken Heart and Mind* (New York: John Wiley & Sons, 1999).

第十三章 结论

1. Hambrecht, R., C. Walther, S. Mobius-Winkler, et al., "Percutaneous Coronary Angioplasty Compared with Exercise Training in Patients with Stable Coronary Artery Disease: A Randomized Trial," *Circulation* 109, no. 11 (2004): 1371-78.

2. Folkman, J., and R. Kalluri, "Cancer Without Disease," *Nature* 427, no. 6977 (2004): 787.

3. Faggiano, F., T. Partanen, M. Kogevinas, et al., "Socioeconomic Differences in Cancer Incidence and Mortality," *International Agency for Research on Cancer Scientific Publications* 138 (1997): 65-176.

4. Davis, D. L., *The Secret History of the War on Cancer* (New York: Basic Books, 2007).

5. Campbell, T. C., *The China Study* (Dallas, TX: BenBella Books, 2005).

6. Marshall, B., "The *Campylobacter pylori* Story," *Scandinavian Journal of Gastroenterology* 146 (supp.): 58-66.

7. Ornish, D., G. Weidner, W. R. Fair, et al., "Intensive Lifestyle Changes May Affect the Progression of Prostate Cancer," *Journal of Urology* 174, no. 3(2005): 1065-69; discussion 1069-70.

8. Andersen, B. L., et al., "Psychologic Intervention Improves Survival for Breast Cancer Patients: A Randomized Clinical Trial," *Cancer* 113 (2008): 3450-58.

9. Ballard-Barbash, R. and A. McTiernan, "Is the Whole Larger Than the Sum of the Parts? The Promise of Combining Physical Activity and Diet to Improve Cancer Outcomes," *Journal of Clinical Oncology* 25, no. 17 (2007): 2335-2337.

10. Pierce, J. P., et al., "Greater Survival After Breast Cancer in Physically Active Women

with High Vegetable-Fruit Intake Regardless of Obesity," *Journal of Clinical Oncology* 25, no. 17 (2007): 2345-51.

11. World Cancer Research Fund, *Food, Nutrition and the Prevention of Cancer: A Global Perspective* (London: World Cancer Research Fund and American Institute for Research on Cancer, 2007), xxiii.

译名对照表

A 阿尔茨海默病：Alzheimer's disease
阿司匹林：aspirin
阿特拉津（莠去津）：atrazine
艾滋病（获得性免疫缺陷综合征）：acquired immunodeficiency syndrome，AIDS
艾滋病毒（人免疫缺陷病毒）：human immunodeficiency virus，HIV
安慰剂：placebo

B BBP（邻苯二甲酸丁苄酯）：benzyl butyl phthalate
八氢番茄红素：phytoene
巴雷特食管：Barrett esophagus，BE
巴氏杀菌：pasteurization
白 [细胞] 介素：interleukin
白 [细胞] 三烯：leukotriene
白蛋白：albumin
白菇（双孢菇成熟）：portobello，Agaricus bisporus
白桦茸：kawaratake，Inonotus obliquus
白藜芦醇：resveratrol
白血病：leukemia
斑块：plaque

苯：benzene
苯丙酸：phenylpropionic acid
苯并芘：benzopyrene
比吸收率：specific absorption rate，SAR
碧根果（美国山核桃）：pecan，Carya illinoinensis
变异性：variability
标志物：marker
表没食子儿茶素没食子酸酯：epigallo-catechin gallate，EGCG
表皮：epidermis
濒死体验：near-death experience，NDE
病变：lesion
病理学：pathology
病原：disease agent，pathogen
补充剂：supplement
补充治疗：complementary treatment
不孕不育：sterility
布洛芬：ibuprofen

C C 反应蛋白：C-reactive protein，CRP
持久性有机污染物：persistent organic pollutant，POP
耻骨：pubis

（后更名为"法国国家农业、食品与环境研究院"，INRAE）

法国食品安全局：L'Agence française de sécurité sanitaire des aliments，AFSSA（2010 年改组加入"法国国家食品、环境、职业卫生与安全局"Anses）

番茄红素：lycopene

反渗透：reverse osmosis，RO

反式脂肪：trans fat

放射疗法（放疗）：radiotherapy

放射学：radiology

非小细胞肺癌：non-small-cell lung cancer/carcinoma

肥胖：obesity

肺炎：pneumonia

粉刺：pimple

粉红鲑（驼背大马哈鱼）：pink salmon，Oncorhynchus gorbuscha

妇科学：gynecology

腹膜腔：peritoneal cavity

腹腔：abdominal cavity

腹水：ascite

G 甘蓝：cabbage，Brassica oleracea

甘油三酯：triglyceride

肝细胞癌：hepatocellular cacinoma，HCC

肝炎：hepatitis

柑橘类水果：citrus fruit

感染：infection

感染性脓肿：infectious abscess

干扰素：interferon

高果糖浆：high-fructose syrup

高血钙：hypercalcemia

睾酮：testosterone

梗死形成：infarction

功能性磁共振成像：functional magnetic resonance imaging，fMRI

功效营养品：nutraceutical

宫颈癌：cervical cancer

共轭亚油酸：conjugated linoleic acid

佝偻病：rickets

骨肉瘤：osteosarcoma

关节痛：joint pain

观想：visualization

冠[状动]脉：coronary artery

冠心病：coronary [heart] disease

冠状动脉搭桥（旁路）：coronary bypass

灌注：perfuse

硅藻土：diatomaceous earth

国际癌症研究机构：International Agency for Research on Cancer，IARC

国际单位：international unit，IU

H 哈他瑜伽：hatha yoga

海带：kombu，Saccharina japonica

含硫化合物：sulfur compound

核果：stone fruit

核糖核酸：ribonucleic acid，RNA

核因子 -kB：nuclear factor-kappa B，NF-kappa B，NF-kB

褐菇（双孢菇未成熟）：cremini，Agaricus bisporus

褐藻（门、纲）：brown seaweed，Phaeophyceae

黑色素瘤：melanoma

黑线鳕：haddock，Melanogrammus aeglefinus

红大马哈鱼：sockeye salmon，Oncorhynchus nerka

槲皮素：quercetin

护士健康研究：Nurses' Health Study, NHS

花青素：anthocyanidin

化生：metaplasia

化学疗法（化疗）：chemotherapy

[美国]环境保护局：the Environmental Protection Agency

环氧合酶-2：cyclooxygenase-2, COX-2

黄疸：jaundice

黄豆黄素：glycitein

黄酮类化合物：flavonoid

灰树花（舞茸）：maitake, Grifola frondosa

昏厥：faint

活组织检查（活检）：biopsy

火葱：shallot, Allium cepa var. aggregatum

或战或逃：fight-or-flight

霍乱：cholera

霍乱弧菌：Vibrio cholerae

霍奇金病（霍奇金淋巴瘤）：Hodgkin's disease

J　肌肉瘤：myosarcoma

激素干扰物：hormonal disruptor

激素替代疗法：hormone replacement therapy, HRT

激素依赖性：hormono-dependent

纪念斯隆—凯特琳癌症中心：Memorial Sloan-Kettering Cancer Center, MSKCC

剂量效应关系：dose-response, dose-effect relationship

加护（加强护理）病房：intensive care unit, ICU

加拿大癌症学会：the Canadian Cancer Association, CCA（2014年停止活动）

加州公益中心：[California] Commonweal [Center]

甲基胆蒽：methylcholanthrene, MCA

甲烷：methane

甲状腺：thyroid

间皮瘤：mesothelioma

渐进式肌肉放松：progressive muscle relaxation, PMR

姜黄：turmeric

姜黄素：curcumin

胶质母细胞瘤：glioblastoma

角黄素：canthaxanthin

拮抗剂：antagonist

结节：nodule

截肢：amputation

解毒：detoxification

芥花油（双低菜籽油）：canola oil

金针菇：golden needle mushroom, enokitake, Flammulina Velutipes

精神病学：psychiatry

精神分裂症：schizophrenia

精神药理学：psychopharmacology

精油：essential oil

静心学：sophrology

韭葱：leek, Allium porrum

橘皮素：tangeritin

巨噬细胞：macrophage

聚苯乙烯：polystyrene, PS

聚氯乙烯：polyvinyl chloride, PVC

聚碳酸酯：polycarbonate, PC

绝经后：postmenopausal

绝经前期：premenopausal

K　卡波西肉瘤：Kaposi['s] sarcoma
　　卡罗琳研究所：Karolinska Institutet
　　开颅术：craniotomy
　　抗雌激素效应：antiestrogen effect
　　抗逆转录病毒：antiretroviral
　　抗体：antibody
　　抗体阳性（血清阳性）：seropositive
　　抗雄激素类药：antiandrogen
　　抗氧化剂：antioxidant
　　抗原：antigen
　　考科蓝系统评价：Cochrane [Systematic] Review
　　颗粒酶：granzyme
　　空气导管耳机：air-tube headset
　　快速眼动：rapid eye movement，REM
　　溃疡：ucler

L　狼疮：lupus
　　酪醇：tyrosol
　　类胡萝卜素：carotenoid
　　离体（体外）：in vitro
　　联合国教科文组织：the United Nations Educational, Scientific and Cultural Organization，UNESCO
　　联合化疗：polychemotherapy
　　裂环烯醚萜：secoiridoid
　　邻苯二甲酸酯：phthalate
　　《临床肿瘤学期刊》：*Journal of Clinical Oncology*，*JCO*
　　临终关怀：hospice care
　　淋巴结：lymph node
　　淋巴瘤：lymphoma
　　淋巴细胞：lymphocyte
　　磷酸[氢]二钠：disodium phosphate（sodium hydrogen phosphate）

磷酸[三]钙：tricalcium phosphorate
磷酸盐：phosphate
六氢番茄红素：phytofluene
卵巢癌：ovarian cancer
萝卜硫素：sulforaphane

M　MD 安德森癌症中心：MD Anderson Cancer Center
　　麻痹：paralysis
　　马郁兰（甘牛至）：marjoram，Origanum majorana
　　吗啡：morphine
　　麦角钙化醇（维生素 D2）：ergocalciferol
　　慢性：chronic
　　毛囊：hair follicle
　　毛蕊花糖苷：verbascoside，acteoside
　　毛细血管：capillari
　　梅奥诊所：Mayo Clinic
　　美国国家癌症研究所：the National Cancer Institute，NCI
　　美国国家毒理学计划：the National Toxicology Program，NTP
　　美国国家卫生研究院：the National Institutes of Health，NIH
　　美国疾控中心（美国疾病控制与预防中心）：Centers for Disease Control and Prevention，CDC
　　美国临床肿瘤学会：American Society for Clinical Oncology，ASCO
　　美国食药监局：Food and Drug Administration，FDA
　　《美国医学会杂志》：*The Journal of the American Medical Association*，*JAMA*
　　泌尿外科：department of urology
　　密宗瑜伽：tantric yoga
　　免疫刺激剂：immunostimulant

人表皮生长因子受体 -2：human epidermal growth factor receptor-2，HER2

人类潜能运动：the human potential movement

人疱疹病毒：human herpesvirus

壬苯醇醚：nonoxynol

认知行为疗法：cognitive behavior therapy，CBT

鞣花酸：ellagic acid

肉瘤：sarcoma

乳房 X 光检查：mammogram

乳房肿块切除术：lumpectomy

乳头瘤病毒：papillomavirus

乳腺：mammary gland

乳腺癌易感基因：breast cancer susceptibility gene，BRCA

润滑剂：lubricant

S　三聚磷酸钠：sodium triphosphate，STP

三联疗法：tritherapy

杀虫剂：pesticide

杀真菌剂：fungicide

沙利度胺：thalidomide

筛查：screen

扇贝：scallop，Pectinidae

社会孤立：social isolation

神经病学（神经内科学）：neurology

神经精神病学：neuropsychiatry

肾上腺素：adrenaline，epinephrine

肾衰竭：renal failure

生存曲线：survival curve

生物反馈法：biofeeddback

生物放大作用：biomagnification

生物活性：bioactive

生物积累性：bioaccumulative

生物节律：biological rhythm

生物利用度：bioavailability

生物量：biomass

失智（痴呆）：dementia

十二指肠：duodenum

十字花科蔬菜：cruciferous vegetables

石棉：asbestos

食管癌：esophageal cancer

世界癌症研究基金会：the World Cancer Research Fund

世界卫生组织：World Health Organization，WHO

世界野生动物基金会（世界自然基金会）：World Wildlife Fund（World Wide Fund For Nature），WWF

视皮层：visual cortex

嗜酸乳杆菌：Lactobacillus acidophilus

兽医学博士：Doctor of Veterinary Medicine，DVM

输卵管：fallopian tube

鼠尾草酚：carnosol

树脂：resin

双酚 A：biphenyl A，BPA

顺势疗法：homeopathy

死前喉鸣：death rattle

四氯乙烯（全氯乙烯）：tetrachloroethylene（perchloroethylene）

酸奶酒（克菲勒）：kefir

他莫昔芬：tamoxifen　　　　T

胎盘制剂：placental product

碳水化合物（碳水）：carbohydrate（carb）

糖尿病：diabetes

特氟龙：teflon

体势：terrain

体征：sign
替代疗法：alternative treatment
天贝：tempeh
甜叶菊：stevia
萜烯：terpene
通透性：permeability
透析：dialysis
褪黑素：melatonin
脱氧核糖核酸：deoxyribonucleic acid, DNA

W　烷基酚：akylphenol
微量吸管：micropipette
微肿瘤：microtumor
伪雌激素效应：pseudoestrogen effect
胃炎：gastritis
温室效应：greenhouse effect
无国界医生组织：Médecins Sans Frontières, MSF
无机磷酸盐：organic phosphate

X　息肉：polyp
细胞系：cell line
细胞因子：cytokine
腺瘤：adenoma
（波）相干：coherence
香葱（小葱）：chive, Allium schoenoprasum
香菇：shiitake, Lentinulus edodes
香菇多糖：lentinian, LNT
硝酸甘油：nitroglycerin
硝酸盐：nitrate
小鼠：mouse
协同效应：synergy

心功能不全：cardiac insufficiency
心肌梗死（心脏病发作）：myocardial infarction（heart attack）
心境：mood
心理神经免疫学：psychoneuroimmunology
《心理评论》：*Psychological Review*
心理生物学：psychobiology
心理意象：mental imagery
心理肿瘤学：psycho-oncology
心流状态：state of flow
心律：heart/cardiac rhythm
心律相干性：cardiac coherence
心率：heart rate
心率变异性：heart rate variability, HRV
心身：psychophysiological, mind-body
心血管疾病：cardiovascular disease
辛苯昔醇：octoxynol
欣快：euphoria
新生物（赘生物）：neoplasm
《新英格兰医学期刊》：*The New England Journal of Medicine*, NEJM
杏鲍菇：thistle/king oyster mushroom, Pleurotus eryngii
雄激素：male hormone, androgen
休克：shock
休眠肿瘤：dormant tumor
血管成形术：angioplasty
血管内皮生长因子：vascular endothelial growth factor, VEGF
血管生成（新生血管形成）：angiogenesis（neovascularization）
血管生成素：angiogenin
血管抑[制]素：angiostatin
血栓素（凝血噁烷）：thromboxane

血糖指数：glycemic index，GI

血吸虫病：schistosomiasis

血小板：[blood] platelet

血小板衍生生长因子（血小板［源性］
　生长因子）：platelet-derived growth
　factor，PDGF

循证医学：evidence-based medicine

Y　亚麻：flax，Linum usitatissimum

亚硝胺：nitrosamine

岩藻多糖（墨角藻多糖）：fucoidan

岩藻黄质（墨角藻素）：fucoxanthin

炎性肠病：inflammatory disease of
　the intestine，inflammatory bowel
　disease，IBD

炎症：inflammation

眼动脱敏［与再加工］疗法：eye
　movement desensitization and
　reprocessing，EMDR

洋葱：onion，Allium cepa

洋槐蜂蜜：acacia honey

氧化亚氮：nitrous oxide

叶黄素：lutein

叶酸：folate

医学博士：Medicinae Doctor，MD

胰岛素样生长因子：insulin-like growth
　factor，IGF

异雌激素（外源性／仿雌激素）：xeno-
　estrogen

益生菌：probiotic

益生元：prebiotic

意大利抗肿瘤联盟：La Lega Italiana per
　la Lotta contro i Tumori，LILT

意义疗法：logotherapy

吲哚 -3- 甲醇：indole-3-carbinol，I3C

隐性：recessive

应激反应：stress response

庸鲽：halibut，Hippoglossus

幽闭恐惧：claustrophobia

幽门螺杆菌：Helicobacter pylori，Hp

有机氯：organochlorine

有氧（运动）：aerobic

瑜伽休息术：yoga nidra

玉米赤霉醇：zeranol

预期寿命：life expectancy

原花青素：proanthocyanidin

原位：in situ

月经：menstruation

月经周期：menstrual cycle

Z　杂环胺：heterocyclic amine

再吸收：resorption

掌形［红皮］藻：dulse，Palmaria palmata

针灸：acupuncture

整合医学：integrative medicine

症状：symptom

［血管］支架：stent

支气管：bronchus

脂肪组织：adipose tissue

直系亲属：immediate family

植物化学物质（植化素）：phytochemical

致癌作用：carcinogenesis

中值：median

肿瘤坏死因子：tumour necrosis factor，
　TNF

肿瘤学：oncology

重组牛生长激素：recombinant bovine
　growth hormone/somatotropin，
　rBGH/rBST

住院医生：resident

转移性：metastatic

孜然：cumin

紫杉醇：taxol

自然杀伤细胞：natural killer cell，NK cell

自体骨髓移植：autologous bone marrow transplant

自由基：free radical

综合医院：general hospital

纵向研究：longitudinal study